CB032585

COMPREENDENDO AS DOENÇAS

Pequeno manual do profissional de saúde

Dados Internacionais de Catalogação na Publicação (CIP)
(Câmara Brasileira do Livro, SP, Brasil)

Ball, John
    Compreendendo as doenças: pequeno manual do profissio-
nal de saúde / John Ball [tradução de Eleny C. Heller]. — São
Paulo: Ágora, 1998.

    Título original: Understanding disease: a health practitioner's
handbook.
    ISBN 85-7183-518-7

    1. Doenças 2. Doenças – Causas 3. Medicina – Prática
4. Sintomatologia I. Título

                                                        CDD-616
97-4906   NLM-WB 50

            Índice para catálogo sistemático:

            1. Doenças: Medicina 616

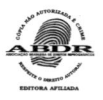

COMPREENDENDO AS DOENÇAS

Pequeno manual do profissional de saúde

John Ball

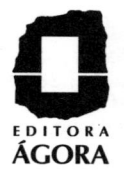

EDITORA
ÁGORA

Do original em língua inglesa
UNDERSTANDING DISEASE
A health practitioner's handbook
Copyright © 1990 by John Ball
Direitos desta tradução adquiridos por Summus Editorial

Tradução: **Eleny C. Heller**
Revisão técnica: **Marcos Ikeda**
Capa e editoração eletrônica: **Acqua Estúdio Gráfico**
Impressão: **Sumago Gráfica Editorial Ltda.**

Editora Ágora
Departamento editorial:
Rua Itapicuru, 613 – 7º andar
05006-000 – São Paulo – SP
Fone: (11) 3872-3322
Fax: (11) 3872-7476
http://www.editoraagora.com.br
e-mail: agora@editoraagora.com.br

Atendimento ao consumidor:
Summus Editorial
Fone: (11) 3865-9890

Vendas por atacado:
Fone: (11) 3873-8638
Fax: (11) 3873-7085
e-mail: vendas@summus.com.br

Impresso no Brasil

Sumário

APRESENTAÇÃO
À EDIÇÃO BRASILEIRA

*M*esmo correndo o risco de repetir um lugar comum, não posso deixar de afirmar que este livro vem preencher uma lacuna na magra bibliografia séria destinada aos profissionais da saúde. A classe de profissionais não-médicos que está envolvida com o bem-estar do ser humano já é numerosa e tende a aumentar. Tanto aqui no Brasil como no Reino Unido, país de origem do autor, é cada vez maior o número de terapeutas alternativos que utiliza desde a acupuntura, a osteopatia, os diversos tipos de florais, a fitoterapia, os cristais, as diferentes linhas de massagem, a iridologia, a naturopatia, a alimentação, sem falar das inúmeras abordagens corporais pelo movimento. Esses profissionais recebem para tratamento clientes que nem sempre contam com um respaldo médico acompanhando seu quadro clínico, que pode ser desde uma indisposição geral relacionada ao estresse, até problemas mais sérios para os quais a medicina tradicional não encontrou soluções. Nesses casos, seria de imensa ajuda a leitura deste livro complementando a formação específica do profissional.

Cada uma das linhas de tratamento citadas obedece a critérios distintos de diagnóstico. E cada uma tem uma visão diversa de homem e de saúde mas todas com um ponto em comum: não se deve suprimir os sintomas sem atingir a causa. Esta é, sem dúvida, uma das principais diferenças entre a medicina tradicional e a medicina alternativa. No entanto, isso não exclui a importância de se conhecer os sintomas relacionados às doenças. É este o principal objetivo do autor: fazer conhecer numa linguagem simples e clara os distúrbios de funcionamento dos diferentes sistemas orgânicos e a evolução de algumas das principais doenças.

Numa época em que a classe médica se dedica cada vez mais a olhar exames e vasculhar resultados alterados dentro de um "índice médio" considerado normal em vez de ouvir seus clientes, compreende-se a busca por outros profissionais mais dispostos a uma escuta atenta. O que pode acontecer, no entanto, é que tais profissionais que têm uma visão de saúde diferente, mais abrangente, não estejam familiarizados a identificar sintomas mais sérios para remeter seu cliente potencial a um especialista quando for este o caso. É neste ponto que são de extrema utilidade as informações presentes neste livro, que descrevem de maneira objetiva, valendo-se de termos médicos comuns, os mais freqüentes processos patológicos.

Sabedor do risco de o livro ser tomado como um catálogo de moléstias e de os leitores ficarem deprimidos com as descrições dos sintomas, o autor, bem-humorado, avisa na Introdução que não é disso que se trata e ninguém precisa influenciar-se morbidamente com seus relatos!

O que o autor pretende é dar subsídios para o profissional de saúde sentir-se mais seguro no direcionamento de seu trabalho específico. Ao conhecer os sintomas e processos de desenvolvimento das doenças, ele poderá dialogar com o cliente e até com um colega médico com maior conhecimento de causa. Dispondo de amplos conhecimentos de ambas as linhas de medicina: a tradicional e a alternativa, o dr. John Ball é o primeiro a acreditar nas vantagens da soma dos conceitos de uma e outra. Não se pode desprezar séculos de pesquisa presentes nas descrições do corpo e das patologias. É, sem dúvida, uma contribuição preciosa que os profissionais de saúde brasileiros e todos aqueles interessados em compreender as doenças saberão aproveitar.

Maria Emília Mendonça

Formada em Educação Física e Fisioterapia pela Universidade Estadual de Londrina-PR; mestre em Educação pela PUC-SP; professora de ginástica holística e massagista.

PREFÁCIO

*T*endo-se afastado do exercício e da prática médica ortodoxa (o dr. Ball atuou como professor graduado de 1970 a 1981) e também depois de ter lecionado em várias escolas e universidades de medicina alternativa, o autor escreveu um livro que faz referência à primeira, sob o ponto de vista das exigências desta última. Seu objetivo básico é descrever os processos patológicos nos termos da linguagem ortodoxa e, ao mesmo tempo, explicá-los em termos simples e claros. Trata-se de uma obra de imensa utilidade. Aqueles que se acercaram da área da saúde por outros caminhos que não o das faculdades de medicina saberão apreciar o valor da análise sistemática das moléstias e, ao se familiarizarem com a linguagem da patologia, poderão comunicar-se com seus colegas médicos. Para mim, não resta a menor dúvida de que existem apenas pontos positivos na aproximação dessas duas abordagens, aparentemente distintas. O processo, acredito, assemelha-se a um "casamento de contrários": é um passo necessário na direção da completude e da maturidade.

Ao médico que tradicionalmente obedeça aos termos de seu Juramento de Hipócrates, não é permitida a divulgação do conhecimento da medicina. Os tempos estão mudando quanto a isso, bem como no que tange ao reconhecimento das limitações desse sistema de medicina. O tratamento que ela oferece é quase sempre supressivo, geralmente produz efeitos colaterais iatrogênicos e, a longo prazo, conduz a várias conseqüências, quase sempre, desconhecidas.

A premissa sobre a qual a maioria dos ramos da medicina alternativa se apóia é a de que os sintomas são a linguagem por meio da qual o organismo em sofrimento encontra sua maneira de expressar-se. Constituem-se na evidência externa do distúrbio, oferecendo ao profissional da área de saúde uma indicação verdadeira que, a exemplo da obra *Virgílio*, de Dante, conduz ao recôndito interior em que este se centraliza. Além

9

disso, entende-se que os sintomas representam a melhor adaptação possível que o organismo pode apresentar para resguardar-se de formas ainda mais graves, permanentes e destrutivas de anomalias. Sob esse ponto de vista, é evidente que qualquer tipo de tratamento que os suprima inevitavelmente levará a uma eventual intensificação do sofrimento.

No entanto, geralmente não se permite a chegada a esta conclusão, porque se tem como assumido que a doença, por si só, constitui-se numa entidade, síndrome única de sintomas, independentemente de quem os sofra e, portanto, é tratada como se fosse uma inimiga: atacada e aniquilada. Essa visão cerceia a mente para possibilidades mais amplas, porque uma vez eliminados os sintomas, acredita-se, *a priori*, que a moléstia foi vencida. Uma outra razão para a ausência de uma verdadeira interpretação da doença deve-se ao hábito de se compartimentalizar a informação recebida do paciente. Espírito, emoções, mente e corpo são tratados como se estivessem separados uns dos outros; o próprio corpo físico é subdividido e consultam-se especialistas cujo papel é examinar, diagnosticar e, eventualmente, tratar dessas partes.

Os profissionais da área da medicina alternativa tendem a enfatizar uma filosofia de cura sintética e abrangente; é em função dessa concepção que necessitam dar particular atenção ao paradigma da medicina ocidental, esta proveniente de um modelo reducionista e causal da realidade. Esse modelo é poderoso porque a manipulação dos conceitos conduz ao domínio da matéria. No entanto, a mente pode divorciar-se dos sentimentos, no interesse da praticidade. Essa visão unilateral é responsável por muitos danos, porque o sentimento une, enquanto a razão separa. O sofrimento é um acessório comum da civilização; o alívio a ele pode ser encontrado por meio da conscientização dos processos da alma e da religação com o coração espiritual, o centro emocional de nosso objetivo de vida. Tendo afirmado isto, todavia, é preciso ter em mente que as grandes intuições da ciência podem ser usadas em benefício do homem e não menos nos campos da cura. A ciência médica, com seu reservatório de observações, com as evidências acumuladas em séculos de registros e correlações, guarda testemunhos tanto do milagre da existência quanto da tragédia da morte. É uma descrição do campo físico dentro do qual nos encontramos. Diferentemente do tratamento oferecido com base em premissas duvidosas, a descrição do corpo e das patologias é herança que não pode ser refutada.

Misha Norland

INTRODUÇÃO

*E*ste livro nasceu após muitos anos de aulas e discussões sobre os controversos tópicos das moléstias, com homeopatas, osteopatas, herbalistas, acupunturistas e outros profissionais da área de saúde. Cada uma dessas disciplinas possui seu próprio mapeamento da mente e do corpo humano e das doenças que o acometem; em sua maioria, reconhecem que tentar estruturar um só modelo abrangente que descreva a totalidade das condições humanas é tentar o impossível, de forma que, para completar o quadro, é necessário entender os diferentes pontos de vista. Ainda assim, o aumento do interesse pelos métodos alternativos de tratamento deve-se, em larga escala, à ênfase dada pela ciência aos processos patológicos a ponto de suplantar o próprio paciente e seu sofrimento.

Qualquer abordagem realista das doenças deve abranger uma avaliação objetiva da disfunção orgânica (patologia), a compreensão da maneira pela qual o paciente encara o problema (empatia) e uma filosofia de diagnóstico e tratamento capaz de abarcar um vasto leque de perspectivas e procedimentos. O que se segue daí é uma tentativa de andar na corda-bamba entre o saber e o compreender, de tal forma que a ciência da patologia e todas as suas manifestações clínicas se tornem inteligíveis sem a duvidosa necessidade de fazer-nos cercar por uma muralha de informações que a assegurem, já que ela tanto pode levantá-las quanto destruí-las. Dessa forma, este livro guarda a esperança de ser não um catálogo de moléstias, mas uma avaliação dos distúrbios mais conhecidos, na média do trabalho de um profissional da área. As doenças raras continuam mantendo para os autores de livros de medicina a mesma espécie de fascínio que apresentam as aves raras para os que as observam — muitos textos da área dedicam uma desproporcional quantidade de considerações sobre problemas que surgem uma única vez na vida. Isso significa que alguns leitores poderão sentir-se frustrados pela ausência de distúrbios da paratireóide, por exemplo, mas essa linha deverá ser seguida em outro plano: as condições que afetam menos que um em vinte mil indivíduos foram ignoradas ou aqui mencionadas apenas de passagem. A essência da ciência médica entende que pacientes portadores de moléstias raras podem ser analisados com a ajuda de textos específicos. Parte-se da compreensão da estrutura e função do corpo humano, já que não há espaço suficiente para que se possa incluir anatomia e fisiologia, nem mais que uma breve descrição do tratamento ortodoxo, embora os fármacos de uso comum nos dias de hoje e seus principais efeitos colaterais têm sido analisados à medida que vêm sendo questionados por um público crescentemente sofisticado. A terminologia médica foi utilizada sempre que relevante, não por ser estritamente necessária, mas, sim, em virtude do fato de que, sem uma mínima compreensão de seus termos, um estudante não pode fazer-se expressar, nem um profissional da área será capaz de explicar esse jargão a seus pacientes. Como, em sua maioria, as palavras são de origem grega ou latina, oferece-se sua tradução para maior clareza e motivação. No final do livro encontra-se um glossário de termos, em que se incluem vários vocábulos já não mais utilizados, mas que aparecem em alguns dos textos clássicos da homeopatia e, como tal, são aqui registrados.

Os manuais de ciência médica tornam sua leitura depressiva aos que são suscetíveis à sugestão e muitos estudantes, à medida que percorrem suas páginas, podem imaginar que são portadores de todos os tipos de doenças. Tudo o que tenho a dizer-lhes é: provavelmente não é o que você está pensando e você não vai adquirir o que imagina!

Meus agradecimentos se dirigem especialmente a meus amigos Misha Norland e Tim Fox, que me ofereceram inúmeras sugestões úteis sobre os assuntos e a Donald, meu pai, que aplainou muitas das dificuldades surgidas ao longo de sua elaboração. Também à dra. Keith Ball, por seus pertinentes comentários sobre os capítulos dedicados a coração e artérias. E, mais que tudo, a meus familiares por seu apoio e tolerância pelos meus "desaparecimentos fantasmagóricos" durante longos espaços de tempo.

1

SAÚDE
PATOLOGIA E
DOENÇA

*P*ara a maioria das pessoas, a atitude predominante é a cartesiana, que afirma que o mundo em geral, e o corpo em particular, constituem-se na soma de suas partes e, por isso, podem ser dissecados, analisados e ajustados para um melhor desempenho. A medicina ortodoxa, de fato, vê o corpo como uma máquina e isto é tanto uma vitória como uma derrota. A derrota da ortodoxia é sua aparente incapacidade de distinguir entre corpo e pessoa, partindo do princípio de que estes são idênticos. Esta é a inevitável conseqüência da abordagem convergente, analítica, baseada na especialização, na qual o desenvolvimento tecnológico permite que nos debrucemos sobre detalhes sempre menores da "máquina", a despeito de quem a "possui". O sucesso da ortodoxia repousa em sua recusa em afastar-se da mensuração, de forma que tem desenvolvido técnicas refinadas e lógicas de descrição, classificação, diagnóstico e, em alguns casos, tratamento das moléstias.

Hoje, parece, passamos a caminhar em direção a uma era pós-cartesiana capaz de abranger outros mapeamentos do corpo. A razão desse movimento parece ter duas origens: primeiramente a compreensão, pela própria ciência, de que a matéria é relativa e, em segundo lugar, a predisposição de abarcar outros sistemas de crenças, à medida que aumenta a desilusão com o materialismo — ainda mais quando este não parece ser a solução. Vem se tornando aparente que o único caminho é examinar a totalidade do quadro no qual prospera a "doença" e encontrar modos de ajustar o meio ambiente para que o quadro simplesmente desapareça com o correr do tempo. Ainda assim, o modelo que herdamos é aquele segundo o qual o corpo é um processo contínuo de mutações, mantido em equilíbrio dinâmico em função de seus próprios giroscópios internos. Em resumo, voltamos à filosofia taoísta do século IV a.C.

Pode ser que os pacientes que voltam as costas às cidadelas acadêmicas e partem em busca da medicina "alternativa" tenham intuitivamente entendido isto.

Pode ser que mais e mais profissionais da área médica o sintam ao optarem por métodos de saúde alternativos ou complementares; mas seja qual for o caso, parece que o que Werbach denomina "Medicina de Terceira Linha" chegou para ficar e que, finalmente, chegou-se à compreensão de que um modelo único é incapaz de conter a gigantesca rede de complexidade que o ser humano abriga e que apenas as circunstâncias podem dirigir nossos métodos. Isto não é afirmar que não mais será necessária a doutrina de causas específicas: isto seria o mesmo que jogar fora a criança juntamente com a água da banheira, mas persistir com apenas uma abordagem conceitual parece constituir-se em perda de tempo valioso.

SAÚDE

Embora a maior parte deste livro se refira às moléstias, talvez um bom começo seja analisar o que é saúde. Não é fácil defini-la, já que todos possuem seu próprio conceito do que seja o organismo ideal, sem nenhum desconforto físico, emocional ou mental e uma sensação difusa de bem-estar. Em termos puramente físicos, saúde é um ambiente interno de estabilidade, mantido em face de alterações externas às quais aprendemos a nos adaptar no curso da evolução. Isto não é afirmar que o processo de adaptação é sempre confortável. Na realidade, é exatamente a esse desconforto que chamamos "sofrimento", muito embora não seja sinônimo de doença. Aquilo que um indivíduo enfrenta em sua caminhada pode ser para ele motivo de outro grande sofrimento, porque uma das maiores barreiras à saúde não é tanto a doença em si, mas a reação emocional a ela. É precisamente em virtude de se ter chegado a afirmar que a ciência pode oferecer a cura para todas as doenças que hoje nos encontramos em estado de sofrimento — porque nossa mente está cheia de expectativas não cumpridas.

Os efeitos crônicos do estresse, da poluição, de dietas insuficientes ou da infelicidade são sutis e não começam a se fazer sentir senão quando a corrente se rompe em seu elo mais fraco e a patologia se mostra de uma forma ou de outra. Encará-la isoladamente é o mesmo que examinar apenas um dentre os eventos de uma linha contínua: é importante entender que esse mesmo estímulo terá afetado outras áreas do organismo, que podem só depois vir a apresentar uma deficiência. Portanto, tentar reverter essa revelação em particular do organismo, sem procurar ver o que se esconde além dele, é de pouco benefício embora valha a pena ser feito.

Certamente, com muita freqüência, ocorre o caso de os aspectos físicos da doença, isto é, a patologia, ser de algum modo influenciada pela abordagem científica, mas, na maioria dos casos, a manifestação física é apenas a expressão final de um processo contínuo iniciado há longo tempo. Na era pós-cartesiana, somos levados a considerar os eventos que conduzem a essa alteração e, estes últimos, geralmente, se situam no domínio de diferentes modelos.

A ERA DA TOLERÂNCIA

Se a patologia é a expressão final de uma provocação, talvez devêssemos dedicar mais tempo à análise dos fatores que a provocam, em vez de nos prendermos ao exame da moléstia em si. Isso pode parecer óbvio e muito se tem escrito sobre a maneira pela qual o National Health Service (Serviço Nacional de Saúde da Inglaterra) transformou-se no National Disease Service (Serviço Nacional de Moléstias) (veja a obra de Brian Inglis, *The diseases of civilisation*), mas uma das principais razões pelas quais tão escassa atenção tem sido oferecida à prevenção, é porque esta não é nem facilmente mensurável, nem facilmente prognosticável.

Se analisarmos a época que precede a explosão da patologia e a duração de tempo durante o qual os estímulos externos aparentemente são tolerados sem nenhum dano maior, não divisamos nenhuma reação visível, nenhuma conseqüência mensurável. Tudo o que pode ser medido são os estímulos em si, e como a abordagem cartesiana está voltada para descartar tudo o que não pode ser quantificado, qualquer idéia referente ao fato de que o corpo poderia ser influenciado por uma "tendência" autoreguladora existente no próprio organismo foi descartada também, como mera especulação. Como se descarta a possibilidade de, ao interromperse essa "tendência" (na falta de termo melhor), por determinadas condições, ela pode apresentar flutuações espontâneas e mesmo fazer-se receptiva a um tratamento.

Projetando nossa afirmação em um modelo tridimensional (Figura 1.1), a visão cartesiana é representada na parte superior do desenho, em que nada parece acontecer até a súbita emergência de um estado patológico (na parte inferior), com as subseqüentes alterações orgânicas. Juntas, a direção e a média destas últimas constituem-se no perfil que a patologia e, portanto, a moléstia assumem; essas alterações podem ser enfrentadas por vários métodos, principalmente drogas e cirurgia.

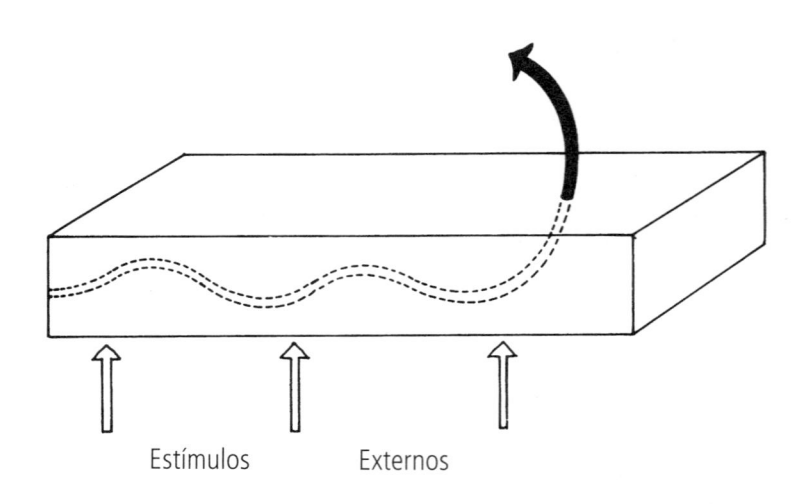

Estímulos   Externos

FIGURA 1.1 *A fase de tolerância e a emergência da patologia*

A maioria dos que praticam a medicina alternativa, no entanto, vê os fatos sob a perspectiva lateral da figura. Dessa forma, sua visão é um tanto diferente. Certamente, são obrigados a formular alguns conceitos para explicar, na "fase de tolerância", o que ocorre antes do aparecimento dos sintomas — e que tem recebido uma ampla variedade de denominações em diferentes culturas, dos tempos clássicos aos atuais, incluindo-se aí *Ch'i*, força vital, prana, corpo sutil e mesmo aura. Enquanto há os que debatem as semelhanças existentes entre esses termos, a maioria das discussões tem a ver mais com os métodos que se pode utilizar para direcionar essa "força" do que com a força em si.

Em virtude de a "fase de tolerância" não ter se mostrado receptiva aos métodos de estudo objetivo (a fotografia de Kirlian pode ser considerada uma exceção a essa regra), foi ela, em larga medida, rejeitada pelos cientistas, que a consideram uma extravagância. E como quaisquer mudanças de ordem subjetiva que se apresentem em geral, são percebidas pelas pessoas que se encontram apenas em estado de atenção relativa. Esse fato crucial leva a uma situação curiosa e bastante engraçada: os que se encontram com as mentes concentradas na busca de evidências objetivas, ao fim e ao cabo não vivem a experiência de seus próprios sentimentos por se encontrarem demasiadamente ocupados com essa pesquisa, enquanto que os que se dedicam a práticas meditativas que lhes permitem vislumbrar seus lampejos, ficam tão tomados pelo fascínio que abandonam os critérios de mensurabilidade e até mesmo os deixam de lado, pois já não necessitam deles. É essa diferença de visão, ante uma mesma situação, que deu origem aos dois campos de prática de saúde hoje existentes, com sua tendência à repulsa mútua.

MANIFESTAÇÕES PATOLÓGICAS

Quando nos referimos ao termo "doença", geralmente pensamos num padrão recorrente de alterações que se manifestam em determinados indivíduos, na maioria de idade e sexo similares, e que se mostram como sintomas subjetivos ou como alterações orgânicas objetivas. Na maior parte dos casos, os sintomas aparecem primeiro sob a forma de dores, fraqueza, prurido, desorientação, desmaios etc., e só muito mais tarde, se é que isso acontece, apresentam-se alterações detectáveis no organismo. Patologia é o nome que se dá ao estudo das alterações dos tecidos, resultantes de algumas formas inadequadas de adaptação, e é esse estudo que constitui a pedra angular da medicina ortodoxa.

As razões pelas quais nosso mecanismo de adaptação falha podem ser inerentes à sua estrutura, ou devidas a um desafio exagerado, que nos chega por meio deste ou daquele estímulo; esses tipos de deficiências são responsáveis pelos inúmeros tipos de moléstias congênitas e agudas. A maioria das doenças crônicas, porém, é mais complexa do que as demais, constituindo-se numa somatória de predisposição, defesa inadequada e desafios que se fazem repetidamente presentes sob a forma de nutrição, radiação etc. Confrontado a isso, o corpo apresenta várias formas padronizadas de expressão de seu desconforto, as quais se constituem nos principais tipos de patologia já indicadas.

A experiência de cada paciente submetido a essas patologias será até certo ponto diferente, dependendo dos órgãos envolvidos, da rapidez de seu estabelecimento e até mesmo da idade. É essa diferença que conta diante da surpreendente variedade de sintomas que cada moléstia apresenta. Geralmente aplica-se a lei das possibilidades segundo a qual os sintomas incomuns, em quadros comuns, têm mais probabilidade de manifestar-se do que manifestações habituais em moléstias raras. No que diz respeito ao diagnóstico, é importante poder trabalhar também com o que está por trás deles fazendo uso desses sintomas como meios pelos quais se pode excluir ou detectar possíveis patologias latentes, tendo sempre em mente que a causa mais comum de um diagnóstico incompleto é justamente o fato de essa possibilidade nunca ter passado pela mente de quem o realiza. Nessa relação, é importante perguntar a si mesmo quais as patologias que poderiam ser mais freqüentemente encontradas em pacientes daquela mesma idade e sexo e, então, fazer perguntas específicas direcionadas para um ponto que permita que se colham as necessárias informações.

INFLAMAÇÃO

A resposta-padrão do organismo às súbitas mudanças de calor, luz, radiação, produtos químicos e microrganismos é a inflamação, que se caracteriza por seus quatro sintomas clássicos de *dor, calor, tumor* e *rubor*. Quando ela ocorre, observa-se uma reação sanguínea local, na forma de dilatação (que causa o rubor e o calor), seguida de um aumento de sua permeabilidade (o que tem como efeito a dor e o inchaço). Isso permite que os fagócitos, as células brancas responsáveis pela absorção de corpos estranhos, migrem através das paredes para os tecidos, bem como as proteínas plasmáticas, com seus anticorpos e fatores de coagulação. A maneira pela qual a reação inflamatória é prontamente ativada deve-se à liberação de *histamina* e outras substâncias químicas, especialmente pelos bastonetes, mas também pelas demais células. Em seguida a essa reação, a inflamação pode diminuir rapidamente, com níveis mínimos de dor (que se apresentam sob a forma de prurido, ou "picadas de agulha"), ou continuar indefinidamente, transformando-se em inflamação crônica sob a ação de um grupo de agentes químicos que foram descobertos, de início, na próstata, daí serem chamados de *prostaglandinas*.

Qualquer que seja a inflamação, ela acompanha a maioria das moléstias agudas, sendo geralmente combatida por tratamentos de ação imediata. Se a resposta inflamatória se mostrar inadequada, pode haver uma ocorrência mais prolongada, como se pode observar nos casos de tuberculose, sífilis, artrite reumatóide e na doença de Crohn. Os polimorfos, fagócitos normais do sangue, tornam-se incapazes de realizar seu trabalho e o transferem para células mais especializadas, os macrófagos (literalmente, *grandes devoradores*), monócitos modificados que deixaram a corrente sanguínea para fixar-se por uma longa vida nos tecidos. Aí, podem absorver partículas de grande volume, mas ao fazê-lo produzem grandes quantidades de tecidos fibrosos que se desenvolvem e adquirem a aparência de tumores. Daí os antigos patologistas terem dado a essas dilatações o nome de *granulomas*, característicos de várias doenças crônicas.

A forma pela qual a reação inflamatória se manifesta e desaparece tem reflexos sobre os sintomas de várias doenças, particularmente as classificadas como infecciosas. Em alguns quadros observa-se um completo e rápido desaparecimento, sendo que nos de cachumba e sarampo, seguem um curso rápido e previsível. Em outras circunstâncias, podem ser observadas áreas de supuração, quando os tecidos entram em colapso e dá-se a formação de abscessos (bolhas de pus), úlceras e, posteriormente, feridas. Às vezes, esses organismos penetram nos tecidos que os contêm e invadem os ductos linfáticos ou a corrente sanguínea, o que tem como efeito o surgimento de quadros de septicemia ou toxemia profunda (envenenamento do sangue). Geralmente, quanto mais especializado o tecido, menos capacidade tem de regenerar-se após uma inflamação; assim, os tecidos conjuntivos e ósseos recuperam-se muito bem, mas os nervosos, os dos rins e os musculares não são dotados de capacidade de regeneração, sendo substituídos por tecidos cicatriciais, desprovidos de função.

TUMORES

Na mente da maioria das pessoas, a palavra "tumor" é sinônimo de câncer. E esse é um grave engano, pois essa palavra, literalmente, significa protuberância. Uma vez que nosso organismo é composto por algo em torno de três trilhões de células, sendo que cada uma delas está capacitada para dividir-se por cerca de cinqüenta vezes no decorrer de nossa vida, antes que essa capacidade se extinga, é altamente provável que esse processo de divisão, ou mitose, como é chamado, em determinadas circunstâncias possa apresentar certa distorção de maior ou menor extensão. Em regra, todas as células anormais são expulsas pelo sistema imunológico como estranhas ao organismo (ver Capítulo 3), mas, se as mudanças são mínimas, poderão ser deixadas onde se encontram, embora as alterações que provoquem possam ser detectáveis pelo microscópio.

Essas mudanças mínimas recebem dois tipos de denominação. A primeira é *metaplasia* (literalmente, "alteração da forma") e aplica-se às alterações reversíveis que se observam em células muito complexas que se revertem para um estado mais simples, tal como se observa no epitélio glandular cervical ou na membrana mucosa do trato respiratório. Essa alteração dá-se geralmente em função de estímulos continuados, que tanto podem ser de origem química como inflamatória e constituem-se na primeira indicação de que algo está errado. Se as alterações são de molde a apresentar-se também quanto ao tamanho e forma das células, aplica-se o termo *displasia* — este caso apresenta menores possibilidades de retorno à normalidade. Compreensivelmente, ambos os tipos de desenvolvimento possuem várias causas possíveis, e as do tipo químico mais óbvias são denominadas "carcinogênicas" em virtude dos efeitos de longo prazo que as caracterizam. Se não tratadas a tempo, essas alterações tornam-se progressivamente anormais, até o ponto em que escapam totalmente ao controle. Por não apresentarem sintomas, a metaplasia e a displasia, que são estados pré-malignos, só podem ser detectadas por meio de procedimentos de triagem envolvendo a análise microscópica de tecidos de tipo residual e isso só vale a pena se forem muito grandes as possibilidades de prevenção da doença.

Se já se atingiu a perda total do controle, diz-se que está instalado um quadro de *neoplasia* (ou novo crescimento), em que as instruções codificadas que os genes retransmitem para as células novas mostram-se deformadas, o que permite que estas continuem dividindo-se, mas sem controle sobre o momento de parar ou sobre como se transformar em tecido especializado. Quando ocorre a primeira das situações, a neoplasia é considerada benigna — as novas células podem empurrar suas vizinhas para o lado, provocando sintomas devidos à pressão que exercem, mas não invadirão ou se infiltrarão em outros tecidos nem apresentarão metástase (espalhar-se no sangue e nos canais linfáticos) em outras áreas. Somando-se a isto, a pletora das novas células se mostrará muito semelhante às suas irmãs e ao tecido de origem.

Mas, a neoplasia nem sempre é benigna e se as células não se encontrarem muito danificadas, seu desenvolvimento reverterá à forma primitiva na qual não se apresentam diferenças nos tecidos especializados — as assim chamadas células indiferenciadas, em maior ou menor escala. Em geral, quanto mais indiferenciada é uma neoplasia, mais alto seu grau de malignidade e vice-versa. Podemos ver, então, que a diferença entre o tumor maligno bem diferenciado e o benigno pode ser muito pequena e dificilmente reconhecível pela análise microscópica, a não ser por um patologista muito experiente. Ainda assim, isso se reveste de uma enorme importância quando se levanta a questão do prognóstico e de uma possível cirurgia.

Os tumores são classificados de acordo com seu tecido de origem, que pode ser epitelial (mucosas, membranas ou pele), glandular ou conjuntivo, de um tipo ou outro. Os tumores epiteliais benignos se parecem com verrugas lisas e podem inclusive apresentar um pequeno lóbulo, por isso são chamados *papilomas* (do latim, *papilla*: bico). Em razão de as superfícies epiteliais do corpo humano apresentarem maior possibilidade de contato com agentes carcinógenos, muitos dos tumores malignos aparecem nessa região e são chamados de *carcinomas* (do grego, *carcinos*: caranguejo), tendo geralmente como prefixo de suas denominações o tipo de tecido no qual têm origem. Por exemplo, "carcinoma brônquico de células escamosas" ou "carcinoma de bexiga de células transicionais".

Os tumores glandulares benignos tendem a ocorrer nas glândulas endócrinas, podendo levar ao aparecimento de algumas das disfunções descritas no Capítulo 16 sobre distúrbios hormonais. São chamados de *adenomas* para distingui-los dos de tipo maligno, os *adenocarcinomas* (dos quais o exemplo mais comum é o dos seios). Os tumores dos tecidos conjuntivos apresentam-se em áreas de concentração de gordura, nos músculos, cartilagens etc. São comuns e quase sempre benignos — por exemplo, os fibromas que se encontram no músculo liso do útero, os lipomas que podem apresentar-se como caroços de gordura sob a derme. São geralmente denominados pelo nome do tecido de onde provêm, mais o sufixo *oma*, tal como fibroma, condroma, osteoma. No entanto, nas raras ocasiões em que o tecido conjuntivo produz tumores malignos, estes encontram-se entre os de maior malignidade conhecida e tendem a apresentar-se em jovens. Recebem o sufixo *sarcoma*; por exemplo, osteosarcoma, fibrosarcoma etc., vocábulos que se originam da palavra grega *sarx*, que quer dizer carne.

TABELA 1.1	Incidência de câncer no Reino Unido
Pulmão e brônquios	31%
Mama	11%
Estômago	9%
Colo	9%
Gânglios linfáticos e de Medula óssea	7%
Reto	5%
Pâncreas	5%
Próstata	5%
Bexiga	4%
Esôfago	3%
Ovários	2%
Leucemia	2%
Colo uterino	2%

DEGENERAÇÃO

Não importa o cuidado que tenhamos com nosso corpo, pois, infelizmente, a partir de um certo estágio, ele começa a apresentar uma degenerescência. Embora possamos retardar esse processo, não podemos revertê-lo em nenhuma extensão maior. Essa deterioração, que conhecemos como envelhecimento, tem início em torno dos trinta ou quarenta anos e é uma forma que a natureza possui de assegurar-se de que uma grande percentagem de indivíduos não continue a existir além da idade reprodutiva, pois limita essa possibilidade em favor de seus membros mais vigorosos. Afortunadamente, a sociedade humana tem sido capaz de ajeitar as coisas de forma que a experiência acumulada dos mais idosos continue a dominar onde a força física abandona o cenário. Mas a esse respeito estamos sozinhos no reino animal e a experiência só compensa enquanto os problemas básicos continuam os mesmos — razão pela qual as novas tecnologias serão sempre do domínio dos mais jovens.

É um tanto irônico que a degenerescência tenha lugar, na maioria dos casos, mais rapidamente junto àquelas pessoas sobre as quais o meio ambiente pareça ter menos efeitos estressantes, o que é um fenômeno mais que atual. Uma dieta tão rica em carboidratos refinados e gordura saturada, somada à pouca necessidade de consumo de calorias, tem resultado em novas formas de patologias nutricionais tais como o diabetes e o ateroma, que vêm substituir aquelas provenientes de raquitismo e as "cloroses", antes eram chamadas as deficiências de ferro. A supernutrição, aliada à falta de exercício, cria um aumento líquido de calorias que o organismo preserva na forma de gordura, em vez de mandá-las para o lixo. E o faz, tanto aumentando o número de suas células adiposas como também a quantidade de gordura armazenada em cada uma delas.

O número de células adiposas do corpo humano é determinado pelo grau de nutrição no primeiro ano de vida pós-natal, de forma que alimentar demais a criança nesse período pode aumentar até o dobro o número de células adiposas em seu organismo, tornando permanente sua tendência à obesidade. Isso conta em muito para os graus extremados de obesidade que alguns indivíduos apresentam e que nenhuma dieta parece solucionar, assim como a tendência, que algumas pessoas apresentam, de se manter magras sob quaisquer condições.

Embora cada célula do organismo humano seja potencialmente imortal, na prática isso nunca acontece e a integridade celular entra em colapso em um ano, em média, dependendo apenas de quão bem-sucedida seja a manutenção da homeostase. Uma vez que nosso organismo atinja um ponto no qual as células que o compõem já não são mais capazes de dividir-se ativamente, mas apenas se deterioram, os excessos acumulados produzirão mudanças rápidas num grande número de órgãos, eventualmente conduzindo-os a estados patológicos — e isto tem início a partir de determinada etapa da meia-idade. É discutível a maneira exata pela qual surge a degeneração e tem início a velhice. Uma das razões desse processo pode residir no fato de que o suprimento sanguíneo torna-se insuficiente, não dispondo mais de sua necessária oxigenação e nutrientes; ou é possível que as toxinas acumuladas e os elementos químicos se fixem nas delicadas células orgânicas, danificando-as.

É neste ponto que a pressão osmótica do fluido que as cerca soterra o delicado mecanismo de bombeamento da célula, que transbordará de água e de dilatação. É aqui que os depósitos de gordura acumulados nas paredes dos dutos sanguíneos obstruirão a passagem do sangue e do oxigênio, promovendo a anoxia dos tecidos. E, então, nossas cartilagens, antes flexíveis, se tornarão endurecidas em razão da vã tentativa de aí se depositarem sais de cálcio para fortalecer suas fibras enfraquecidas. Mas, em última instância, todos teremos de sucumbir à falência de cada órgão que possuímos, estando ou não conscientes disso, principalmente as pessoas que mais tiverem se descuidado de sua saúde. E, quando isto se der, estaremos desemaranhando a trama que sustenta nossa existência.

2

ALERGIAS: DISTÚRBIOS DE ORIGEM AMBIENTAL

A natureza não está interessada na sobrevivência da raça humana. Ao menos, não mais do que na de qualquer das demais espécies. Ela atua como uma grande fonte de equilíbrio, uma espécie de zona de economia livre, onde grupos diversos fluem e refluem de acordo com as condições que se apresentem. Assim se deu a vida e reinou a harmonia durante milênios, até que os seres humanos se autodefiniram como a mais importante entre as espécies, o que deve ter acontecido por volta da época em que começamos a criar animais para a nossa alimentação, em vez de caçá-los e ser por eles caçados em condições de igualdade. Foram necessários séculos para que pudéssemos criar armas com poder de destruição suficiente para provocar o desequilíbrio natural, mas, finalmente, em meados do século XX, esse estágio foi alcançado. Os pesticidas e fertilizantes nos asseguraram alimento suficiente, os antibióticos e a higiene, vida mais longa, e os índices populacionais explodiram, deixando atrás de si um dano que pode tomar um espaço de tempo de igual duração para que possa ser reparado. Neste século, esperamos começar a fazer reverter esse dano, não apenas em relação ao meio ambiente, mas contra nós mesmos. Surgiu um grande interesse, em especial na área de imunologia e nos distúrbios de fundo alérgico, e sobre a maneira pela qual nosso organismo reage a todos os tipos de poluição. O nome dessa nova abordagem médica é *clínica ambiental*.

O SISTEMA IMUNOLÓGICO

Nossa capacidade natural de fazer frente à interferência externa provocada por microrganismos nos é dada por vários mecanismos de defesa (defesa, em todo caso, sob nosso ponto de vista) liderados pelo sistema imunológico. Em circunstâncias normais, quando um corpo ou proteína estranhos são identificados num organismo, é imediatamente "preso" e levado ao nódulo linfático local; certas células, conhecidas como *linfócitos B*, começam a agir, produzindo em poucos dias uma progene idêntica ou "clone" das células plasmáticas, as quais, por sua vez, produzirão proteínas chamadas *anticorpos*. Estes são criados de forma tal que "encaixam" na camada de proteínas que protege o invasor, sendo por isso denominados *antígenos* (porque geram anticorpos). Esse tipo de configuração "chave e fechadura" é conhecido como "complexo imunológico" que mantém esse organismo inofensivo até sua remoção por meio dos fagócitos. Caso haja mais organismos desse tipo, são criadas mais "chaves", que serão estocadas dentro do organismo em forma de *imunoglobulinas*, diferentes tipos de antibióticos prontos para ser utilizados.

Naturalmente, esta é a base da maioria dos tipos de imunização. Alguns organismos, tais como os do tétano e os da escarlatina, tentam vencer o sistema secretando poderosos venenos denominados toxinas que danificam o hospedeiro, mas os linfócitos também podem produzir anticorpos contra elas, na forma das antitoxinas. Em razão de a maior parte desses anticorpos serem depositados no sangue, recebem o nome de anticorpos humorais, para distingui-los de outros, os de *mediação celular*, que se localizam nas células dos tecidos.

No entanto, às vezes se apresenta uma possível dificuldade: os linfócitos B precisam ter cautela para não formar anticorpos contra partes de si mesmos, os quais devem reconhecer. Para tanto, possuem um par "treinado" de *linfócitos T*, que supervisionam cada linfócito B, ajudando-o ou eliminando-o à medida que reconheçam ou não essa proteína. Esses linfócitos são assim chamados porque recebem seu "treinamento" em idade precoce, no timo. Se os linfócitos T sofrerem um dano ou optarem por uma ação errada, os resultados poderão ser tanto a não-produção de anticorpos, não havendo assim imunodeficiência, como a produção de anticorpos contra os próprios tecidos do organismo, podendo ocorrer então as chamadas moléstias de fundo auto-imune.

Os linfócitos T também têm outro papel a desempenhar: além de supervisionarem as atividades dos linfócitos B, produzem vários anticorpos que não circulam na corrente sanguínea, como as do complexo imune, mas, em vez disso, policiam os tecidos na forma da imunidade de mediação celular. Sua responsabilidade é rejeitar organismos de maior envergadura, tais como bactérias, fungos, células cancerosas e transplantes: em virtude de sua ação mais demorada, sua reação é chamada de *reação de hipersensibilidade retardada*. Um exemplo típico é o teste Mantoux para a detecção de tuberculose, que exige vários dias para apresentar resultados.

Estudos mais antigos do sistema imunológico eram relacionados, em grande parte, à imunização e às vacinas, e só mais tarde deu-se atenção ao fenômeno da alergia (do grego: outro trabalho) e à hipersensibilidade. Esses campos pareciam um quebra-cabeça, já que os investigadores tinham como certo que as reações imunológicas só poderiam ser benéficas ao hospedeiro; mas parece que o sistema evoluiu mais no sentido da super do que no da sub-reação, sendo este simplesmente o preço que temos de pagar pela nossa defesa. Certamente, é discutível se essas reações são sempre de caráter negativo, pois podem estar indicando que nosso organismo não está reagindo bem a algum tratamento que vem recebendo.

ALERGIA

Para entender a alergia é necessário primeiro analisar as imunoglobulinas, as "chaves" produzidas pelos linfócitos B. Elas apresentam-se em cinco variedades ou classes levemente diferenciadas; para distingui-las, foi atribuída a cada uma delas uma letra: G, A, M, D e E, para começar pelas que se apresentam em maior número. E porque são todas imunoglobulinas, suas abreviações serão: IgG, IgA, IgM, IgD e IgE. As IgGs são a maioria e circulam através do sangue e nos tecidos, inclusive atravessando a placenta. Ao lado da IgM compõem a maior parte do complexo imune que já mencionamos. A IgA localiza-se especialmente nas secreções do intestino, estando relacionada à hipersensibilidade a alimentos (ver a seção seguinte). Parece não haver ainda um papel significativo determinado para a IgD, mas é a IgE, o anticorpo menos abundante, que causa a maior parte dos problemas de alergia.

Há muito se sabe que certos indivíduos reagem de forma específica, mas desagradável, cada vez que entram em contato com determinadas substâncias — como por exemplo: poeira doméstica, pêlo de animais ou pólen espalhado na atmosfera —, sendo então denominados atópicos, o que literalmente significa "fora de lugar". A atopia pode ser transmitida geneticamente e suas manifestações clínicas são: asma, febre do feno e eczema. Sabe-se que crianças atópicas apresentam uma taxa até seis vezes maior do que o normal de IgE na pele e nas membranas mucosas. As células nas quais são encontradas as Igs são chamadas *mastócitos*, que, quando estimulados, liberam rapidamente grandes quantidades de histamina e outros componentes químicos similares, fazendo com que os músculos lisos se contraiam, provocando grandes extravasamentos de fluidos pelos vasos — ou seja, exatamente os sintomas da asma e da febre do feno. Essas são as reações de hipersensibilidade mais comuns e mais estudadas, classificadas às vezes de *hipersensibilidade tipo 1*.

Em alguns poucos indivíduos, a hipersensibilidade é generalizada e mais dramática; eles podem apresentar uma reação repentina e severa após uma injeção de substâncias estranhas tais como a penicilina ou a imunização, de qualquer espécie. Logo depois podem sofrer um colapso e apresentar dificuldades respiratórias, com uma queda súbita de pressão. A essas condições deu-se o nome de *anafilaxia* ou *choque anafilático* (do grego: "emboscar").

Notou-se que os sintomas da *urticária*, também chamada de *rash* em colméia ou rendilhado ocorre, eventualmente, após a ingestão de certos alimentos tais como mariscos, morangos, ovos ou mesmo as substâncias químicas neles contidos, tais como corantes ou conservantes. Os sintomas são produzidos por intermédio das IgEs porque a reação rápida, muitas vezes em torno de meia hora, produz as evidências típicas de uma reação histamínica com inchaço, coceira etc. Algumas vezes apresentam-se de forma generalizada e todos os tecidos incham, com maior ênfase nos tecidos menos rígidos como das pálpebras, da garganta e dos lábios — quando então recebem o nome de *angioedema*. Este é um tipo de alergia alimentar em que se apresentam todos os ingredientes da anafilaxia, e esta explicação é possível para alguns casos de morte prematura de crianças. Mas, qual foi o meio de introdução da substância alergena, já que a inoculação não é evidente? Existem boas evidências de que a morte no berço em bebês ocorre por volta do período de desmame, quando são introduzidas novas formas de alimentação, mais comum em crianças que não receberam leite materno. Já foi aceito que a alergia ao leite de vaca poderia ser a causa, o que levou à conclusão de que o alimento está mais envolvido com o espectro da doença do que se imaginava anteriormente.

INTOLERÂNCIA ALIMENTAR

As reações a certos alimentos, tais como as que descrevemos, manifestam-se de forma clara e dramática, mesmo que os componentes que as desencadeiam nem sempre sejam óbvios. Na prática, todavia, muitos pacientes vêm em busca de ajuda apresentando sintomas que não se encaixam perfeitamente com aqueles descritos em literatura médica — tais como: dor de cabeça, catarro, diarréia, distensões, depressão e uma série de outros. Ou eles se encaixam em determinada categoria de doenças, aquelas cuja causa não foi bem-estabelecida, tais como a colite ulcerativa ou a artrite reumatóide. Alguns desses pacientes, embora certamente não todos, reagem dramaticamente ao que chamamos de dieta de eliminação.

Qual o mecanismo pelo qual alguns alimentos parecem levar a essas reações adversas e por que elas são "mascaradas", isto é, retardadas? Essa é a questão que se encontra no cerne da controvérsia sobre a ecolo-

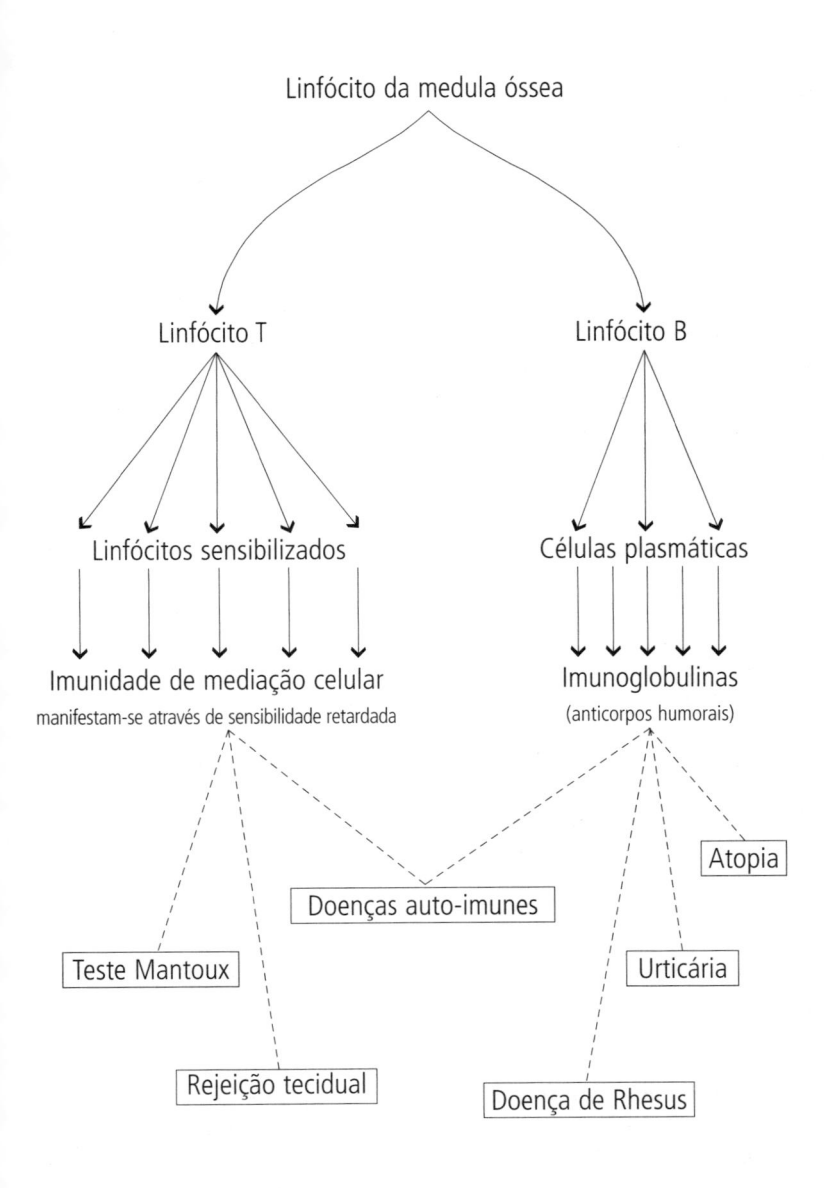

FIGURA 2.1 *O mecanismo e as possíveis conseqüências da imunidade*

gia clínica e que não é fácil responder. De fato, muitos cientistas argumentariam que nenhuma correlação pode ser feita, a não ser que se demonstre alguma reação objetiva por testes cutâneos, pelos níveis alterados de anticorpos no sangue, ou por meio de qualquer outro tipo de mensuração, tal como a análise de fio de cabelo. Infelizmente, o estágio atual ainda não permite testes conclusivos, mas mesmo nessas circunstâncias, parece que a ortodoxia atualmente vem se deixando impressionar mais pelos resultados de tratamentos como a homeopatia, que são individuais e, portanto, não facilmente reproduzíveis em larga escala.

Uma explicação possível desse modo de ação foi documentada pela primeira vez pelo fisiologista Hans Selye, em seu trabalho sobre a adaptação ao estresse. Ele descreveu três estágios nos quais um animal passa por estresse físico, químico ou imunológico. Sua reação primeiramente se apresenta sob a forma de algum nível de choque, quando há circulação de adrenalina; então adapta-se às novas condições num espaço de tempo variável, e durante esse período se apóia na cortisona produzida pelo córtex adrenal. Mas, finalmente, chega à exaustão, entrando numa fase de incapacidade de adaptação causada pela depleção de seu estoque de cortisona. É essa fase final de exaustão, quase sempre acarretada por alguma doença oportunista, parto ou trauma, que atua como fator de precipitação para sintomas até então não aparentes. Isso explica o porquê de alguns alimentos serem tolerados durante anos, até mesmo assumindo a forma de dependência — e, subitamente, se tornarem nocivos.

Tal cenário pode ser relacionado até mesmo a crianças, as quais, no instante em que nascem, são extremamente vulneráveis a infecções, recebendo por isso uma grande quantidade de anticorpos IgG e IgA pelo leite materno. O fato de a IgA alojar-se nas secreções do intestino pode provocar uma reação aos anticorpos ingeridos pela criança, manifestando-se sob a forma de cólicas, que todas as famílias conhecem. Isso pode acontecer após a introdução de novos tipos de alimentos, por volta dos três meses de idade, ou mesmo quando a mãe que amamenta ingere um tipo particular de alimento.

Nos casos de suspeita de intolerância alimentar, recomenda-se uma dieta de eliminação como meio mais direto de se estabelecer uma relação, já que raramente é possível afirmar essa relação apenas pelo histórico alimentar. Todos os alimentos devem ser eliminados por períodos de cinco dias, permitindo-se apenas a ingestão de água mineral. Ao final desse período, devem ser reintroduzidos tipos diferentes de alimentos, um de cada vez, de preferência começando-se por aqueles constantes do menu alimentar desde que o *Homo sapiens* desceu das árvores, tais como frutas e carne, e só depois introduzindo-se grãos e derivados de leite.

SUSCETIBILIDADE E SISTEMA HLA

Os linfócitos T têm a impressionante responsabilidade de reconhecer se uma substância é estranha ou não ao organismo. Certos tipos sutis de erros de julgamento têm como conseqüência alguns tipos de moléstias. Para ajudá-los a descobrir quais são as células de seu próprio tipo, muitas delas são "carimbadas" com determinadas combinações de proteínas, que são como marcadores antigênicos existentes nas membranas das células. Assim, cada pessoa possui um conjunto de marcas (exceto os gêmeos univitelinos, que compartilham do mesmo selo). Como essas marcas foram descobertas primeiramente nos leucócitos, receberam o nome de antígeno de histocompatibilidade de linfócitos humanos ou Sistema HLA (do inglês, "Human Leucocyte Antigens"). Para produzi-lo, um dos cromossomos do núcleo da célula separa quatro espaços (denominados A, B, C e D), em cada um dos quais é inscrito um antígeno específico, tal como se fosse um número de cartão para saque bancário. Isso tem duas conseqüências particularmente significativas.

A primeira situa-se no campo da suscetibilidade à doença. Verificou-se que muitos dos pacientes que apresentam determinada sintomatologia tendem também a ser portadores do mesmo tipo de HLA. Assim, os portadores de psoríase têm mais possibilidade de apresentar o antígeno 6 na posição C; diz-se que eles são possuidores do HLA C6. Da mesma forma, a artrite reumatóide encontra-se associada ao HLA D4 e tanto o diabetes (na forma juvenil) como a doença celíaca, ao HLA D3. Em algumas doenças a associação é apenas discreta, mas em outras aproxima-se dos 100%. Por exemplo, 96% dos pacientes que sofrem de espondilartrose apresentam HLA B27, e 85% dos que sofrem de doença celíaca, o HLA D3. Isso não significa, absolutamente, que esses antígenos provoquem tais moléstias. Na verdade, muitos possuem um HLA relevante, que nunca apresenta sintomas, mas que nos oferece um modelo muito melhor para o entendimento do conceito de suscetibilidade num quadro mensurável. Um útil subproduto da presença desses antígenos é a ajuda que possibilitam para se chegar a um diagnóstico, especialmente nos estágios iniciais de uma moléstia, quando seus sintomas podem não ser claros — a ausência de um antígeno HLA se constituirá num importante vetor para esse direcionamento.

Outra utilização do conhecimento do sistema HLA é na combinação de órgãos e tecidos, antes dos procedimentos de transplantes. O transplante de órgãos só se tornou possível paralelamente aos avanços no campo da imunologia e parece que, quanto maior for a semelhança entre antígenos das quatro posições do HLA, menor a probabilidade de rejeição. A identificação dos tecidos é hoje procedimento de rotina e, felizmente, talvez dois ou três dos quatro antígenos possam ser combinados;

não é necessário que a chave se encaixe perfeitamente na fechadura para virá-la! Como já foi dito anteriormente, alguns tecidos apresentam mais antígenos HLA do que outros. Conseqüentemente, as córneas são mais facilmente transplantáveis, os rins o são, moderamente, o coração e os pulmões mais difíceis e o fígado, o mais difícil de todos.

CÂNCER

O organismo reage aos tumores malignos, em seus tecidos, da mesma forma como o faz em relação aos transplantes: rejeitando-os. E pode fazê-lo porque um sistema imunológico saudável reconhece as células cancerosas pelas alterações que seus antígenos apresentam, e que são denominados "antígenos de tumores específicos", que as marcam, permitindo que sejam destruídas. O processo "canceroso" parece ocorrer o tempo todo, à medida que as células mutantes lançam suas formas primitivas a intervalos periódicos; mas isso não tem muitas conseqüências porque estas logo são descobertas e destruídas. Apenas quando uma deficiência no sistema imunológico permite que um desses tecidos, potencialmente independentes, escape ao controle, é que se pode afirmar a ocorrência da "doença" do câncer. Assim, é óbvio que uma pessoa não pode transmitir câncer a outra, pela injeção de células malignas. De fato, há os que afirmam que o sistema imunológico nos mamíferos desenvolveu-se tanto para salvaguardar o organismo contra os perigos internos como no combate às ameaças do meio ambiente, sob a forma de microrganismos.

A esse respeito, um exemplo dramático ocorreu em 1968, nos Estados Unidos, quando se procedia a um dos primeiros transplantes renais. Os cirurgiões desconheciam o fato de que o rim doado apresentava um câncer inicial. Depois de algumas semanas, quando foi realizada uma radiografia torácica, durante a rotina pós-operatória, os que atendiam ao paciente foram surpreendidos com a evidência de muitas lesões secundárias de desenvolvimento rápido. Presumindo que elas só poderiam ser originárias do rim, este foi reexaminado e descobriu-se que havia um tumor primário, que se aproveitou da utilização das drogas imunossupressoras empregadas para a prevenção da rejeição do transplante. Não houve outra alternativa senão remover o rim doado e interromper as drogas, quando então as formações secundárias dos pulmões regrediram rapidamente e o paciente se recuperou.

Uma vez instalado, um tumor é capaz de destruir implacavelmente o organismo, mas isso não é comum. Geralmente, o equilíbrio alcançado favorece-o, mas os mecanismos imunológicos encetam uma luta de retaguarda e retardam seu crescimento, às vezes chegando mesmo a revertê-lo. Os resultados dependem em ampla escala de seu poder de revitalizar o sistema imunológico do paciente, que em primeira mão permitiu surgimento do tumor. Por essa razão, a remoção da área primitiva de sua localização às vezes pode aumentar o índice de disseminação das metástases secundárias, porque era o tumor primário quem, na verdade, estava estimulando uma reação do sistema imune. No entanto, nem sempre é isso o que ocorre e, às vezes, as metástases regridem ou têm seu desenvolvimento retardado. A incapacidade de eliminar colônias de células malignas aumenta com a idade. É por isso que verificamos maior incidência de câncer em idosos, os quais tendem a apresentar um enfraquecimento em seu sistema auto-imune. Esse aumento verifica-se também nos tecidos e órgãos expostos a uma multiplicidade de antígenos durante o decorrer da vida, o que pode explicar o motivo pelo qual os tecidos dos pulmões, mamas, estômago, intestino, colo uterino — que estão sempre em contato com substâncias potencialmente alergenas — sejam, por conseguinte, mais sujeitos ao câncer.

DEFICIÊNCIAS DO SISTEMA IMUNOLÓGICO

Um conjunto de operações complexas está envolvido na proteção do corpo, portanto, não é de surpreender que uma delas venha a falhar de vez em quando, tornando-nos vulneráveis a qualquer "assaltantezinho" que passe por nós. Em raras ocasiões, nascem crianças que apresentam deficiência em seu sistema imunológico e as imunoglobulinas não são produzidas. Conseqüentemente, quando os anticorpos maternos são eliminados vêm a falecer rapidamente, de infecção, aos seis meses de vida. Mais comumente, essas deficiências são adquiridas com o tempo, e até o surgimento da Aids esse quadro era uma decorrência de tumores tanto de linfócitos como de células plasmáticas, sendo conhecidas, respectivamente, como moléstia de Hodgkin e mieloma múltiplo.

A *doença de Hodgkin* é um tipo de câncer que envolve os linfócitos T localizados nos nódulos linfáticos e no baço, normalmente notado em adolescentes e adultos jovens, especialmente nos do sexo masculino. Há um aumento indolor dos gânglios linfáticos axilares, do pescoço e do tórax. Esses pequenos aumentos, de consistência semelhante à borracha, mais tarde avolumam-se consideravelmente, estendendo-se para os demais tecidos linfáticos — inclusive a medula —, acarretando anemia. No início da doença observa-se um estado febril flutuante, de incidência diária, durante alguns dias; a pessoa pode despertar com suores noturnos e às vezes apresentar pruridos cutâneos generalizados. Um sintoma incomum e muito significativo consiste de dor nos ossos ou nos gânglios, manifestas após a ingestão de álcool; e também ocorre perda de peso. Com o tratamento, o prognóstico é muito bom, com mais de 80% de chances de sobrevivência. Um quadro similar, denominado *linfoma* ou "linfoma não Hodgkin", ocorre em pessoas de mais idade, sendo geralmente mais maligno.

O **mieloma múltiplo** é um tipo de câncer observável mais em idosos e envolve as *células plasmáticas* derivadas dos linfócitos B, na medula óssea, os quais produzem um alto número de determinado tipo de "clone descontrolado". Essas células plasmáticas, que proliferam, são todas do mesmo tipo e, portanto, fabricam grandes quantidades do mesmo anticorpo IgG, muito mais do que o organismo necessita. Desenvolve-se, então, uma grande massa de células plasmáticas na medula óssea, provocando dor constante e profunda nos ossos e, freqüentemente, fraturas espontâneas. As células se multiplicam e invadem outros locais da medula óssea, tornando o esqueleto crivado de múltiplas áreas de células que se amontoam sobre as demais, em desenvolvimento, levando à anemia, à trombocitopenia (ausência de trombócitos) e à neutropenia (ausência de neutrófilos).

O resultado disso é um quadro de hematomas e infecções tão característico dessa doença, sendo comum a morte por pneumonia ou por algum outro tipo de infecção. O sangue se torna tão sobrecarregado com IgG produzido pela quantidade exagerada de células plasmáticas, que ela é eliminada pela urina; porém, não pode ser observada, a não ser quando a urina é aquecida. Isso é útil para o diagnóstico da doença: aquecendo-se uma amostra de urina, uma nuvem de proteína de Bence-Jones aparece e desaparece quando ela entra em ponto de ebulição.

SÍNDROME DE IMUNODEFICIÊNCIA ADQUIRIDA (AIDS)

Medo, sexo e justa indignação são os ingredientes preferidos de uma boa manchete, como diria qualquer jornalista. E o quadro da Aids tem sido apontado sob esses três aspectos. Chegou a ocupar em nossa mente um espaço antes reservado para a sífilis, na era vitoriana, e para a peste negra na Idade Média, representando o maior desafio de saúde pública já enfrentado pela raça humana. Durante oito anos, desde o surgimento dessa pandemia, muito tempo e recursos humanos foram gastos no sentido de evitar sua disseminação, ao mesmo tempo em que se tornou mais e mais claro que não era possível divisar no horizonte nenhuma cura ou imunização rápidas para ela.

Os fatos se encarregaram de responder a muitas das especulações surgidas inicialmente, e a velocidade pela qual as informações se difundiram teve como significado o fato de que, em alguns casos, os pacientes podiam estar mais bem-informados do que seus médicos. Mas ainda existe um mal-entendido quanto ao fato de o diagnóstico dessa doença ser equivalente a uma sentença de morte, havendo muito de mito quanto ao progresso e aos resultados desse quadro. Ao final de tudo, a explosão abalou as pressuposições otimistas de que os medicamentos e vacinas seriam a solução definitiva para todas as doenças humanas, e um dos benefícios adicionais que essa explosão nos traz é a afirmação da responsabilidade de cada um por sua própria saúde.

O vírus: A Aids, primeiramente, atraiu a atenção do mundo médico, em 1981, em São Francisco, quando um número incomum de homossexuais masculinos deu entrada em seus hospitais apresentando um tipo raro de pneumonia provocada pelo parasita *pneumocystis carinii.* As investigações que se seguiram demonstraram que isso se devia a uma deficiência no sistema imunológico desses homens, o qual apresentava uma grande redução de linfócitos T, que, em conseqüência, permitiu o aparecimento das chamadas infecções *oportunistas.* Muitas especulações surgiram à época quanto à origem e às formas de disseminação dessa enfermidade. Estimulou-se a pesquisa para encontrar o vírus, quando foram encontrados anticorpos tanto no sangue dos pacientes como no de alguns de seus parceiros.

De fato, em 1985, uma equipe médica francesa e, por outro lado, uma equipe americana conseguiram isolar um vírus no sangue de um portador, o qual, posteriormente, foi denominado de imunovírus humano 1 (HIV1). Voltando um pouco atrás, três anos antes, havia sido descoberta, numa parte da África Central, uma doença semelhante à Aids e as amostras de sangue colhido dos pacientes, naquela ocasião, revelaram conter o vírus. Conclui-se que ele havia se desenvolvido dez anos antes, na população africana, o que reflete, atualmente, a elevada incidência da doença naquela região. Mais ainda, na África Oriental o vírus prevalente, denominado HIV2, é uma cepa ligeiramente diferente, assemelhando-se nitidamente à sua variedade símia (SIV), encontrada em macacos. Os seres humanos teriam adquirido a doença dos chimpanzés ou ambos os grupos se derivavam de uma terceira fonte? Ninguém sabe com certeza.

A epidemiologia. Durante os primeiros sete anos, no Ocidente, a epidemia aumentou exponencialmente, mas agora existem evidências de que seu índice de disseminação esteja apresentando algum declínio, especialmente entre a população homossexual, que sofreu seu primeiro impacto. O número de pessoas com Aids no Reino Unido, ao tempo em que este livro foi escrito, é de cerca de 1.000, estimando-se que haja 60.000 HIV positivo (isto é, tiveram contato com o vírus). Os números sofreram um declínio para aproximadamente 70% de homossexuais ou bissexuais masculinos, e 25% de drogadidos que utilizam substâncias por via intravenosa, e o restante entre hemofílicos que receberam sangue contaminado ou hemoderivados, e contaminação por contatos heterossexuais.

A disseminação ocorre, virtualmente, pelo contato de sangue com sangue, de forma semelhante à verificada em casos de hepatite B. Abrasões mínimas da pele são suficientes para que o vírus penetre no organismo, e como a mucosa retal é frágil e sujeita a sofrer abrasão facilmente, existe uma alta probabilidade de contato sangüíneo. Pode ocorrer, no entanto, com menor facilidade, durante o intercurso vaginal, bem como através da injeção intravenosa com seringa e agulha não esterilizadas (usuários de drogas IV), nos sangramentos gengivais (transmissão para os dentistas), por ferimentos com agulhas de seringa (equipes de enfermagem) e derivados de sangue não-tratados (hemofílicos e os que são submetidos a cirurgias de emergência em hospitais mal-equipados da África).

Não existem evidências de que a doença tenha sido adquirida pela picada de mosquitos, embora esta pareça ser uma possibilidade. Nem se tem conhecimento de contaminação pelo beijo, embora o vírus já se tenha apresentado na saliva, tanto quanto no leite materno e no líquido seminal. Nessas circunstâncias, a quantidade é tão pequena que o risco reduz-se a praticamente zero, ainda mais que ele é instantaneamente desativado por água quente ou detergente.

Recentemente, surgiu uma segunda geração da infecção, com as crianças que a contraíram no útero materno. O vírus pode se disseminar pela placenta e afetar o embrião em desenvolvimento. Os trágicos aspectos da Aids neonatal agora podem ser observados entre crianças de várias partes do mundo.

Soroconversão é o nome que se dá à reação do organismo ante a presença do vírus, quando são produzidos anticorpos contra a capa de proteína deste. Isso não acontece no momento em que se dá o contato viral, mas leva de dois a três meses, durante os quais existe a possibilidade de o paciente transmitir a doença por desconhecer que a apresenta. De fato, é por volta desse período que o indivíduo se encontra mais infectado, e os bancos de sangue têm de ser muito cuidadosos na avaliação de seus doadores em potencial, já que o "teste da Aids" efetuado nessa época ainda não tem condições de mostrar-se positivo.

Na época da infecção, ou logo após, algumas pessoas podem apresentar uma indisposição de tipo gripal; em outras, a doença toma a forma de uma incapacidade ainda mais prolongada, semelhante a uma febre ganglionar, com irritação na garganta, inchaço das glândulas e articulações doloridas. Em quase todos os casos a recuperação desses episódios é completa, sendo que uma minoria sequer os apresenta.

Segue-se, então, um intervalo no qual a pessoa é soropositiva, mas não apresenta os desagradáveis sinais de que algo esteja errado. É impossível tentar especular a duração dos resultados dessa fase, e as estatísticas são enganosas, mas, até agora, aproximadamente um terço dos indivíduos HIV positivos desenvolveram sintomas de Aids no espaço de dez anos. Essa probabilidade depende muito da constituição e da saúde geral de cada um, bem como de assumir-se uma atitude positiva diante da vida. No entanto, para alguns o caminho pode ser difícil, às vezes carregado de doenças das quais as principais são denominadas linfadenopatia generalizada progressiva e o complexo relacionado à Aids.

A *linfadenopatia generalizada progressiva* é uma continuação crônica e prolongada da doença, semelhante à febre ganglionar já mencionada. Sua principal característica é o aumento dos gânglios linfáticos das axilas e do pescoço. Observam-se: dor de cabeça, dor muscular (mialgia) e uma sensação de fraqueza, indicativas da luta paralela que se dá entre a defesa celular do organismo e o vírus. Muito espertamente, este último tenta rodear essa defesa apresentando aos macrófagos uma proteína antigênica de sua camada protetora; eles então cercam essa partícula viral. A partir daí, o vírus sofre uma mutação que lhe permite escapar da resposta dos anticorpos, permanecendo ileso dentro de um dos principais defensores do organismo.

Complexo relacionado à Aids é o nome que se dá ao início de sintomas adicionais que indicam que o vírus está se multiplicando e ganhando força. Tal como no caso do aumento ganglionar, observa-se uma febre recorrente que se apresenta sob a forma de suores noturnos e perda de peso. Pode haver um quadro de anemia, bem como de ataques recorrentes de diarréia. É neste ponto que se podem manifestar as primeiras infecções oportunistas, tais como infecções da garganta causadas pela presença do herpes e da cândida.

O quadro clínico típico da Aids que, eventualmente, pode aparecer é mais comumente anunciado pela pneumonia por *pneumocystis carinii* (PNP), a qual se manifesta por tosse com pouca produção de catarro e falta de ar severa. Às vezes, a secreção pode ser sangüinolenta e há a presença de chiado de peito. Outras infecções oportunistas podem também causar a tosse, especialmente a tuberculose, pneumonia pelo herpes simplex e citomegalovírus (ver Capítulo 3). Cerca de um terço apresenta um tipo raro de tumor de pele, o Sarcoma de Kaposi, que se manifesta por meio de manchas descoloridas da pele em tons de rosa-escuro (especialmente no palato), as quais gradualmente tornam-se edemaciadas.

Tendo sido fagocitado pelos macrófagos, o vírus pode então alcançar o sistema nervoso utilizando-se dessas "células tipo Cavalo de Tróia", para atravessar a barreira hemato-encefálica. Ali, em 30% dos pacientes, provoca uma forma de encefalite que pode variar em gravidade. Pode haver apenas uma alteração cognitiva muito sutil, relacionada a pequenos esquecimentos e raciocínio vagaroso, mas em algumas pessoas é a causa de um sério colapso de capacidade, com confusão, dificuldade de expressão e, eventualmente, perda de consciência.

Terapia Medicamentosa e *Aids*. Muito esforço tem sido dirigido no sentido de se encontrar uma droga capaz de destruir o vírus HIV de alguma maneira, ou ao menos retardar os índices de reprodução e de destruição das células T. O vírus utiliza-se de uma enzima denominada *transcriptase reversa* para produzir uma cópia de seu RNA do seu DNA, para a replicação. Inexistindo seu equivalente humano, este pareceria ser um bom alvo. Foram tentadas cerca de sessenta preparações para isso, sem nenhum sucesso real. Uma, no entanto, denominada zidovudina (Retrovir/AZT), demonstrou, num estudo, reduzir ou pelo menos retardar as chances de desenvolvimento de pneumonia por *pneumocystis carinii* num grande grau. Foi assim liberado para uso geral, mas infelizmente ele exige um alto preço, a ser pago por seus usuários, em termos de efeitos indesejados. Cerca da metade dos pacientes que dele se utilizaram desenvolveram anemia, algumas tão graves a ponto de exigir transfusões de sangue, e geralmente observa-se contagens baixas de células brancas e plaquetas, bem como dores de cabeça, náusea e fraqueza.

Outra conduta alopática consiste na prescrição de drogas profiláticas para a prevenção do desenvolvimento de infecções oportunistas, principalmente a pneumonia por *pneumocystis carinii*, que é uma das principais causas de morte e, com esse objetivo, duas drogas são utilizadas. A primeira delas é a que vem sendo utilizada há muitos anos, a Septrina (ver Capítulo 3), cujos efeitos colaterais são raros e pouco conhecidos. A outra é chamada pentamidina, utilizada geralmente na forma de inalação (aerosolterapia), três a quatro vezes ao dia. Também apresenta efeitos colaterais, dos quais os principais são: irritação da garganta e brônquios, chiados e, ocasionalmente, efeitos mais sérios tais como hipoglicemia e até mesmo lesões renais.*

DOENÇAS AUTO-IMUNES

Segundo um dos antigos axiomas da imunologia, o corpo nunca poderia causar nenhuma forma de dano contra si mesmo e o sistema imunológico seria incapaz de voltar-se contra si próprio. No entanto, todas as evidências indicam que, em certas ocasiões, é exatamente isso o que acontece. De fato, já vimos como os tecidos dos pulmões e dos intestinos manifestam uma reação exacerbada, que leva a danos auto-infligidos

---

* Desde a publicação original surgiram novos medicamentos. Optamos por não tentar atualizar as informações porque, felizmente, esta é uma área da medicina que tem evoluído a cada dia que passa. (N.E.)

sob a forma de alergias — embora a maioria destas se restrinja à superfície do corpo. O organismo se engaja numa espécie de guerra civil que se faz expressar sob a forma de doenças auto-imunes sob três circunstâncias isoladas.

TABELA 2.1 Causas possíveis do aumento de gânglios linfáticos

Quadro	Indicadores
Aumentos Locais:	
Tonsilite	Febre, inflamação na garganta, abscessos peritonsilares ocultos
Feridas infectadas ou abcessos	Geralmente óbvios
Celulite	Alastramento de exantemas avermelhados nas proximidades
Rubéola	Gânglios occipitais, exantemas, conjuntivite
Malignidade	Gânglios indolores e duros
Doença de Lyme	Mordida de carrapato, artrite
Aumento Generalizado:	
Febre ganglionar	Febre, infecção da garganta, algumas vezes exantema
Doença de Hodgkin	Gânglios "borrachudos", não-dolorosos, prurido
Toxoplasmose	Aumento do baço, contato com gatos, febre
Citomegalovírus	Febre, histórico de transplante
Sífilis Secundária	Exantema, ulceração prévia dos genitais
Linfadenopatia progressiva generalizada (Aids)	Suores noturnos, perda de peso, diarréia
Leucemia	Anemia, sangramentos, infecções
Sarcoidose	Chiados e falta de ar

A primeira delas, e a mais comum, é o grupo específico de doenças auto-imunes específicas, nas quais as células de uma glândula secretora, por algum motivo, se desintegram e extravasam seu conteúdo no sangue. Aí entram em contato com os linfócitos, que as interpretam como corpos estranhos — já que tinham sido separadas para evitar qualquer contato —, e passam a fabricar anticorpos para destruí-las; estes podem ser de-

Membrana lipídica   Glicoproteína

Moléculas protéicas

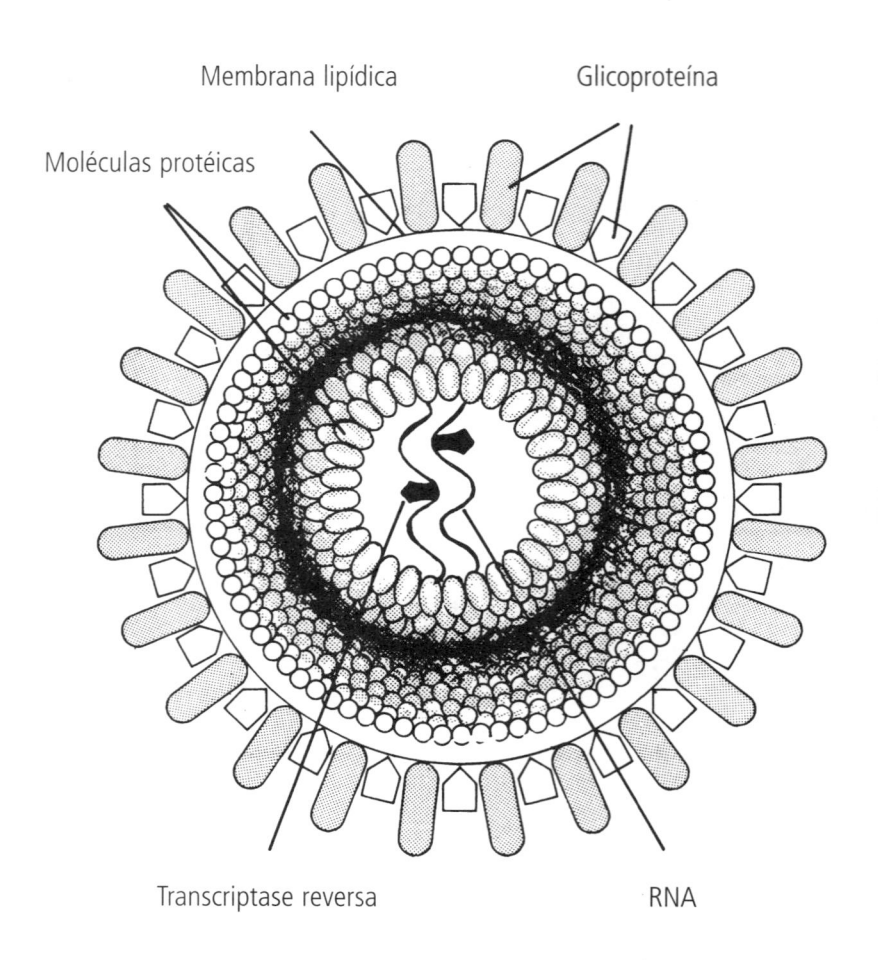

Transcriptase reversa   RNA

FIGURA 2.2 *O vírus da Aids*

tectados no exame de sangue. Esses anticorpos atingem a glândula e começam a destruí-la, de forma que esta, eventualmente, se atrofia, o que resulta numa doença por deficiência. As glândulas envolvidas são a tireóide (doença de Hashimoto), o revestimento gástrico (anemia perniciosa), as células beta-pancreáticas (diabetes insulino-dependente), os folículos pilosos (alopecia), as glândulas salivares (síndrome de Sjögren) e muitas outras.

A segunda circunstância é rara, afetando apenas uma em cada vinte mil pessoas, sendo resultante de um quadro denominado *lúpus eritema-*

toso sistêmico (LES), assim chamado em virtude da proeminente erupção avermelhada, em forma de sela, que aparece sobre o nariz, lembrando a listra de um lobo (do latim, *lupus*: lobo). O lúpus eritematoso sistêmico há anos é conhecido como uma moléstia que se manifesta em mulheres jovens e que conduz à insuficiência renal, à artrite e a outras disfunções sistêmicas, mas sua causa permaneceu misteriosa até que foram observados estranhos depósitos de complexos imunes nos rins descobrindo-se, eventualmente, que eram anticorpos contra o material nuclear das próprias células do organismo. Parece que, normalmente, os núcleos das células permanecem bem protegidos do sistema imunológico, mas ocasionalmente rompem-se, liberando grandes moléculas de DNA que atuam como anticorpos; os complexos imunes que se formam, então, bloqueiam todos os pequenos vasos do corpo e causam inflamação local, de forma que a doença percorre um longo caminho até que a insuficiência renal se estabeleça.

Um tipo mais diverso de auto-imunidade ocorre quando o antígeno de um organismo invasor é idêntico ao dos tecidos do próprio hospedeiro. O resultado é que o anticorpo formado, tendo divisado o invasor, vai à luta contra seus próprios órgãos. Mais uma vez, são os glomérulos renais os escolhidos, na maior parte das vezes, bem como as membranas sinoviais das articulações e os tecidos do coração. O resultado aparece na forma das doenças conhecidas como *nefrite aguda* e *febre reumática*, que serão discutidas em capítulo específico.

3

INFECÇÃO:
DISTÚRBIOS DE
SUSCETIBILIDADE

CONCEITO DE INFECÇÃO

A Revolução Industrial, que transformou a Europa, trouxe consigo uma série de doenças de caráter epidêmico que se estendeu sobre as cidades superpovoadas e dizimou as populações. Mostravam-se sob a forma do cólera, da febre tifóide, da varíola, da difteria, da escarlatina e da tuberculose, e a opinião médica se viu dividida entre três teorias opostas sobre as causas e a disseminação das moléstias infecciosas: a contagionista, a miasmática e a zimótica. Os contagionistas sustentavam que, através dos alimentos e da água, espalhavam-se partículas minúsculas que se multiplicavam nos organismos sob a forma de "animálculos". Os miasmatistas observavam que as doenças eram resultado de gases nocivos, aos quais denominavam "miasmas" (embora não fossem absolutamente os mesmos aos quais Hahnemann, o fundador da homeopatia, denominou como tal), provenientes de matéria em deterioração. A teoria zimótica considerava que cada moléstia infecciosa resultava de um ferimento específico, ou "zimo", sendo transmitidas pelo contato de um corpo com outro. Todas essas idéias continham algo de verdadeiro, mas não conseguiam prevenir a infecção. Foi apenas por meio do isolamento dos pacientes por um período de quarenta dias, ou em quarentena (do francês, *quarante*: quarenta), que se pôde obter certo controle sobre a disseminação da varíola.

Nesse campo penetraram dois homens que se encarregariam de mudar esses conceitos: o patologista alemão Virchow e o bacteriologista francês Pasteur. Ambos puderam utilizar-se do microscópio que havia sido inventado dois séculos antes, pelo holandês van Leeuvenhoek, mas que, àquela época, apenas havia sido desenvolvido o suficiente para permitir a visualização daquilo que mais tarde veio a ser conhecido como "micróbios".

Virchow acreditava que todas as moléstias eram, fundamentalmente, resultado de uma anomalia celular, sendo, por isso, muitas vezes, considerado como o pai da patologia. Seu ponto de vista era que, em circunstâncias normais, as células de um organismo saudável são capazes de adaptar-se a mudanças que, para outros, poderiam conduzir à enfermidade; enfatizava a suscetibilidade, acreditando que os micróbios eram muito mais um subproduto da doença do que sua causa, embora nunca tivesse negado a sua existência. Pasteur, no entanto, pôde demonstrá-la e também prevenir a eclosão de certas moléstias por intermédio da utilização de suas vacinas; as profissões de médico e farmacêutico, a partir daí, tenderam mais a seguir sua visão do que a dar ênfase à suscetibilidade e à prevenção. De fato, a maior parte do declínio das moléstias infecciosas deveu-se à melhoria social, ambiental e dietética que tiveram lugar antes do advento dos antibióticos e da vacinação em massa.

MICRORGANISMOS

Dentre a enorme variedade de tipos de microrganismos, apenas alguns, na maioria compostos de comensais, encontram-se associados aos seres humanos e isso significa que com eles mantemos um relacionamento simbiótico que não nos faz mal, podendo até mesmo ser benéfico. Isso se aplica particularmente às bactérias. Muitas partes do corpo humano possuem suas próprias colônias de bactérias, que preservam o *status quo*, impedindo o desenvolvimento das patogênicas, ou que causam danos. Os vírus, naturalmente, são de tamanho muito menor e se desenvolvem no interior das células, onde se multiplicam: na hipótese de causarem dano suficiente para matar seu hospedeiro, ficariam sem moradia. Por essa razão, as infecções virais tendem a ser menos dramáticas e mais prolongadas do que as do tipo bacterial. Muito maiores do que ambos, mas ainda invisíveis a olho nu, são os protozoários (tais como as amebas), e plantas desclorofiladas, como os fungos, que também se apresentam relacionados a determinadas enfermidades. Espécimes ainda maiores do que estes são os insetos e vermes que nos infestam, mais que nos infectam, sendo facilmente vistos a olho nu e que, portanto, tecnicamente não pertencem em definitivo à categoria dos microrganismos.

Para fazer uma comparação entre a enorme variedade de tamanhos que se apresenta nesse particular, imaginemos que as dimensões médias de uma célula se igualem às de uma geladeira. Um corpúsculo vermelho será do tamanho do pneu de um automóvel e uma bactéria, de uma bola de futebol. Dependendo de seu tipo, o tamanho dos vírus varia, podendo tanto ser igual ao de uma uva quanto de uma ervilha. Por outro lado, um protozoário poderá apresentar o tamanho de um pacote de sucrilhos, ou ser ainda maior, enquanto os organismos multicelulares como a sanguessuga e os vermes apresentarão, respectivamente, as dimensões de um grande campo ou uma pequena cidade.

VÍRUS

Em razão de seu diminuto tamanho (são as menores criaturas vivas), os vírus não puderam ser visualizados diretamente até a invenção dos microscópios eletrônicos, em 1937, mas desde muito antes já se presumia sua existência, em virtude do poder de um "veneno" desconhecido (em latim, veneno é *virus*), de atravessar os filtros que removiam as bactérias. Finalmente, algumas dessas substâncias foram cristalizadas e descobriuse que eram parcialmente compostas tanto de DNA como de RNA, os ácidos nucléicos dos quais são feitos os genes nos núcleos das células. Percebeu-se que um vírus se reproduzia assumindo o controle sobre o aparato de duplicação do núcleo substituindo sua programação original, onde passaria a produzir seu próprio tipo e, finalmente, destruindo a célula. Em virtude de seus ingredientes essenciais serem virtualmente idênticos aos da célula hospedeira, tornava-se fora de questão qualquer forma de destruição química que pudesse ser levada a efeito pelos antibióticos recém-inventados. Apenas a capacidade do organismo de criar anticorpos poderia evitar sua capitulação.

Os vírus encontram-se associados a muitas de nossas moléstias infecciosas mais comuns. O resfriado comum apresenta vários sintomas, e pode ser resultado da atividade de qualquer uma das quatro diferentes famílias de vírus; destas, só a dos rinovírus possui mais de cem membros. Os vírus contendo DNA compõem a minoria e formam a família do herpes, na qual se encontram os da verruga, papiloma e o da varíola.

Os vírus do RNA relacionam-se a condições tais como: influenza, sarampo, caxumba, rubéola, diarréia, pneumonia, meningite, hepatite, poliomielite e hidrofobia. Um de seus grupos em particular, o vírus sincicial respiratório invade o trato respiratório de bebês que desenvolvem bronquite e pneumonia em idade precoce (geralmente durante o inverno, no primeiro ano de vida), podendo tornar-se gravemente doentes. Outro quadro sazonal que afeta bebês é o vômito epidêmico de inverno, com a presença de vômitos e diarréia que muitas vezes se fazem acompanhar de desidratação; nesses casos, observa-se nas fezes a presença do rotavírus, o vírus em formato de roda dentada. Os arbovírus (do latim, *arbor*: árvore) são assim chamados porque se transmitem através de insetos de florestas, particularmente mosquitos (da febre amarela, do dengue) e carrapatos (encefalite viral). O enterovírus, que habita os intestinos mas provoca manifestações de sintomas em todo o corpo, inclui os da polio mielite (vírus que danifica as células nervosas do corno anterior da medula espinhal baixa, levando à paralisação das pernas) e os vírus Coxsackie, associado a enfermidades da mão, dos pés e da boca (Coxsackie é uma cidade do Estado de Nova York onde pela primeira vez se isolou esse vírus).

A FAMÍLIA DO HERPES

Entre as centenas de vírus que tentam ganhar a vida aproveitando-se da raça humana, nenhum tem mais sucesso ou é mais empreendedor do que o vírus do herpes (do grego, *herpo*: arrastar-se, mover-se furtivamente). Esses vírus adquiriram a capacidade de hibernar por longos períodos dentro de uma célula, às vezes durante toda a existência do hospedeiro, podendo se manifestar quando as condições são favoráveis, passando a contaminar outras pessoas. São conhecidos quatro tipos dessas viroses: o herpes simplex (inflamações que acompanham as gripes), as varicela/zoster (catapora e herpes/zoster), o vírus de Epstein-Barr (febre ganglionar) e o citomegalovírus.

O *Herpes Simplex* é responsável pelo surgimento de sintomas em diferentes partes do corpo, mas a lesão básica sempre se apresenta sob a forma de vesículas. O ataque inicial, quando o vírus se estabelece pela primeira vez no organismo, geralmente se dá tanto na região da face como na dos genitais, envolvendo duas cepas discretamente diferentes: o do herpes simplex I ou HS1 (*herpes labialis*) na boca, ou HS2 (*herpes genitalis*) na genitália. A via de transmissão ocorre pelo contato, seja oral (caso do HS1) como sexual (caso do HS2) e durante o primeiro ataque os sintomas são quase sempre tão brandos que não chegam a ser notados. Em alguns pacientes, no entanto, o primeiro ataque é severo, podendo ocorrer estomatite acompanhada de úlceras bucais, especialmente no caso de crianças novas. Ocasionalmente, o vírus pode escolher um local não usual, tal como a córnea, onde causará *úlcera dendrítica* (ver Capítulo 19); ou os dedos, onde provoca o panarício herpético, ou mesmo uma infecção generalizada da pele, muito desagradável, a princípio eczematosa — o *eczema herpético.*

Uma vez terminada a infecção primária, o vírus se movimenta até fixar-se nas proximidades do gânglio nervoso onde permanecerá latente até ser reativado através de um estímulo tal como trauma, luz solar, gripe ou moléstia intercorrente. O HS1 tem preferência pelos gânglios trigêmeos; quando reativado, caminha pelo nervo trigêmeo até fixar-se sobre a face — geralmente nos lábios, por serem mais vulneráveis. Lá, irrita as células até provocar a conhecida sensação de formigamento ou coceira que se faz seguir pelo surgimento de vesículas que formarão uma crosta até que se complete a lenta cicatrização. Durante o estágio de formação das vesículas, o vírus pode ser transmitido a outra pessoa pelo contato direto. De fato, 19 entre 20 pessoas são portadoras deste vírus, embora poucas tenham conhecimento desse fato. O HS2 é ligeiramente diferente: sua preferência recai pelo gânglio do nervo sacro. Produz úlceras idênticas, múltiplas, no pênis, nos lábios vaginais ou no colo do útero, e, geralmente, provocam dor. Nos casos de lesões no colo do útero verifica-se secreção, mal-estar geral e febre. Crises recorrentes podem lesar as células e predispor ao câncer de colo de útero. Mais ainda, se uma mulher com herpes ativo do colo do útero der à luz, existem probabilidades de que a criança desenvolva uma infecção herpética generalizada, quase sempre fatal, sendo por vezes recomendável um parto cesariano.

O *Herpes Varicela Zoster* (VZ) provoca tanto a varicela quanto o *herpes zoster*. A primeira, descrita em maiores detalhes no próximo capítulo, é a infecção primária do vírus, sendo somente por ocasião de sua reativação que se produz o quadro conhecido como herpes zoster. Quando a criança se recupera da varicela, o vírus permanece latente na raiz sensorial de um gânglio, na raiz sensitiva cranial ou espinhal, podendo produzir, anos mais tarde, a erupção de vesículas avermelhadas e um *rash* cutâneo doloroso sobre a área de trajeto do nervo, geralmente no ramo oftálmico do nervo trigêmeo, que envolve a área dos olhos ou a fronte. Pode afetar também uma pequena região do tronco ou abdômen suprida por apenas uma raiz nervosa, onde provocará a formação de uma cinta ao redor do corpo: "Um cinto de rosas infernais!". Se o ataque for muito severo, as vesículas poderão transformar-se em cicatrizes profundas, que se manterão permanentemente dolorosas: trata-se da neuralgia pós-herpética, a qual tende a apresentar-se principalmente em idosos. Como essas vesículas contêm o vírus em estado ativo, é possível contrair a forma primária de doença — a varicela — de um paciente, mas não o contrário.

A *Febre Ganglionar* ou mononucleose infecciosa manifesta-se mais comumente entre adolescentes e jovens adultos, embora, algumas vezes, possa ser a causa de uma febre inexplicável que certos bebês apresentam. Denominada "doença do beijo" pela imprensa popular, é realmente transmitida na maioria dos casos pelo contato salivar, apresentando um período de incubação em torno de uma a quatro semanas e não produzindo epidemias, mas casos isolados. Seus sintomas mais importantes são febre, inflamação da garganta e inchaço dos gânglios, de modo que, em seu início, é muito semelhante à amigdalite aguda, com a qual é facilmente confundida. No entanto, essa enfermidade tende a ser prolongada, estendendo-se em muitos casos durante meses e fazendo-se acompanhar por fraqueza crônica, dores de cabeça e perda de interesse pela vida.

Algumas outras características que a distinguem são o aparecimento de aumentos ganglionares em outras partes do corpo, pequenos pontos avermelhados no palato duro, enrijecimentos e inchaço nas articulações, em alguns casos; em outros, *rashs* (erupções) no corpo e inchaço ao redor dos olhos. Em cerca de metade deles, há aumento de volume do fígado ou baço, podendo surgir uma hepatite branda, e, algumas vezes, grave o bastante para provocar icterícia.

A confirmação do diagnóstico é obtida pelo exame dos linfócitos sanguíneos. Estes se apresentam anormalmente maiores, com deformações do núcleo e em número muito elevado (daí essa enfermidade ser chamada de mononucleose infecciosa). Essas células são formadas como uma forma de reação à presença do vírus de Epstein-Barr, a origem do problema. O vírus estimula também a produção de anticorpos, os quais podem ser detectados por um teste denominado monoclonal.

O citomegalovírus ou CMV é um exemplo do que se costuma chamar de "infecção oportunista", ou seja, que não provoca sintomas a menos que se apresente uma considerável baixa na resistência de seu hospedeiro, quando então saberá aproveitar-se da oportunidade. Por isso, quase sempre é diagnosticado em pacientes transplantados e imunodeprimidos, ou naqueles com câncer ou Aids. Nesses casos, desenvolve-se um quadro semelhante ao da febre ganglionar, com hepatite e até pneumonia. O nome "citomegalovírus" origina-se das células grandes encontradas nos tecidos infectados pelo vírus.

DOENÇAS INFANTIS

Durante os meses que se seguem ao nascimento, a presença de anticorpos maternos protegem o bebê da maioria das doenças infecciosas. Por volta de seis meses de idade, no entanto, o processo natural de degeneração provoca a perda desses anticorpos, e a criança então estará, até certo ponto, suscetível a infecções. Uma vez contraída uma infecção, o indivíduo geralmente adquire imunidade permanente e é raro apresentá-la duas vezes.

A maioria das doenças de infância é de origem viral e se transmite por meio das gotículas infectadas que se espalham pela tosse ou, às vezes, por contato (contágio). Raras são as contraídas pela água ou por alimentos, com exceção da gastroenterite, que será analisada separadamente. Em seguida à aquisição pelo organismo, seguem alguns dias — o período de incubação — durante os quais o vírus se multiplicará no organismo em número suficiente para dar surgimento aos sintomas. Próximo ao fim desse período, cuja extensão varia de acordo com a doença, ocorre um aumento de temperatura e perda do bem-estar geral antes do aparecimento de seus sinais específicos. Essa fase é conhecida como período prodrômico.

Em virtude de a criança já estar infectada no período prodrômico, e às vezes também no período de incubação da moléstia, essas condições são facilmente disseminadas na comunidade, podendo ocorrer certas epidemias e, quando se espalham a ponto de afetar outros países, são denominadas "pandemias". A ocorrência ou não de uma epidemia depende amplamente do nível de imunidade da maioria da população infantil. Quando este nível se encontra abaixo da média de 50%, existe a probabilidade da eclosão de uma nova epidemia, o que ocorre a cada quatro ou cinco anos, mais ou menos. Nesse intervalo, podem ocorrer casos isolados, mas o número de indivíduos suscetíveis à infecção é insuficiente para que ela se estabeleça.

O **Sarampo** é associado a um vírus, e é responsável por um altíssimo índice de morbidade e mortalidade em todo o mundo, especialmente onde os hospedeiros apresentam níveis de saúde iniciais baixos. É o causador de 1% do total mundial de óbitos e seus efeitos são especialmente devastadores na África. O vírus afeta principalmente a pele e o trato respiratório, sendo transmitido pelas gotículas expelidas através da tosse; seu período de incubação é de cerca de 12 dias e ataca principalmente crianças de idades variáveis entre um e cinco anos. Na fase catarral, seus sintomas são febre inespecífica e catarro, com tosse seca, do tipo cruposa. São sinais que não se diferenciam dos da gripe, a menos que se examine a boca, quando se verificam as manchas de Koplik, parecidas com pequenos grãos de areia sobre um fundo de coloração vermelho profundo, na região oposta aos molares na membrana mucosa da bochecha.

Depois de um ou dois dias surgem as erupções (fase exantemática), geralmente na testa e atrás das orelhas, que consistem de uma série de pequenas manchas levemente elevadas. Estas espalham-se pela face e tronco (sendo menos comuns nos membros), enquanto aumentam de tamanho e tornam-se confluentes (juntam-se), durante os quatro a sete dias que se seguem, quando então esmaecem com ligeira descamação. A erupção é acompanhada por uma conjuntivite branda, com lacrimejamento e vermelhidão nos olhos, mas causa uma certa fotofobia (daí a lenda contada por velhas senhoras, de que a luz pode causar danos aos olhos). A principal complicação trazida pelo sarampo é a otite média, e um pequeno risco de perfuração do tímpano, que em alguns pacientes parece levar à secreção crônica. A bronquite, que faz parte dessa enfermidade, em alguns casos pode transformar-se em uma infecção pulmonar mais grave, como pneumonia, especialmente aqueles de subnutrição ou imunodepressão. Raramente (cerca de um caso em mil), dá-se a progressão para a encefalite, depois de uma semana, com presença de estupor e convulsões.

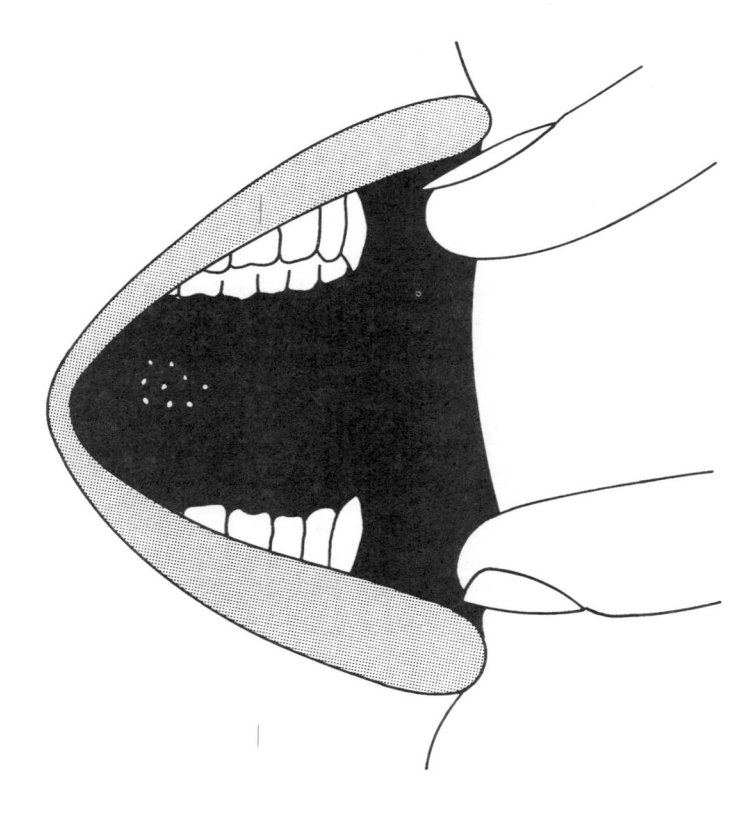

FIGURA 3.1 *Manchas de Koplik*

A ***Rubéola*** ou ***Sarampo Alemão*** é um quadro totalmente benigno e, embora seus sintomas de certo modo se assemelhem aos do sarampo comum, trata-se de um vírus independente deste último. Em cerca de metade dos casos a erupção não é aparente ou não é notada devido à sua brevidade, o que explica o fato de muitas pessoas possuírem anticorpos do vírus, mas não ter conhecimento de haverem sofrido a doença. Os casos restantes apresentam uma fase prodrômica, com mal-estar e febre durante um ou dois dias, após um período de incubação de cerca de duas a três semanas; surgem, então, erupções de coloração rosa-pálido mais intensas na área do tronco, mas não tão marcadas como as escuras manchas do sarampo. Essa erupção prolonga-se de poucas horas a poucos dias, quase sempre acompanhada de vermelhidão e lacrimejamento dos olhos, aumento dos nódulos linfáticos do pescoço (especialmente na região occipital) e às vezes, também, em outras partes do corpo. Em meninas mais amadurecidas e mulheres pode ocorrer rigidez articular, que pode prolongar-se por meses, especialmente nos dedos ou nos joelhos, e que desaparece sem complicações.

O maior perigo dessa moléstia dá-se quando ela se apresenta em mulheres nos três primeiros meses de gravidez. Nesse período, as células fetais encontram-se em processo de diferenciação, vários órgãos estão em formação e são muito suscetíveis ao vírus, particularmente aquelas do coração e do sistema nervoso. O resultado pode ser a ocorrência de anomalias congênitas tais como lesões cardíacas, surdez, catarata ou deficiência mental, especialmente quando a infecção é adquirida durante os primeiros meses de gestação (quando a mãe pode até mesmo não saber que está grávida). Por essa razão, estabeleceu-se a política da vacinação precoce, contra a rubéola, a jovens adolescentes.

A *Caxumba* é uma infecção ganglionar, também de etiologia viral e de disseminação através das gotículas provenientes da tosse (perdigotos), da mesma forma que nos casos de sarampo e rubéola. Seu período de incubação é mais longo — cerca de três semanas, em média — fazendo-se seguir geralmente por aumento de volume das glândulas salivares (mais comumente de uma das parótidas), mas que, em alguns casos, tem início nas submandibulares. A glândula apresenta-se macia, aumenta de volume e a salivação é desconfortável, o que faz com que a dor aumente às refeições. Examinando-se o interior da boca, verifica-se que o orifício avermelhado do ducto da parótida pode encontrar-se numa posição muito próxima àquela das manchas de Koplik observadas no sarampo, ao lado dos molares. O inchaço das glândulas salivares permanece por alguns dias e reduz-se, eventualmente, manifestando-se em outra glândula ou nos testículos, ovários ou pâncreas.

É bastante considerável o número de crianças que manifestam certa dor abdominal devida a uma pancreatite branda, e cerca de 20% de garotos pós-púberes apresentam inflamação nos testículos (orquite), embora apenas muito poucos (cerca de 1%) tornem-se posteriormente estéreis. Observa-se às vezes uma forma benigna de meningite, quando os sintomas ganglionares estão em fase de resolução: a criança apresenta dor de cabeça intensa, sonolência, rigidez nucal e, eventualmente, estupor. Podem ocorrer também fotofobia e vômito: assim, qualquer um desses sintomas deve alertar para essa possibilidade. Felizmente, o quadro regride sem maiores danos e a maioria das crianças se recupera, sem maiores complicações, em cerca de uma semana.

A *Varicela* é uma enfermidade que apresenta um quadro febril que pode ser transmitida pelas gotículas infectadas da tosse, por contato com suas vesículas, ou ainda por um caso de catapora ou de herpes zoster (que é o mesmo vírus, surgindo num estágio posterior). O período de incubação é de cerca de duas semanas, surgindo manchas planas ou máculas no tronco, às vezes na face e na boca, mas raramente em grande quantidade nos membros. Progridem com rapidez, transformando-se em protuberâncias ou pápulas; estas incham, formando pequenas vesículas ou bolhas. O prurido acentua-se, e, como provocam coceira, tornam-se infectadas, fazendo com que o líquido claro se transforme em pus (pústulas); finalmente, formam crostas e desaparecem, quase sempre deixando cicatrizes em formato de crateras. Todo o processo leva cerca de uma semana e, paralelamente às lesões da pele, o paciente apresenta mal-estar generalizado com dor de cabeça, febre e dor nos membros; à medida que os pontos clareiam, os sintomas desaparecem.

Quando ocorre em adultos, essa enfermidade assume maior gravidade. A duração é maior e há o risco de complicações tais como: pneumonia por varicela, que progride em poucos dias após a erupção dos pontos, e que leva ao surgimento de tosse e, às vezes, de hemoptise. Pode ocorrer uma forma de meningite, semelhante à da caxumba complicada, que nesse caso tende a ser mais severa e, eventualmente, acarretar lesões permanentes, particularmente ao cerebelo, ocasionando ataxia (descoordenação).

Recentemente, foi descrita uma complicação indireta, decorrente da catapora, que afeta particularmente crianças às quais foi ministrada aspirina para o tratamento do estado febril. Conhecida como Síndrome de Reye, é bastante incomum, mas apresenta alto índice de mortalidade entre os poucos pacientes afetados, podendo ainda causar certos níveis de lesão cerebral entre os que dela se recobram. A aspirina pode provocar danos no fígado e no cérebro, produzindo sintomas de vômito, sonolência e, eventualmente, coma profundo. A Síndrome de Reye também se observa em crianças gripadas e menos freqüentemente em outros estados febris. Assim, hoje se recomenda que jamais seja ministrada aspirina a crianças febris.

A **Roséola** é outra doença muito branda e apenas levemente infecciosa, que afeta bebês e crianças muito novas. Suspeita-se de vírus, mas nenhum foi identificado. O período de incubação é de cerca de 12 dias, seguido de febre discreta, ao fim da qual surgem erupções maculares de coloração rosa-pálido no pescoço e tronco, com duração de apenas poucas horas. Essa moléstia comum, de caráter simples, não apresenta complicações e assemelha-se de tal forma a casos brandos de rubéola que seu diagnóstico quase nunca é confirmado.

A **Quinta Doença** é assim chamada em virtude de ser a quinta, dentre as febres virais infantis, a exibir erupções. Outra denominação, que a descreve com mais exatidão, é *doença da face espancada*, em razão de sua característica erupção nas bochechas, de um vermelho vivo, a qual em poucos dias espalha-se gradual e mais debilmente para as demais partes do corpo. A criança não adoece gravemente, mas, como no caso da rubéola (com a qual às vezes se confunde), tende a provocar certa rigidez articular, especialmente nos dedos.

A *Coqueluche*, diferentemente da maioria das outras doenças infantis, em vez de vírus, provavelmente, é causada por uma bactéria, a *bordetella pertussis*. Seus sintomas se prolongam por tempo considerável, às vezes por vários meses. O que a provoca são as gotículas infectadas presentes na tosse de um portador em sua fase catarral, seguindo-se um período de incubação de cerca de sete dias. Sua primeira evidência é coriza e tosse fraca, febre baixa, em nada diferente de um resfriado; mas, após cerca de uma semana, essa fase catarral dá lugar à fase paroxística, quando se observam aumento de densidade do muco e a infecção atinge os pulmões, causando a obstrução dos bronquíolos.

Para expelir esse muco viscoso é necessário um grande esforço, causador dos típicos paroxismos de tosse seguidos da inspiração ruidosa tão típica dessa doença. Os espasmos causam cianose, salivação e quase sempre vômitos, seguidos de convulsões ocasionais devidas à insuficiência de oxigenação. Como a pressão no tórax provocada pela tosse é muito grande, os olhos se avolumam, podendo até mesmo sangrar. Ocasionalmente, desenvolvem-se hérnias e mesmo prolapso retal. Entre os ataques, a criança pode respirar normalmente sem tossir, sendo apenas em bebês e crianças novas que a doença apresenta maior seriedade. A gravidade dos sintomas diminui gradualmente, porém, com freqüência, a tosse persiste por muitos meses.

Não são comuns as complicações decorrentes da coqueluche, mas, ocasionalmente, o muco espesso pode obstruir completamente um brônquio, o que leva ao colapso da região pulmonar localizada além dele, e esse quadro é denominado atalectasia. Então, pode ocorrer a formação de um abscesso no tecido estagnado, ou uma pneumonia secundária. Se a região dos brônquios, ou seus cílios, forem lesados localmente, eles tendem a dilatar-se e formar pequenas bolsas de infecção residual que terão como resultado uma deficiência denominada bronquiectasia. No entanto, as reações neurológicas sérias, tais como as que poderiam seguir-se à imunização e à coqueluche, são muito raras.

A *Febre Escarlate* é outra enfermidade na qual as bactérias desempenham seu papel: neste caso, uma cepa de *estreptococos* (ver o capítulo seguinte). Esta já foi uma doença muito temida, que se disseminava rapidamente entre populações e famílias, com resultados quase sempre fatais. Hoje, é apenas uma pálida sombra de si mesma, possivelmente porque a bactéria sofreu uma mutação, sendo às vezes empregado para denominá-la o termo escarlatina. Após um período de incubação de cerca de dois a três dias, a criança apresenta altas temperaturas e garganta inflamada, freqüentemente com aumento e infecção das amígdalas. No dia seguinte observa-se uma erupção avermelhada, semelhante a vergões atrás das orelhas, poupando a área ao redor da boca (palidez perioral), em virtude de os músculos dessa região se apresentarem firmemente ligados à pele. O rubor é causado por uma toxina secretada pelo estreptococo. A língua, de início saburrosa (aparência de morangos brancos), descama, dando lugar ao aspecto típico de morango vermelho, ao mesmo tempo que a erupção do corpo esmaece e descama em cerca de uma semana.

As duas possíveis complicações associadas à febre escarlate são a febre reumática e a nefrite aguda, ambas raras, mas descritas nos capítulos sobre distúrbios do coração e dos rins, respectivamente.

TABELA 3.1 Número de dias durante os quais a pessoa deve ser considerada portadora de infecção

	Períodos de infecção
Sarampo	DO início do catarro ATÉ quatro dias após a manifestação da erupção
Rubéola	DE sete dias antes da erupção ATÉ quatro dias após seu início
Caxumba	A PARTIR DE sete dias após o aparecimento dos primeiros sintomas de inchaço ganglionar
Varicela	DE três dias antes do surgimento dos sintomas ATÉ que a erupção tenha começado a formar crostas
Coqueluche	DO primeiro sintoma da presença de catarro ATÉ cerca de três semanas após o início da enfermidade
Escarlatina	VARIÁVEL, dependendo da duração dos sintomas apresentados pela garganta; a infecção pode ser transmitida mesmo por pacientes assintomáticos
Febre ganglionar	DE uma semana antes do aparecimento dos sintomas ATÉ uma semana depois

AS BACTÉRIAS E O ORGANISMO

Embora maiores do que os vírus, as bactérias não podem ser classificadas nem como pertencentes ao reino vegetal nem ao animal. Possuem apenas um cromossomo em seu núcleo primitivo e uma parede celular rígida, que determina seu formato. Este, que se constitui num importante fator em sua classificação, pode apresentar-se em forma semelhante a esferas (cocus), hastes (bacilos) ou espirais (espiroquetas). Num laboratório de bacteriologia dedica-se muito tempo à sua incubação em placas da geléia nutriente ágar-ágar, nas quais, em condições favoráveis, em breve se desenvolvem colônias. Estas se manifestam tanto nos suprimentos de água e alimentos como no corpo humano. Diferentemente dos vírus, muitas bactérias podem sobreviver por longos períodos em condições adversas, hibernando sob a forma de esporos tal como as sementes vegetais.

Os *Cocus*, como se observa ao microscópio, gostam de agrupar-se em cachos, se são do tipo estafilococos (do grego *stafis*: cacho de uvas); em fileiras, se do tipo estreptococos (do grego *streptos*: cadeia); ou em pares, se do tipo diplococos, tais como os gonococos e os meningococos.

Os *Estafilococos* são os maiores organismos formadores de pus, o qual é constituído pelas sobras dos fagócitos e das bactérias mortas. Apresentam-se, portanto, nos *furúnculos*, nos *abscessos*, nos *terçóis*, nos *ferimentos infectados*, no *impetigo* e em muitas outras condições, inclusive na *intoxicação alimentar*. O motivo pelo qual aqui se inclui esta última, é que algumas variedades de estafilococos secretam também uma toxina que produz graves efeitos sobre os intestinos. Nessa família agrupam-se muitos e diversos membros, dos quais alguns totalmente inocentes habitam em nossa pele; outros, potencialmente patogênicos (danosos), freqüentemente se alojam em nosso nariz. É a partir dessa região que provocam as infecções de pele e furúnculos nas pessoas que lhe são suscetíveis (e é esse o motivo pelo qual as pessoas devem fazer uso de máscaras nos hospitais). Muitos são resistentes a alguns antibióticos, como a penicilina, de cujas garras escapam, produzindo uma enzima, a ß-lactamase, que a destrói. Ocasionalmente, conseguem penetrar no sangue por meio de uma infecção de pele, caso em que se dá o surgimento da septicemia ou envenenamento sangüíneo, que possibilita a formação de abscessos metastáticos em outras partes do corpo, tais como articulações, pulmões ou ossos.

Acredita-se que o quadro conhecido como a síndrome do choque tóxico tenha como causa a invasão de uma linhagem especial de estafilococos pela parede vaginal se ela estiver ferida ou desidratada, geralmente em virtude da utilização dos modernos absorventes internos. A condição leva à ocorrência de um colapso repentino durante o período menstrual, quando se apresentam febre alta e erupções difusas, acompanhadas de diarréia grave e vômitos. A paciente mostra-se freqüentemente confusa e em estado de choque, podendo permanecer gravemente enferma por vários dias.

Os *Estreptococos* produzem grande número de diferentes toxinas: são enzimas que, de alguma forma, destroem as defesas do organismo. Uma delas atua rompendo o cimento que mantém as células unidas, o que permite que as bactérias se espalhem rapidamente sob a pele (tal como nos casos de celulite e erisipela). Outras, produzem a "toxina eritrogênica", que provoca a erupção avermelhada observada na febre escarlate e nas infecções da garganta por estreptococo. Muitas variedades de estreptococos podem romper ou "hemolisar" as células vermelhas, o que se constitui na base de sua classificação em diferentes grupos, denominada grupos de Lancefield.

Os estreptococos estão envolvidos em várias condições, dentre as quais a *amigdalite* e *infecções da garganta, febre escarlate, otite média, pneumonia lobar* (na forma do pneumococo) e *febre puerperal*. No entanto, parecem ter moderado seu comportamento em relação aos humanos durante as últimas décadas, porque já não são tão absolutamente virulentas, talvez em virtude de uma mutação. São também muito suscetíveis à penicilina e apresentam menor probabilidade de produzir cepas resistentes.

Em seguida a uma infecção por um tipo específico de estreptococo — os do grupo de Lancefield A — um indivíduo pode posteriormente desenvolver uma, dentre três diferentes condições devidas à produção de anticorpos que, infelizmente, agem contra os próprios tecidos do organismo. Esses tecidos são os do coração, especialmente o de suas válvulas, o que dará origem à febre reumática; os dos rins, o que causará a nefrite; e os da pele das pernas, o que provocará as características erupções em forma de manchas ou nódoas, denominadas eritema nodoso.

Os **Diplococos** são bactérias em formato de feijão que se apresentam aos pares. Os dois principais causadores de doenças são o gonococo, que provoca a gonorréia e que pode ser observado nas secreções uretrais ou vaginais desses casos, e o meningococo, observado no líquor dos casos de meningite bacterial. Recentemente, ambos desenvolveram um considerável grau de resistência a vários antibióticos.

Bacilos. Existem muitos e variados membros desse gênero, em formato de roda dentada, sendo que poucos deles, como os do tétano e da gangrena, são capazes de sobreviver anaerobicamente, sem necessidade de oxigênio, habitando o solo e materiais em deterioração; pertencem à família dos clostrídios, dos quais alguns, tais como os do botulismo, produzem os mais poderosos venenos conhecidos.

Muitos bacilos, no entanto, necessitam de oxigênio para sobreviver, como é o caso dos da família do *mycobacterium* conhecido como ácidoresistentes em razão de sua resistência a poderosos ácidos; compreendem-se aí os da lepra e os da tuberculose. Um grupo muito maior é o das enterobactérias, ou coliformes, porque habitam os intestinos. Incluem-se entre eles os da disenteria bacilar, os da febre tifóide, os da praga e, naturalmente, a muito conhecida E.coli, que provocam problemas especialmente se se reproduzem no trato urinário. Outros ainda são o vibrião do cólera, em forma de vírgula, o da coqueluche e o da brucelose.

Espiroquetas. Essas bactérias, em forma de espiral, são mais conhecidas por serem responsáveis por doenças como a *sífilis*, a *framboésia* ou *bouba* (doença tropical muito similar à sífilis), sendo esses tipos conhecidos como Treponema. Outra variedade de espiroquetas, a Leptospira, é observada nas formas graves de icterícia, geralmente observada nos ope-

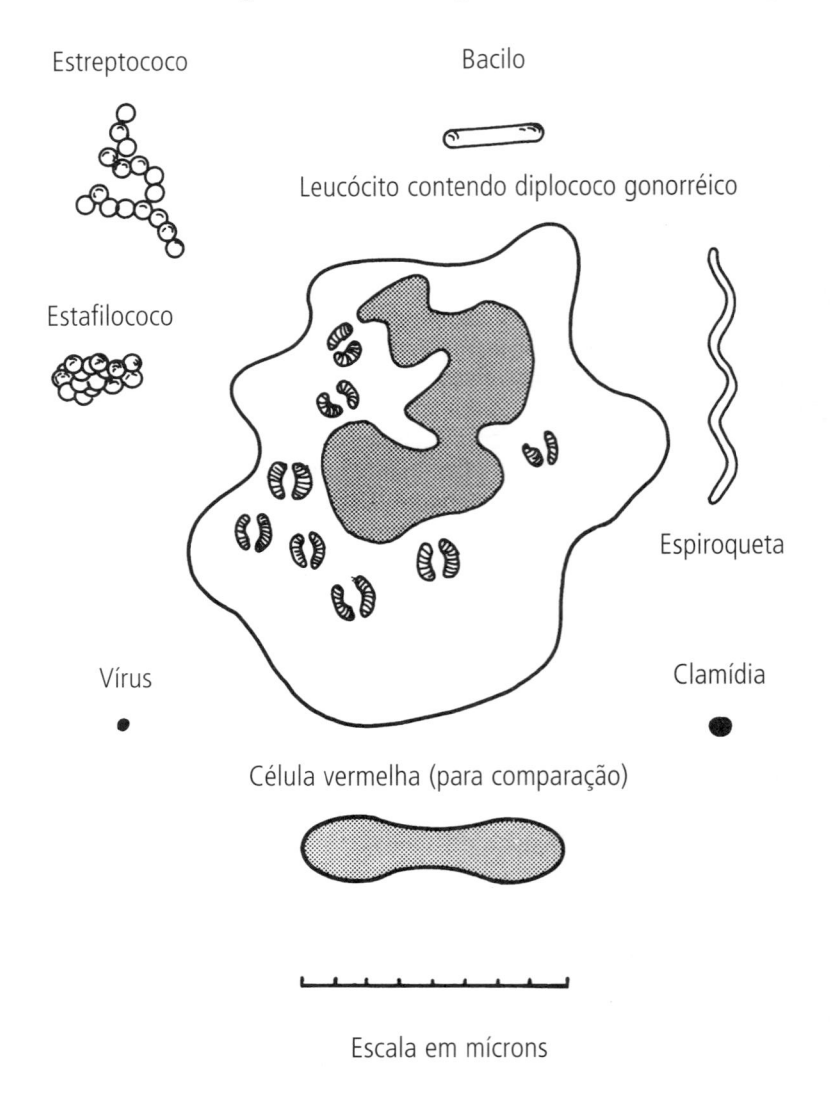

Estreptococo

Bacilo

Leucócito contendo diplococo gonorréico

Estafilococo

Espiroqueta

Vírus

Clamídia

Célula vermelha (para comparação)

Escala em mícrons

Figura 3.2 *Dimensão relativa de alguns organismos*

rários que trabalham nas redes de esgotos e canais — a doença de Weil ou leptospirose.

Clamídia. Assim como os três principais grupos de bactérias, existem vários grupos de organismos pequenos que, em tamanho, se enquadram a meio caminho entre bactérias e vírus. Dentre eles, os mais conhecidos são as clamídias, uma ferazinha peluda (do termo grego *chlamys*, "manto", + o lat. científico *-ia*), que significa manto de peles. Acredita-se que esteja associada ao quadro conhecido como *uretrite inespecífica*, a forma mais comum de doença sexualmente transmissível. Apresenta-se, também, em certa enfermidade ocular denominada *conjuntivite de inclusão citomegálica*, que se observa em crianças após atividades de natação, ou em adultos, que podem adquiri-la indiretamente a partir do trato genital. O tracoma é provavelmente sua mais notória manifestação mundial, sendo causa de cegueira nos países do Terceiro Mundo (ver Capítulo 19).

Outra variedade das clamídias ocorre na forma da psitacose, uma das assim chamadas "pneumonias atípicas", observada entre pessoas que têm contato com determinadas aves, principalmente papagaios, periquitos-zebra e patos.

DIARRÉIA E GASTRENTERITE

O trato digestivo, tal como o respiratório, está constantemente em contato com o meio ambiente, encontrando-se por isso mais predisposto a contaminar-se por alergia, por intoxicação e por infecção. A reação do organismo consiste em tentar libertar-se da substância que lhe causa dano, pelo vômito e pela diarréia, sintomas comuns a todos os tipos de "intoxicação alimentar". As infecções se fazem observar principalmente nos países nos quais a higiene e o suprimento de água encontram-se abaixo dos níveis adequados, o que muitas vezes tem como conseqüência o desenvolvimento de parasitas, tais como a ameba e a giárdia; no Ocidente, os antibióticos são os principais causadores desses sintomas. Geralmente, nem é possível distinguir as causas químicas das infecciosas a partir da natureza dos sintomas em si, sendo necessário levar em conta a dieta. No entanto, como em larga escala o tratamento consiste numa questão de reposição do líquido perdido, a distinção freqüentemente é irrelevante.

Diarréia em Recém-nascidos e Bebês

Em crianças muito novas a gastrenterite, quando grave, pode levar à desidratação e acarreta uma sucessão de sintomas. Inicialmente, elas se tornam agitadas, pálidas e têm muita sede, havendo diminuição do volume de urina. Com a progressiva perda de líquidos, a pele se enruga e perde a elasticidade, enquanto a língua torna-se seca. Eventualmente, a desidratação e a perda de eletrólitos do sangue e tecidos tornam a criança muito emaciada, com olhos e moleira fundos. Nessa etapa, a criança apresenta-se gravemente enferma, podendo tornar-se cianosada e colapsar; o soro, nessas circunstâncias, deve ser ministrado antes que se atinja esse estágio.

Ocasionalmente, verifica-se a ocorrência de surtos de gastrenterite de natureza grave nos berçários de hospitais, causados por uma cepa patogênica da E.coli, que secreta uma perigosa toxina. Em condições normais, a E.coli é um comensal benigno dos intestinos, mas dissemina-se rapidamente pelos procedimentos de enfermagem, produzindo altos índices de mortalidade. Os recém-nascidos e crianças são também predispostos a infecções por rotavírus que, em surtos esporádicos, apresentam-se sob a forma do vômito epidêmico de inverno, uma moléstia semelhante à gripe, que se faz freqüentemente acompanhar de tosse, pois o vírus inflama também o trato respiratório.

Mesmo depois de curadas as enfermidades agudas, as células do intestino delgado apresentam-se lesadas e incapazes de produzir a enzima lactase, necessária à digestão do leite; é por isso que, quando este é reintroduzido na alimentação, as fezes continuam moles e espumosas. Deve-se evitar sua ingestão, portanto, durante duas ou três semanas após a ocorrência de diarréia severa, até que se tenha superado a deficiência de lactase.

Às vezes, outras infecções, tais como otite média, pneumonia ou meningite, podem apresentar diarréia e vômito, sendo necessário ater-se às suas evidências.

TABELA 3.2 Sintomas de desidratação

Perda de Peso Corpóreo (%)	Sintomas
2	Sede, irritabilidade, agitação
5	Redução da urina, palidez, respiração rápida
7	Boca seca, olhos e moleira fundos, pele flácida
10	Estupor, lassidão

Diarréia em Crianças e Adultos

Neste grupo etário, a diarréia é freqüentemente branda, causada por dietas impróprias ou, às vezes, por um enterovírus (gripe intestinal). Certos alimentos, tais como feijão vermelho malcozido, cogumelos venenosos, mariscos e cavalinha contêm venenos em potencial, capazes de dar origem aos sintomas. Alimentos que começam a se decompor produzem aminas, denominadas ptoaminas; antes do surgimento dos refrigeradores, essa era uma fonte comum de intoxicação alimentar.

A intoxicação alimentar por estafilococos pode originar-se pelo consumo de alimentos contaminados com esses organismos, que estão presentes na pele das pessoas que os manipulam; contêm uma toxina insípida resistente ao calor — de forma que essa toxina pode continuar existindo mesmo que a bactéria tenha sido destruída. É esse tipo de intoxicação alimentar que provoca aquelas súbitas e severas cólicas estomacais que afetam os passageiros de aviões, por exemplo, quando toda uma fornada de alimentos se encontra contaminada pelo organismo em questão. Os sintomas, embora dramáticos, raramente duram mais do que 24 a 48 horas, não sendo acompanhados de febre. Outro quadro mediado por toxina e similar a este é o produzido pelo bacilo cereus, uma bactéria que tem preferência por arroz cozido reaquecido, transformando-se às vezes no brinde não bem-vindo de uma refeição rápida.

O consumo de carne ou leite infectados pode ocasionar o que se tem denominado, a partir do organismo que se lhe relaciona, *enterite por campilobacter*. Seus surtos ocorrem especialmente em escolas ou são adquiridos de animais de estimação, caracterizando-se pelo lento aparecimento de febre, náusea, dores musculares e abdominais que, em alguns casos, se confundem com os sintomas da apendicite. No dia seguinte apresenta-se uma diarréia profusa e ofensiva com presença de sangue, podendo ser severa a ponto de causar incontinência e durar por várias semanas.

A *Gastrenterite por Salmonela* é outra enfermidade que se apresenta a partir da ingestão de alimentos contaminados (especialmente carne e aves domésticas) e que se está tornando cada vez mais comum. A maneira mais simples de contraí-la é por meio da ingestão de produtos congelados que não tenham sido cozidos à temperatura adequada, ou tenham sido manipulados por pessoas portadoras de salmonela. Os sintomas são diarréia súbita, geralmente acompanhada de vômitos, febre e cólicas abdominais — e, às vezes, em idosos, choque e desidratação. Cerca de 5% dos pacientes continuam a hospedá-la na vesícula biliar após se recuperarem, liberando-a nas fezes.

Diarréia dos Viajantes

Os que viajam a certas partes do mundo encontram-se em crescente risco de infecção, tanto em função dos organismos que se encontram nos locais que visitam, como pelas alterações em sua dieta, que também podem causar problemas. A chamada *diarréia dos viajantes* (*Delhi belly*, a vingança de Montezuma), é o resultado do contato com uma variedade do E.coli com o qual o intestino do visitante pode não estar acostumado, mas que é comum àquela área específica, não afetando as populações locais. A diarréia é súbita, geralmente branda, esgotando-se assim que o intestino se coloniza, em poucos dias. Embora seja freqüentemente classificada como "disenteria", esse nome, na verdade, deve reservar-se para uma enfermidade diferente, relacionada ao bacilo Shigella (disenteria bacilar). Essa espécie tem diversas variedades, algumas das quais muito virulentas. São as causadoras da diarréia sangüinolenta dos trópicos, na qual há risco de vida — tão vividamente descrita por Kipling —, enquanto as demais se relacionam a distúrbios relativamente brandos.

O *Cólera* já foi enfermidade relativamente comum na Europa, a despeito de ser conhecida como "cólera asiática". Hoje, no entanto, é observada apenas em certas partes do mundo, principalmente na Bacia do Ganges. O embrião, em formato de vírgula, sofre periódicas mutações e dissemina-se em pandemias mundiais. Destas, atualmente, nos encontramos na sétima variedade, a El Tor. Em regra, a contaminação se dá pela ingestão de água proveniente de esgotos. Poucos dias após sua ingestão pode ocorrer dor abdominal e grave diarréia aquosa (do tipo "água de arroz"), em tal volume que provoca morte por desidratação. A razão disto é que o vibrião segrega uma toxina que impede as células intestinais de absorverem qualquer tipo de sal ou água, ocorrendo assim sua perda orgânica.

A *tifóide* e a *paratifóide*, conhecidas sob o nome genérico de *Febres Entéricas*, não são basicamente distúrbios de natureza diarréica, mas é conveniente discuti-las aqui. Ambas são causadas por variedades da salmonela, mas a enfermidade é geralmente muito mais grave e prolongada. Tal como esta última, podem ser contraídas diretamente de seus portadores, mas mais freqüentemente são resultado da ingestão de comida ou água infectadas. A bactéria é resistente ao ácido gástrico, o que lhe permite penetrar pelas paredes dos intestinos, de onde atingem os vasos linfáticos para depois se espalharem por todo o organismo, por meio da corrente sangüínea. Isso resulta nos típicos sintomas de febre, calafrios, dores de cabeça e tosse seca, freqüentemente acompanhados de dores abdominais; com a progressão da doença, aparecem pontos de coloração rosada na pele e o volume do baço aumenta. É só então que tem início a diarréia, quando o paciente já se encontra extremamente enfermo, enfraquecido e apresentando confusão mental; há risco de perfuração intestinal e conseqüente peritonite.

Duas formas de diarréia geralmente observáveis em países tropicais são causadas pelo protozoário que existe livremente tanto na água como nos alimentos, e ao qual as populações locais, até certo grau, são imunes. A disenteria amebiana tem início com uma diarréia acompanhada de cólicas e distensão abdominal, podendo tornar-se crônica apesar de tratada, caso em que a diarréia continua ou pode transformar-se numa constipação persistente. As amebas colonizam o intestino inferior, de onde podem mover-se para o fígado pelo sistema porta; nessa região, formam múltiplos abscessos (hepatite amebiana), mas essa complicação não é comum. Esses organismos podem também causar dano permanente às paredes dos intestinos, que se tornam desnudados de seus vilos, o que tem como resultado a má absorção. Esse quadro é ainda por vezes denominado *sprue tropical*.

A *giardíase* é uma outra patologia causada por protozoário, cuja responsável é a Giardia lamblia, que também é encontrada em países temperados como a Grã-Bretanha e os Estados Unidos. Diferentemente das amebas, trata-se de um parasita que se encontra no intestino delgado, e seus sintomas principais são: náusea, flatulência e distensão após a alimentação, bem como diarréia menos severa. Esse organismo origina-se na água e hospeda-se no intestino de ovelhas e cervos, os quais, por sua vez, contraíram de seres humanos. Em crianças subnutridas pode tornarse crônica e destruir as vilosidades do intestino delgado, produzindo má absorção (ver Capítulo 13), mas não afeta outras partes do organismo.

ANIMAIS, INSETOS E INFECÇÕES

Para efetivar sua propagação, um organismo necessita não apenas de um hospedeiro, mas também de um eficiente meio de transmissão. Na verdade, isso significa optar pela infecção por perdigotos originados dos pulmões de uma pessoa para outra, pelo contato físico íntimo (mais comumente de natureza sexual), pela transmissão por meio dos alimentos ou água, ou, o mais engenhoso de todos, por meio de um terceiro, que atua como intermediário. Isso normalmente exige uma adaptação bastante complexa, que envolve mais de uma espécie viva, sendo observado especialmente em algumas das doenças tropicais atuais, bem como nas grandes pragas da história. Os mosquitos (da malária, da febre amarela), os carrapatos (do tifo, da doença de Lyme), os caramujos (bilharziose, esquistossomose), os ratos (praga, doença de Weil), os gatos (toxoplasmose) e até os papagaios (psitacose) são exemplos da variedade de vetores possíveis. A maioria deles é desconhecida no mundo desenvolvido, mas sempre ocorrerá sua eclosão para reenfatizar nossa proximidade com a natureza e com o reino animal.

Em 1975 ocorreu um surto de artrite entre as crianças da pequena cidade de Lyme, no estado de Connecticut, nos Estados Unidos. Essas crianças, por várias semanas, queixaram-se de fortes dores de cabeça e sintomas semelhantes aos da gripe. A essa enfermidade deu-se o nome de

Doença de Lyme e iniciaram-se as pesquisas sobre suas causas. Não foi senão após muito tempo que as suspeitas se voltaram para o fato de que a maioria, senão todas as vítimas da doença haviam sido picadas por um inseto que mais tarde se descobriu tratar-se de um carrapato, geralmente encontrado na longa relva da região e que é disseminado pelos cervos. A picada desse inseto provoca na pele o aparecimento de uma área avermelhada que, aos poucos, se alastra (à medida que começam a multiplicarse as espiroquetas que ali foram inoculadas), as quais eventualmente alcançam os gânglios locais, que incham e se tornam dolorosos. Em sua forma mais séria, e a não ser que receba tratamento adequado, a doença causa danos neurológicos como meningite e paralisia dos nervos cranianos, levando freqüentemente ao inchaço e dor articular. Essa moléstia, atualmente, encontra-se espalhada pela maior parte dos Estados Unidos, bem como na Europa e Reino Unido, havendo um pequeno risco (cerca de 5%) de ser contraída pela picada de carrapatos.

Uma outra patologia que é prevalente no mundo inteiro e continua aumentando é a *Toxoplasmose*, que recentemente adquiriu notoriedade por seus sintomas semelhantes aos da febre ganglionar, embora o organismo se encontre totalmente não-relacionado ao vírus EB que caracteriza esta última. Na realidade, trata-se de um protozoário que atinge os seres humanos através dos gatos, em cujos intestinos ele se reproduzem. O gato excreta os cistos e esses são disseminados, seja diretamente aos humanos através das bandejas sanitárias utilizadas em apartamentos ou jardins, ou pela ingestão de outros animais como bodes, ovelhas e porcos. Dessa forma, o fato de alimentar-se de leite de cabra não-pasteurizado, da carne de carneiro ou porco malcozidas pode provocar a moléstia com suas inflamações crônicas de garganta, dores de cabeça, aumento ganglionar e febre.

O maior risco da toxoplasmose, no entanto, está relacionado a mulheres grávidas e ao feto durante os três primeiros meses da gravidez, quando a doença se apresenta sob forma freqüentemente subclínica. Comumente, as mulheres irão sofrer um aborto ou, então, há 40% de chances de o feto contrair toxoplasmose congênita. Em geral, são afetados o cérebro e a retina da criança, o que de início pode ser assintomático; alguns meses após o nascimento, no entanto, pode progredir causando sérios danos visuais.

Também no Reino Unido, aumentando consideravelmente, encontra-se a moléstia responsável pelo mais alto índice de mortalidade em escala mundial — *a malária*. Há em torno de 1.500 casos anualmente neste país, quase todos contraídos no exterior e devendo-se considerar suspeitos os sintomas de febre alta e intermitente apresentados pelo viajante. Existem vários tipos do protozoário da malária no mundo, todos transmissíveis pela picada do mosquito, mas o mais perigoso e resistente é a variedade *falciparum*, da África subsaariana.

Os protozoários alojam-se no fígado, onde se multiplicam durante cerca de duas semanas (daí a necessidade de se continuar o tratamento após o retorno para casa), sendo então liberados na corrente sangüínea. Neste ponto tem início a febre, que baixa apenas quando invadem os eritrócitos para se replicarem — o que leva de dois a quatro dias, dependendo do tipo de parasita. Daí ser a malária descrita como terçã ou quartã (dependendo do intervado da febre), que ocorre apenas quando esses organismos são liberados, e que se observa uma rápida elevação da temperatura acompanhada de calafrios (tremor descontrolado).

Cada vez que o parasita invade novamente as células sangüíneas, a febre baixa, para retornar com todo o ímpeto depois desse período especificado. Em razão de conter muitas células vermelhas, o baço inflama-se e incha, alcançando um grande volume (esplenomegalia). Em algumas espécies, a progressão é muito rápida, e a ruptura dos eritrócitos, conforme o parasita emerge, provoca hemólise generalizada (ver Capítulo 8). A hemoglobina transborda para a urina, onde se faz observar sob a forma da temida "febre negra"; obstrui também os capilares do cérebro, causando a malária cerebral, com coma; e os capilares dos rins, onde provoca a insuficiência renal.

TABELA 3.3 Possíveis causas de febre

Características associadas	Possíveis causas
Tosse	Gripe, bronquite, pneumonia, sinusite, tuberculose, coqueluche
Erupção	Febres infantis, meningite, febres ganglionar e tifóide
Diarréia	Gastrenterite, meningite, doença de Legionários, hepatite
Dor muscular	Gripe, encefalomielite miálgica, polimialgia reumática, malária, febre ganglionar
Dor ao urinar	Pielonefrite, doença de Bright
Perda de peso	Tuberculose, doença de Hodgkin, linfadenopatia progressiva generalizada, processos malignos, endocardites, tireotoxicose
Alterações da consciência	Meningite, doença de Legionários
Dor articular	Febre reumática, artrite reumatóide, doença de Lyme, rubéola, febre ganglionar, artrite séptica, lupus eritematoso sistêmico
Viagem recente	Malária, tifo, doença de Weil

Talvez a melhor descrição clínica da malária seja a de autoria de Hipócrates, que escreveu em seu *Epidemias*:

Filiscus, que morava perto da Muralha, no primeiro dia de febre aguda recolheu-se ao leito; suava e ao cair da noite sentia-se mal. No segundo dia, todos os sintomas haviam se exacerbado; bem ao entardecer teve evacuação característica, provocada por um pequeno enema; à noite, repouso. Ao terceiro dia, desde a manhã bem cedo e até o meio-dia, parecia haver se libertado da febre; no entanto, próximo ao entardecer, febre aguda acompanhada de suor, sede, língua parecendo um pergaminho, urinando negro, sem repousar à noite, sem dormir, era capaz de, mesmo à falta de sono, mostrar-se delirante em todos os sentidos. No quarto dia, todos os sintomas pioraram; noite mais repousante, urina de melhor coloração. No quinto dia, cerca de meio-dia, verteu um pouco de sangue pelo nariz e a urina mostrou uma alteração de corpos arredondados que nela flutuavam, semelhantes ao sêmen. Havendo se aplicado um supositório, liberou escassa matéria flatulenta; noite sem repouso, fala incoerente, extremidades frias, não sendo possível aquecê-lo. Urina negra, perda da fala, suor frio, extremidades lívidas. Na metade do quinto dia, morreu. A respiração absolutamente idêntica à de uma pessoa que se recolhesse em si mesma, era rara e espaçada, o baço inchado, os paroxismos sempre nos mesmos dias.

INFESTAÇÕES

Assim como ocorre em relação aos microrganismos, existem dois grupos de animais que podem infestar a pele e os intestinos humanos — respectivamente, os insetos e os vermes. Embora freqüentemente irritantes e algumas vezes debilitantes, é raro provocarem enfermidades sérias — mas podem apresentar dificuldades à sua erradicação, pois o sistema imunológico é incapaz de fabricar anticorpos contra eles.

O ácaro da *Escabiose* é transmitido pelo contato próximo, freqüentemente sexual, entre seres humanos; refugia-se sob a pele e causa prurido intenso, particularmente à noite, quando o calor o estimula a mover-se. As lesões tendem a iniciar-se entre os dedos e nos pulsos e, às vezes, na região da virilha. Mais tarde, transportam-se para outras partes do corpo, das quais nenhuma está isenta. Numa análise mais próxima podem se avistar os esconderijos minúsculos feitos pelo ácaro, os quais terminam com uma vesícula, embora o coçar intenso possa provocar sua obliteração, com o surgimento de uma erupção generalizada; isso pode levar à má interpretação, tal forma que qualquer lesão dessa natureza leve à suspeita de sua presença. Uma fricção intensa pode, com freqüência, ocasionar infecções secundárias da pele, ou impetigo (q.v.). Assim, também, quando da utilização de inseticidas para destruir o ácaro (uso esse que deve ser repetido após três dias), as roupas e lençóis devem ser bem lavados, para evitar novas reinfecções.

Os **Piolhos** constituem outra forma de parasitas, mas habitam apenas as partes do corpo que possuem pêlos. Apresentam-se em variedades distintas, que se adaptam intimamente a certas regiões e raças, chegando mesmo a desenvolver garras, especialmente desenvolvidas, para prender-se aos pêlos dos diferentes grupos genéticos. Os da região púbica — ou *chatos* — encontram-se nos pêlos pubianos e, tal como os da sarna, disseminam-se principalmente pelo contato sexual. Podem também mover-se para outras partes do corpo, tais como axilas ou mesmo sobrancelhas, mas não para os cabelos, que são o domínio dos piolhos-da-cabeça, geralmente encontrados em crianças em idade escolar. Os ovos destes últimos agrupam-se ao redor da nuca, sob a forma de pequenas lêndeas de coloração acinzentada, presas ao cabelo por cerca de metade de seu comprimento, e cuja incubação se dá em cerca de duas semanas; assim, o tratamento deve repetir-se após uma quinzena, já que apenas os piolhos podem ser destruídos.

Os **Oxiúros** são também observados em crianças, as quais ingerem seus ovos pela contaminação do ambiente, freqüentemente por intermédio do ato de roer unhas. Os ovos incubam-se nos intestinos, amadurecendo em cerca de duas semanas, quando então a larva se libera do ânus, à noite, deitando ovos sobre a pele, o que causa a irritação da área. O ato de coçar dá ensejo à contaminação dos dedos os quais, se não lavados, dão origem novamente a todo o ciclo. Em certos períodos, essas larvas filiformes, de 5 a 12 mm de comprimento, são observadas nas fezes, eventualmente até nas dos animais domésticos, que podem hospedar esses parasitas.

A **Solitária** ou **Tênia** tem se apresentado muito menos freqüente no Reino Unido desde que teve início um controle mais rigoroso nos processos de abate animal, já que a maioria dos casos tem sua origem na infecção da carne de porco ou de gado, pela existência desses parasitas em seus intestinos. A solitária prende-se às paredes intestinais pela cabeça, desenvolvendo-se em uma série de segmentos que atingem vários metros de extensão. Periodicamente, alguns deles se separam, sendo excretados em pequenas tiras brancas, que podem ser observadas nas fezes. A maioria dos sintomas apresenta-se sob a forma de cólicas e perda de apetite, causada por esse parasita.

ANTIBIÓTICOS

Nenhuma droga revolucionou tanto a prática da medicina e as expectativas dos pacientes quanto a penicilina e a subseqüente torrente de derivativos e análogos que a ela se seguiram. Antes de 1940, a evolução das infecções dependia em grande parte da vitalidade do indivíduo e da habilidade dos procedimentos que davam suporte a esta última. Hoje, tem-se como certo que, para cada tipo de infecção, em algum lugar, existirá um antibiótico que a solucione; e a morte, em não sendo exatamente apenas uma opção, pode ser recriminada.

A grata descoberta da penicilina é bem-conhecida. Fleming cultivava algumas bactérias em seu laboratório, em Cambridge; ao mesmo tempo, Florey pesquisava o bolor da penicilina no andar de cima. Esquecendo-se, à noite, de proteger um recipiente contendo bactérias, surpreendeu-se no dia seguinte ao descobrir que, nas áreas onde haviam caído alguns dos esporos do mofo, muitas delas haviam morrido — e surgia uma nova indústria. A partir daí, bactérias e mofo têm se constituído na fonte inesgotável dos antibióticos e seus precursores, sendo que a grande maioria destes últimos provém das próprias bactérias. Muitas delas tiveram adaptados seus ambientes de origem para que alguns de seus efeitos indesejáveis fossem eliminados ou algumas qualidades, que lhes faltavam, fossem acrescentadas.

Antes da penicilina, as únicas drogas alopáticas empregadas extensivamente para o combate às infecções de fundo bacteriológico eram as sulfas, que inibiam o desenvolvimento das infecções pelo bloqueio das sínteses do ácido fólico, das quais as bactérias necessitam em grandes quantidades para se reproduzir. Dessas drogas, apenas uma, o Septrin, permanece atualmente em amplo uso, sendo empregada nas infecções urinárias e, mais recentemente, na prevenção da pneumonia pneumocística em indivíduos HIV positivo. Houve uma época em que o mercúrio e o arsênico eram usados, mas provocavam efeitos colaterais extremamente tóxicos.

A penicilina apresentava a vantagem de ser bactericida, isto é, de fato, ela eliminava as bactérias — em vez de evitar sua reprodução e aguardar sua remoção, através das próprias defesas orgânicas. Era também extremamente eficaz no combate à maior parte dos cocos, mas apresentava muitas desvantagens. Em primeiro lugar, era muito rapidamente eliminada pelos rins, o que significava que necessitava ser ministrada freqüentemente e por intermédio de injeções, pois o ácido estomacal a destruía. De fato, no período pós-guerra, seus suprimentos eram tão escassos que a droga tinha de ser recuperada a partir da urina dos pacientes para ser reutilizada! O problema mais sério, no entanto, era a tendência que a droga apresentava em causar reações anafiláticas (ver Capítulo 2), de efeitos devastadores.

Para superar esses problemas, o núcleo da penicilina foi sintetizado quimicamente e posteriormente modificado para a obtenção de derivados que sofreram aperfeiçoamentos no decorrer dos anos. A atual, a *amoxicilina* (Amoxil), apresenta um espectro um pouco mais amplo que o da penicilina (quer dizer, atua contra uma gama mais ampla de bactérias), não é destruída por ácidos, pode ser ministrada oralmente, e permanece por mais tempo no organismo. A indústria farmacêutica, no entanto, ainda não atingiu o ponto almejado. O maior aliado das bactérias é o tempo. Enquanto os seres humanos necessitam de vinte anos para reproduzir-se numa só geração, as bactérias podem replicar-se em vinte minutos e, assim, no espaço de tempo de uma vida humana, resumir o grau de evolução equivalente a meio milhão de gerações. Isso lhes possibilitou desenvolver resistência em virtude de seu poder de mutação, característica essa estimulada pelo emprego de antibióticos que eliminam suas competidoras, as do tipo não-resistentes. Isto se aplica especialmente à penicilina, contra a qual as bactérias desenvolveram uma enzima, a *beta-lactamase*, que a desativa. Assim, a linha mais avançada desta última (Clavulin) apresenta-se agora acrescida de um inibidor de beta-lactamase.

Embora as penicilinas se constituam nos antibióticos de uso atual mais amplo, muitos outros grupos têm sido pesquisados. Um dos primeiros dentre eles é a *tetraciclina* (descoberta em 1948 numa mostra de solo), que atua contra vários organismos — trata-se do primeiro antibiótico de *amplo espectro*. Por muitos anos foi o principal suporte contra as infecções respiratórias, nas quais uma grande variedade de organismos se faz presente, mas o aumento da resistência provocou uma diminuição de sua eficácia, mesmo no que diz respeito a alguns de seus derivados modernos. Ainda é de uso comum, contudo, principalmente contra bactérias menores, clamídias, e alguns vírus contra os quais apresenta sucesso parcial, bem como contra algumas infecções menos comuns, tais como a brucelose, a leptospirose, a psitacose e a doença de Lyme.

Outro grupo de antibióticos, as *cefalosporinas*, foi pela primeira vez descoberto nos esgotos do Mediterrâneo, havendo se desenvolvido muitas de suas variedades. Também são de amplo espectro e apresentam menor predisposição para provocar hipersensibilidade do que a penicilina, mas seu preço é muito mais elevado.

Finalmente, devem ser mencionados dois antibióticos de uso geral, ministrados em certos casos de infecções por fungos e protozoários. O primeiro deles, o *metronidazol* (Flagil), é quase a única droga capaz de eliminar protozoários, tais como amebas e giárdias, bem como as bactérias que se apresentam em infecções pélvicas e vaginais. Apresenta vários efeitos colaterais, tais como náuseas, dores de cabeça e tonturas, mas torna-se particularmente intolerável se somado ao álcool. O outro é o antifúngico *nistatina* (Nistatin), ativo contra a cândida dos intestinos e vagina, bem como outras infecções cutâneas.

No conjunto, quase cem antibióticos são listados no Centro Nacional Britânico de Formulações, dos quais a maioria se constitui de duplicatas ou daqueles empregados apenas em áreas de alta especialização, e que variam da tuberculose à osteomielite. Tal como na indústria de armamento, esperamos nunca ter que utilizá-las, mas, em todo caso, ficamos felizes por existirem. A destruição em massa de populações de todos os níveis, a curto e longo prazos, pode ter conseqüências, porém, imprevisíveis e difíceis de ser avaliadas. Diz-se que a natureza abomina o vácuo — e ao destruirmos nossos organismos comensais, nunca podemos estar seguros quanto a que virá substituí-los.

4

PELE: DISTÚRBIOS DE PROTEÇÃO

Nossa pele é muito mais do que um envelope impermeável que envolve nosso corpo: é um órgão completo em si, na verdade, nosso maior órgão sensorial. Suas demais funções consistem em controlar a temperatura corporal, filtrar os raios solares por meio do pigmento melanina, isolar o corpo por intermédio de sua camada de gordura, produzir vitamina D, secretar determinadas substâncias indesejáveis ou sinalizar nossos estados emocionais pelo rubor (quer gostemos disso ou não). Existem até áreas da pele especializadas — os cabelos, pêlos e unhas — com diferentes finalidades de proteção e uma ou várias delas podem apresentar formas distintas de distúrbios.

Os distúrbios de pele são numerosos e muitos deles refletem anormalidades orgânicas mais amplas, indicando a presença de enfermidades internas. São, talvez, melhor analisados em conformidade com os tecidos afetados e com a subjacente contribuição que oferecem. A maioria dos sintomas das doenças de pele se enquadra nas categorias de descoloração ou erupção, prurido (que na verdade é uma forma branda de dor), ou algum tipo de inchaço.

ECZEMAS

O termo eczema significa, literalmente, "transbordar por fervura", e descreve muito bem a irritação e o rubor que se manifestam nas várias formas desse quadro, do qual existem vários tipos.

O *Eczema Atópico* é talvez o mais conhecido, sendo uma predisposição (genética, em grande escala) para estados alérgicos, tais como os da asma e da febre do feno. Acredita-se que exista uma deficiência temporária das imunoglobulinas locais da mucosa dos intestinos durante os primeiros meses de vida — quando, com freqüência, tem início o eczema atópico — e que esse fato possibilita a entrada dos alérgenos dos alimentos na corrente sangüínea provocando a estimulação generalizada de outros anticorpos situados na epiderme. Isso explica em parte sua baixa incidência em bebês alimentados com o leite materno. O eczema atópico apresenta-se geralmente de forma mais intensa nas dobras da pele dos cotovelos, joelhos e pulsos (sendo esta a razão pela qual é às vezes denominado eczema flexural), mas também observa-se na face, pescoço e tronco. Por volta dos dez anos de idade, cerca de 90% das crianças já se encontram à distância de suas formas mais severas. Quando friccionado, o eczema pode infeccionar e evoluir para sua forma de *impetigo secundário*; se uma criança eczematosa contrair um estado gripal, estará predisposta a uma erupção generalizada e perigosa, onde quer que este se apresente (*eczema herpético*).

Se determinada parte da pele for incessantemente friccionada, torna-se-à espessa e fibrosa, como que liquenificada, termo empregado para definir inúmeros distúrbios nos quais a epiderme torna-se parecida ao líquen. O *líquen simples*, ou neurodermatite, é um tipo de eczema espesso, localizado em áreas da pele sujeitas a abrasão constante, seja pelas vestimentas (pescoço ou pulso, por exemplo), pelo suor (prurido anal e vulvar), ou mesmo em casos de eczema atópico. É observado principalmente em indivíduos demasiadamente estressados, sob a forma de uma estria bem-definida, de coloração púrpura.

Situação similar ocorre no *eczema varicoso*, no qual a irritação sujacente deve-se à ausência de sangue das veias varicosas dilatadas da área que se encontra ao redor dos tornozelos, a qual, pelo ressecamento da pele, provoca o aparecimento de manchas de coloração cinza-azulado opaco na pele e causando-lhe, eventualmente, rachaduras e ulcerações.

O *eczema bolhoso* ou *ponfólico* (do grego, *ponfos*: bolha) ocorre em sua maior parte em adultos jovens, especialmente entre os que suam nas mãos e pés. Geralmente tem início nas laterais dos dedos, onde se apresenta sob a forma de pequenas vesículas simétricas e pruriginosas, que podem espalhar-se para as palmas das mãos ou solas dos pés, antes de secar e rachar formando fissuras crônicas. A maior parte dos casos tem como causa o contato com produtos químicos e detergentes, por ocasião dos serviços caseiros etc., mas em alguns pacientes deve-se a uma reação às infecções por fungos, nos pés, ou à excessiva ingestão de níquel, encontrado em alguns recipientes de aço inoxidável.

Nem todas as inflamações de pele são eczemas; ocasionalmente, e sem nenhuma razão determinada, podem apresentar-se grandes empolas na epiderme e na boca, que ao romper-se deixam áreas dolorosas de carne viva — os *pênfigos*. Outra condição inflamatória, mais pruriginosa do que dolorosa, é o *líquen plano*. Como o nome sugere, as lesões são planas e irregulares, de coloração rosa-brilhante ou púrpura, localizadas em sua maior parte nos pulsos, canelas e sacro. Perduram por vários meses e, então, desaparecem, sendo acompanhadas por uma erupção bucal indolor consistente de pontos brancos com padrão rendado ou raiado, os quais são de grande ajuda no diagnóstico da erupção.

DERMATITES E URTICÁRIAS

A pele reage das mais variadas formas aos estímulos químicos e traumáticos, a mudanças de temperatura e a alguns alimentos. A principal delas é a inflamação (dermatite) e o inchaço (urticária). Os termos "eczema" e "dermatite" são freqüentemente empregados intercalados, mas sob o ponto de vista técnico a palavra "dermatite" significa o tipo de eczema que se observa em seguida ao contato direto ou indireto com uma substância química, enquanto "eczema" deve ser empregado para os tipos constitucionais descritos no capítulo anterior.

A **Dermatite** é a inevitável conseqüência da contaminação da pele por substâncias tais como clareantes, cimento, pós de limpeza, certos óleos e corantes; se não for utilizada uma proteção, a erupção manifesta-se em curto espaço de tempo. A irritação de pele em bebês que usam fraldas, causada pela amônia na urina, é um exemplo. Outras substâncias provocam alergias que não se fazem sentir imediatamente, mas apenas cerca de uma semana depois, sob a forma de dermatites.

Nesses casos, após o contato com uma substância, uma pequena quantidade da mesma penetra na pele, atingindo os linfonodos locais, onde haverá a formação de anticorpos alguns dias após. Estes farão o caminho inverso em direção à epiderme, reagindo contra todos os alérgenos remanescentes que ali se encontrarem, o que dará origem a uma área de irritação. Em alguns casos, a erupção apresenta-se sob uma forma mais generalizada, afetando principalmente a pele mais fina das pálpebras, dorso das mãos e face dos cotovelos, onde provoca intumescência e eritema (rubor). Quando isso chega a acontecer, é possível que o alérgeno há muito tenha desaparecido e não seja detectado, mas geralmente são antibióticos de uso tópico ou outros cremes, lanolina, borracha, cromo, níquel ou plantas, tais como as prímulas e hera venenosa.

Um caso especial, a *fotodermatite*, dá-se quando a pele sensibilizada reage apenas às drogas ou produtos químicos quando exposta aos raios solares, de forma que as erupções se restringem geralmente ao dorso das mãos e à face. Parece que essas substâncias permitem que a queimadura solar ocorra até mesmo diante de uma dose pequena de raios UV.

A **Urticária** é uma erupção pruriginosa e temporária em forma de manchas, caracterizada pelo inchaço da pele ou da membrana mucosa envolvida. Tem origem no aumento da permeabilidade dos vasos, que se segue à liberação histamínica em suas proximidades, seja por danos causados por alérgenos aos mastócitos (similares à asma) ou por injeção direta. Alguns tipos de alimentos, tais como mariscos, morangos, nozes, peixe e todo um conjunto de aditivos alimentares, podem causar, em poucos minutos ou horas após seu consumo, uma reação generalizada da pele que tem início por vergões semelhantes aos causados pela urtiga, mas de maior envergadura. Em virtude de atingirem mais a derme do que a epiderme, o inchaço que apresentam é pronunciado se comparado com o da dermatite, podendo alcançar grandes proporções quando envolve os tecidos dos lábios, língua, face, garganta ou pálpebras, ocasiões nas quais essa condição é por vezes classificada como *angioedema*.

Alguns indivíduos muito suscetíveis podem desenvolver urticária crônica, quando raramente se libertam da erupção que surge como reação a estímulos físicos como frio, queimaduras pelo sol ou pressão. Parece haver sensibilidade a certos alimentos e uma dieta de exclusão pode ser necessária para se descobrir o que é tolerado. Não raramente, essas pessoas apresentam *dermografismo*, no qual os golpes contra a pele produzem vergões e eritema difuso típicos.

Um tipo específico de urticária, a *urticária papulosa*, também conhecida como *estrófulos*, é aquela causada por mordida de insetos, particularmente pulgas. Assume a forma de erupções recorrentes de pápulas pruriginosas por todo o tronco, que desaparecem em poucos dias para reaparecer violentamente logo em seguida à próxima mordida. O corpo vai se tornando alérgico à saliva da pulga, sendo geralmente os animais domésticos os que "levam a fama", embora as pulgas geralmente se ocultem em móveis e tapetes em desuso.

DISTÚRBIOS DE QUERATINIZAÇÃO — PSORÍASE

Normalmente, as células da pele formam-se de modo continuado em suas camadas mais profundas, migrando depois para se alojarem em sua superfície. À medida que se desenvolvem, sofrem um processo de endurecimento causado pela proteína chamada queratina, que também é responsável por sua eliminação; em áreas de "uso contínuo", tal como as palmas das mãos e as solas dos pés — e onde quer que se formem calosidades —, a camada de queratina cria maior espessura, com a finalidade de proteger essas áreas. Se a área de calosidade se desenvolve a ponto de pressionar o dedo, este pode pressionar o nervo situado abaixo dele, o que provoca o aparecimento de dor — o calo.

A *Psoríase* é uma condição misteriosa, de origem desconhecida, na qual a média de velocidade da queratinização das células epidérmicas sofre um grande aumento de forma que, em vez de levar um mês para chegar à superfície, faz isso em poucos dias; a inadequação do processo faz com que todas as células se aglomerem. O resultado é o espessamento da pele, que exibe uma aparência prateada e escamosa, a qual descama-se prematuramente, deixando um vergão rosado e apresentando manchas semelhantes às de um mapa. Pode desfigurar bastante, mas, a despeito do nome (*psora*, significa "coçar"), usualmente não é pruriginosa. A condição, até certo ponto, afeta, de alguma forma, cerca de 2% da população, mas raramente tem início antes da adolescência, geralmente aumentando com a idade. Às vezes, traumas físicos, emocionais ou doenças infecciosas se constituem no fator de precipitação, podendo haver histórico familiar.

As regiões de preferência são as protuberâncias dos cotovelos e joelhos, o sacro e o couro cabeludo, este especialmente nos limites da linha capilar, mas nenhuma área lhe é imune. Geralmente apresenta-se de forma simétrica nos lados esquerdo e direito do corpo, podendo desenvolver-se no local de um trauma ou de uma cicatriz cirúrgica (fenômeno de Koebner). Em virtude das diferentes formas de queratinização das palmas das mãos e das solas dos pés, a psoríase aí não é comum, mas nos indivíduos nos quais pode ser observada toma a aparência de grandes pústulas estéreis, a *psoríase pustular*. Uma complicação comum a cerca de metade dos casos são danos nas unhas, que apresentam pequenas crateras em sua superfície denominadas depressões puntiformes, às vezes há o descolamento do leito ungueal ou deformação. Cerca de um em cada 15 pacientes desenvolve artrite em uma ou mais articulações, freqüentemente envolvendo os dedos — a artrite psoriásica.

A *ictiose* é uma condição não-comum, observada principalmente em crianças novas, habitantes de climas frios e secos, e a maioria dos casos é hereditária. A pele adquire a aparência seca e escamosa dos peixes (do grego, *ichtheus*: peixe); em alguns casos, está associada ao eczema atópico, apresentando prurido especialmente na face e braços, onde é mais proeminente. Deve-se atentar para a dieta, que pode apresentar deficiência em nicotinamida. Condição semelhante, denominada *tilose*, afeta apenas as palmas das mãos e solas dos pés, que se apresentam extremamente grossas (*hiperqueratose*).

DISTÚRBIOS SEBÁCEOS — ACNE

As glândulas sebáceas secretam uma substância gordurosa, o sebo, nos pêlos e cabelos, não apenas para protegê-los da água, mas também para evitar infecções causadas por fungos, tais como a *tínea* (razão pela qual são as crianças que mais comumente adquirem tínea no couro cabeludo, pois suas glândulas são menos desenvolvidas). A taxa de secreção seborréica depende em muito do estímulo provocado pelos hormônios sexuais, especialmente os androgênios. Os estrógenos tendem a diminuir esse fluxo, sendo essa a razão pela qual as mulheres freqüentemente observam uma flutuação durante o ciclo menstrual, mas a pequena taxa de testosterona que produzem é suficiente para estimular as glândulas.

A *Acne* é uma das principais conseqüências da seborréia (literalmente, fluxo de sebo), que ocorre em razão de as glândulas não atuarem pela secreção, mas, sim, permitindo que as células de revestimento se aglutinem formando uma massa que dá origem ao sebo. O estreito orifício através do qual o folículo piloso emerge torna-se bloqueado por resíduos, muda de coloração até formar o familiar comedão. Esta última denominação decorre da certeza que tinham os antigos de que estes eram uma espécie de larva que se alimentava dentro de nossa carne. Por isso, em inglês, denomina-se *comedo*, que significa "comilão". Se o problema se limitasse a esses comilões, bastariam uns poucos instantes em frente ao espelho para solucioná-lo, mas, infelizmente, o sebo acumulado é o meio ideal para algumas variedades de bacilos que se alojam apenas na pele, multiplicando-se dentro da glândula sebácea e causando as conhecidas pústulas ou "espinhas" na face, costas e peito. Em suas formas mais severas, a inflamação estende-se pelas paredes das glândulas, atingindo os tecidos subcutâneos, onde dará origem aos cistos cheios de pus que podem coalescer, provocando cicatrizes profundas denominadas de acne cística. Nem crianças muito pequenas são imunes à acne, sendo que suas glândulas sebáceas em desenvolvimento podem estar sujeitas a manchas puntiformes nítidas, denominadas *acne infantil* que, no entanto, desaparecem espontaneamente após alguns meses.

Parecida é a condição da **Rosácea**, que já se chamou acne rosácea; embora hoje se duvide que o problema tenha origem na glândula sebácea, ainda assim ninguém parece ter certeza de qual é sua origem. No entanto, sua aparência é muito similar, com pústulas vermelhas que se formam nas bochechas e especialmente ao redor da boca, atingindo a testa ou o nariz. A pele assume uma aparência inflamada, manchada, com vasos dilatados e interrompidos, e com o peculiar inchaço nasal conhecido como *rinofima*, observado apenas nos homens e geralmente imputado de forma totalmente errônea à intemperança. Uma complicação desta condição, observada mais em mulheres, é a conjuntivite crônica e vermelhidão persistente nos olhos.

Eczema Seborréico é o termo empregado para nos referirmos a um tipo de erupção avermelhada, descamativa e um pouco gordurosa, comum em bebês e em idosos, bastante limitada ao couro cabeludo (onde forma um tipo severo de caspa) ou às dobras do bebê (quando se denomina intertrigo). Aqui também não se encontram evidências de que a secreção sebácea faça parte de sua etiologia, mas sua distribuição no couro cabeludo e nas dobras do corpo podem levar a essa suspeita. Afeta particularmente bebês, nos quais se faz notar ao redor dos olhos sob a forma de blefarite, atrás das orelhas, nas virilhas, sob a forma de dermatite de fraldas e no couro cabeludo, como "dossel de berço". Muito freqüentemente torna-se infectada por fungos tal como a Cândida, e seu "sinal" é o aparecimento de pequenas "lesões satélites", periféricas.

TABELA 4.1 Causas possíveis das erupções

Acompanhadas de febre

Generalizadas:	Sarampo, rubéola, catapora, febre escarlate, febre ganglionar, meningite, síndrome do choque tóxico
Localizadas:	Herpes zoster, impetigo, doença de Lyme, febre reumática, erisipela, celulite, febre tifóide, meningite

Não-febris

Generalizadas:	Eczema, dermatite, psoríase, líquen plano, medicamentosa, púrpura trombocitopênica
Localizadas	
– face:	Acne, rosácea, herpes simples, impetigo, doença da face espancada
– tronco:	Pitiríase rósea, pitiríase versicolor, líquen plano, roséola
– pernas:	Eritema nodoso, púrpura de Henoch-Schoenlein
– diversas:	Escabiose, urticária, tínea, erupção medicamentosa, herpes zoster

INFECÇÕES VIRAIS — VERRUGAS

A epiderme reage a muitos vírus produzindo excrescências tissulares sob a forma de verrugas. Muitos desses vírus enquadram-se na categoria do papilovírus humano; o vocábulo papiloma é utilizado para denominar qualquer tumor epidérmico benigno, e a cada diferente região da pele encontra-se associado um tipo de vírus correspondente. No entanto, esse vírus não se associa apenas à pele, pois também se encontra nas membranas mucosas dos genitais, na forma de verrugas genitais ou venéreas.

As verrugas vulgares que se formam nos dedos constituem um tema curioso, que aparentemente afeta determinados pacientes durante meses, enquanto outros permanecem incólumes a elas; às vezes, aparecem no local de um trauma (novamente, o fenômeno de Koebner), às vezes se apresentam muito lisas, na forma de verrugas planas da face. Quando se situam nas solas dos pés são denominadas *plantares*; às vezes afetam grandes áreas, nas quais a pele assume uma aparência endurecida, espessa (verrugas em forma de *mosaico*), na maioria dos casos dolorosa quando fortemente pressionada contra a derme.

Uma variante desse vírus pode ser observada sob a forma das verrugas penianas e vulvares, conhecidas como *condiloma acuminado* (crista de galo ou cavalo de crista), em virtude de seu perfil irregular, em forma de couve-flor. Esse tipo dissemina-se quase sempre pelo contato sexual e, na maioria dos casos, surge simultaneamente a outras doenças venéreas; é também um dos fatores etiológicos do câncer de colo uterino.

As crianças, em particular, apresentam maior tendência à manifestação de protuberâncias cinza-peroladas e consistentes na face ou no tronco. Trata-se do molusco contagioso, tipo de verruga na qual se observa a presença de um vírus de maior tamanho, o poxvírus, o qual contém uma matéria espessa, cremosa, que se pode observar através das finas ondulações que se formam no topo da verruga. Estas se apresentam geralmente em número de dois a dez, e têm aproximadamente o tamanho de metade de uma ervilha.

A **Pitiríase Rósea** é o nome bastante exótico que foi dado a um distúrbio que se pensou originar-se da presença de um vírus e que ocorre com freqüência em crianças. A palavra vem do grego e significa "semelhante ao farelo" e descreve o aspecto fragmentado que essa erupção apresenta quando em pleno vigor. A primeira indicação de que algo de anormal acontece é o aparecimento, na área do tronco, de uma mancha rosada e oval conhecida como mancha heráldica, que antecede em vários dias a erupção propriamente dita. A criança, em si, geralmente se encontra em perfeitas condições; pensa-se que apresenta um quadro de tínea até que no tronco aparecem as típicas erupções, semelhantes ao desenho de uma árvore de natal invertida e que seguem as linhas das costelas. A erupção estende-se por muitas semanas, eventualmente desaparecendo sem deixar nenhum efeito mórbido e sem que aparentemente a criança possa contaminar os demais, pois, invariavelmente, os casos apresentam um caráter isolado.

INFECÇÕES BACTERIAIS — IMPETIGO

Há um grande número de bactérias e fungos que povoam a pele, mas isso raramente causa algum problema — a não ser que se apresente alguma lesão subjacente causada pelo suor, coçar etc.; nessas circunstâncias, os estreptococos e os estafilococos podem se fazer presentes.

O *Impetigo* é uma das conseqüências mais comuns causadas por esses organismos; trata-se de uma infecção que se espalha pela epiderme quando o soro das pústulas extravasa da superfície cruenta e vesiculosa, congelando-se então sob a forma das típicas crostas cor de mel que se localizam, com freqüência, em lugares alternados do corpo e são bastante contagiosas, mas que aparecem especialmente ao redor da boca das crianças. Normalmente o impetigo tem origem no fato de se coçar, por outro tipo de afecção, tal como psoríase, eczema ou escabiose, podendo também disseminar-se através de lençóis, toalhas etc.

Alguns tipos de estreptococos contêm toxinas que lhes permitem romper os tecidos conjuntivos e espalhar-se rapidamente pela pele, tal como na celulite, que se segue à picada de alguns insetos e que é extremamente dolorosa. Quando isso ocorre nos tecidos da face, o quadro passa a denominar-se *erisipela*, causa edema e aumento de volume pronunciados, pois a pele dessa região é muito frouxa e fina.

O estafilococo na pele pode inflamar, especialmente as pequenas glândulas que se acham ligadas aos pêlos e que secretam gordura: nesses casos, estas se avolumam em função do pus. Quando isso ocorre de forma generalizada, na região dos pêlos da barba, recebe a denominação de *doença de barbeiro* ou *sicose de barba*, já que o contágio se dá ao barbear. Outras partes do corpo que apresentam pêlos também são vulneráveis a infecções, como *furúnculos* ou *terçóis*. Quando o pêlo é removido, há a liberação do pus. Se o furúnculo apresentar-se com uma dimensão tal capaz de conter diversos orifícios de secreção, será então denominado *carbúnculo*, sendo esse tipo de infecção particularmente comum em casos de diabetes. Em função de deficiência alimentar ou de dietas pobres podem ocorrer manifestações recorrentes de furúnculos (as furunculoses), pois as bactérias podem alojar-se de modo assintomático no nariz e ser disseminadas pelo espirro.

INFECÇÕES POR FUNGOS — TINHA OU TÍNEA

Os fungos são os convidados freqüentes menos bem-vindos à nossa pele, geralmente da família Tinha (Tínea). Nesse grupo, apresentam-se quatro espécies principais relacionadas à espécie humana e que parecem possuir suas próprias áreas de atividade preferidas.

A *Tinea pedis* ou pé-de-atleta tem preferência muito restrita aos espaços entre os dedos dos pés das pessoas que suam profusamente ou que não se enxugam com cuidado após o banho. O fungo é facilmente encontrado nos pisos dos vestiários, e em alguns poucos indivíduos provoca um tipo de reação alérgica mais generalizada, a reação "id" que causa irritação de outras partes da pele; nesse contexto inclui-se o pênfigo ou ponfólige. Observa-se a *Tinea corporis* no tronco ou membros. Apresenta-se como uma área rosada, saliente, que em poucos dias e gradualmente se expande, à medida que seu centro clareia. Isso oferece a impressão de um anel semelhante ao chamado "anel das fadas" de certos cogumelos, e é daí que provém seu nome em inglês (*ringworm*, anel de vermes, porque antigamente se pensava tratar-se de um tipo de verme). Com o tempo, apresentam-se lesões satélites ao redor desse centro (o que nos ajuda a distingui-lo do eczema), a erupção passa a causar pruridos e é prontamente disseminada para outras crianças, em idade escolar. Um tipo muito semelhante a esse, a *Tinea capitis* pode ser transmitida por animais tais como cães e gatos, afetando principalmente o couro cabeludo. Desenvolve-se, então, na região, uma área inflamada e contagiosa, podendo ocorrer a perda de cabelo de modo muito similar ao que ocorre na alopecia, da qual deve ser diferenciada.

TABELA 4.2 Possíveis causas dos pruridos

Quadro	Indicadores
Moléstias de pele	Eczema, psoríase, escabiose e muitas outras
Envelhecimento	É comum, se a pele se apresentar ressecada
Icterícia (obstrutiva)	Cálculos biliares, tumores no pâncreas, drogas
Gravidez (últimos três meses)	Principalmente abdominais, podendo ser causadas por deficiência de ferro
Insuficiência renal	Especialmente se houver uremia
Doença de Hodgkins	Especialmente nos estágios iniciais
Doença Celíaca	Rara, associada com a dermatite herpetiforme
Policitemia	Após banhos quentes
Diabetes mellitus	Rara, durante o início da enfermidade
Leucemia	Pode ser um sintoma precoce
Drogas	Contraceptivos orais, Largactil e muitas outras

Por último, apresenta-se a *Tinea cruris* ou *dermatite tropical* (*dhobi itch*, em inglês), que afeta a região inguinal e as axilas e que apresenta uma forma de contágio semelhante à do pé-de-atleta, especialmente nas regiões tropicais. Seu nome se origina do hábito dos indianos *dhobis* de lavarem suas roupas no tanque que lhes era mais próximo, engomando-as depois muito bem, o que propiciava um meio excelente de proliferação para os fungos, e alguns momentos embaraçosos para o rajá!

Um fungo, distantemente relacionado à Tinha, pode afetar os que costumam passar férias expondo-se aos banhos de sol e voltam com um bronzeamento diferente. Será discutido na próxima seção, sobre distúrbios de pigmentação.

DISTÚRBIOS DE PIGMENTAÇÃO — VITILIGO

A cor da pele é determinada pela presença do pigmento melanina, o qual se forma nos melanócitos da camada basal da epiderme. Esse pigmento, de coloração castanho-escuro, é projetado para dentro das células epidérmicas, protegendo seu núcleo sensível contra os danos (e suas possíveis alterações de caráter maligno) acarretados pelas radiações ultravioleta emitidas pelo sol. Suas concentrações são maiores nas raças que provêm de climas quentes e que, portanto, apresentam pele mais escura. As enzimas que produzem a melanina são ativadas pelos raios UV, de forma que a exposição ao sol produz o bronzeamento da pele; mas, à medida que a pele descama, nas semanas seguintes, esse bronzeamento também desaparece. Nem se descarta um certo risco de posteriores alterações de caráter maligno causado pelo costume atual de expor-se com freqüência aos raios solares, especialmente nos casos de pessoas de pele clara, nas quais a melanina se distribui de maneira um tanto desigual formando grupos de melanócitos denominados *sardas*.

Vitiligo é a perda de pigmentação que se apresenta em forma de manchas, mais aparente em pessoas de cor, para as quais pode representar uma fonte de grande constrangimento porque, superficialmente, assemelha-se à despigmentação que se observa nos casos de lepra. Sua denominação tem origem no latim "*vitellus*", ou vitelo, e foi utilizada pelo médico romano Celsus para descrever a semelhança de seus pontos brancos com as pernas de um novilho. Os melanócitos de certas áreas sofrem uma atrofia e chegam mesmo a morrer, acarretando um padrão amplo, simétrico, por todo o corpo. O quadro é muito comum, afetando de alguma forma cerca de uma em cada cinqüenta pessoas e parece estar aumentando. É mais comum nas pessoas que apresentam algumas doenças auto-imunes, como anemia perniciosa e doenças da tireóide; já foram observados anticorpos contra os melanócitos.

Perda de pigmento semelhante, mas de origem completamente diferente, ocorre na *pitiríase versicolor*, e os dois quadros às vezes se confundem. No entanto, essa variedade de pitiríase é um problema originado por fungos, manifestando-se no pescoço e tronco das pessoas que se expõem ao sol por longos períodos e que leva ao aparecimento de moteamento no bronzeado, até que ele desapareça. O ácido produzido pelos fungos clareia a melanina de áreas pequenas e localizadas, e isso tende a se repetir a cada ano, entre as pessoas mais sensíveis.

DISTÚRBIOS DE CABELOS E UNHAS — ALOPECIA

Os pêlos e os cabelos consistem de cilindros de queratina que emergem dos folículos pilosos muito ativos, em cujas raízes as células se dividem em índices altíssimos. Esse índice de crescimento, no entanto, nunca é constante e depois de crescer cerca de sessenta a noventa centímetros (o que pode levar vários anos) o fio de cabelo solta-se e é substituído por outro. Tudo isso se dá dentro de padrões aleatórios, de forma que todos os dias o couro cabeludo perde mais de cem fios de cabelo. Nos animais, uma queda mais cíclica se dá por ocasião da muda de pêlos; nos seres humanos, porém, um fato como esse apresenta-se apenas em decorrência de uma moléstia grave, de um trauma emocional ou gravidez, quando há um súbito afinamento dos cabelos; uma semana depois, caem, e voltam a crescer novamente.

Alopecia é o nome que se dá à perda de pêlos, que possuem bordas bem-definidas (do grego, *alopix*: raposa sarnenta), observando-se no couro cabeludo ou na barba. Geralmente, tem início na infância, mas pode ocorrer em qualquer idade; as placas podem apresentar-se de forma singular ou múltipla, medindo quase sempre cerca de um centímetro. Depois de algumas semanas o cabelo começa a crescer novamente, mas na maior parte dos casos permanecem escassos por algum tempo. Algumas pessoas desenvolvem a alopecia em todo o couro cabeludo ou até mesmo em todo o corpo; nesses casos, a recuperação é improvável. Próximo à área calva encontram-se cotos de fios de cabelo, curtos, de base intumescida — cabelos em forma de *pontos de exclamação!* — que permitem que o quadro se diferencie de outros, tais como a tinha do couro cabeludo ou do cabelo que foi alisado.

Supõe-se que a causa da alopecia seja um processo auto-imune que afeta os folículos pilosos e que, em certos casos, haja uma associação com o vitiligo. É também mais comum nos que apresentam a síndrome de Down.

Da mesma forma que os cabelos, as unhas se desenvolvem a partir da queratina e também apresentam espaços de ar nos quais se tornam esbranquiçadas, isto se observa especialmente nas pessoas que apresentam deficiência de zinco. As unhas se formam no leito ungueal, o qual se posiciona exatamente no local da cutícula; assim, qualquer trauma ocorrido nessa região provavelmente deixará um legado para os cerca de três

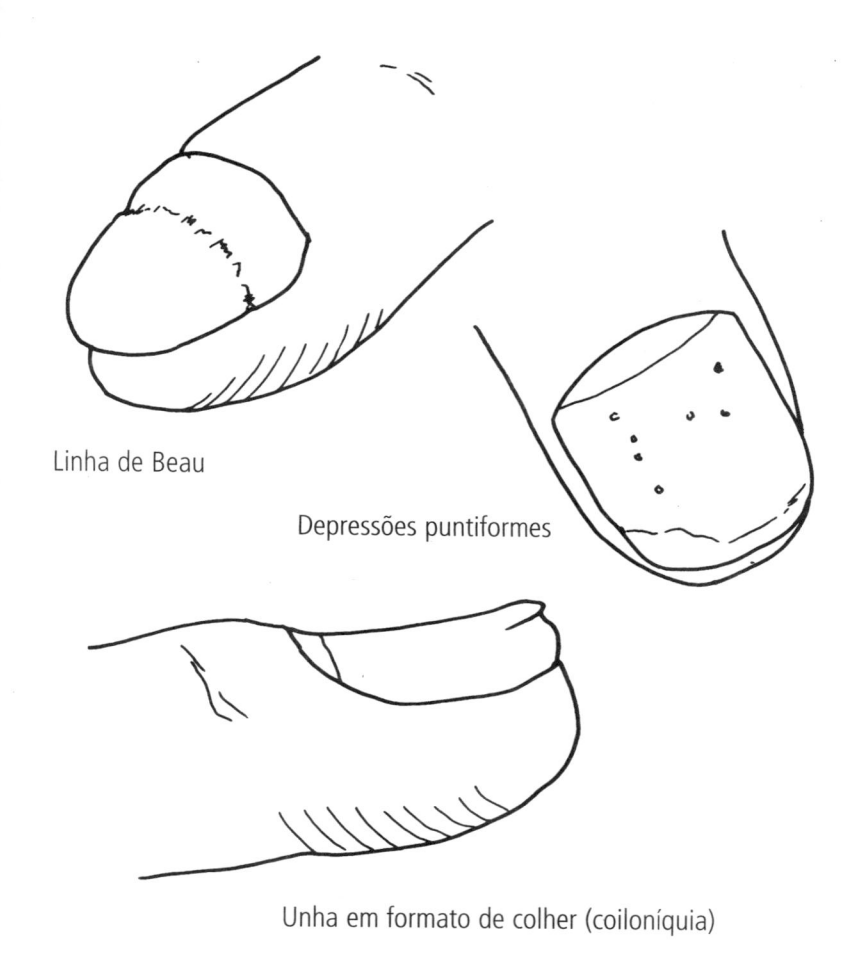

Linha de Beau

Depressões puntiformes

Unha em formato de colher (coiloníquia)

FIGURA 4.1 *Exemplos de patologias ungueais*

meses seguintes, enquanto se der o crescimento das unhas. Observa-se, seja uma ranhura média entre os que costumam cortar suas cutículas, seja uma linha transversa (linha de Beau) nas pessoas cujas unhas páram de crescer durante uma moléstia grave. Danos mais graves se apresentam nas unhas dos dedos dos pés dos jóqueis e cavalariços, que se tornam extremamente espessas e encurvadas.

A descoloração das unhas é comum, especialmente entre os que apreciam a jardinagem, ocasião em que certos tipos de fungos podem alojar-se nas rachaduras das unhas e lentamente torná-las amareladas, verdes ou marrons, pois se interpenetram na queratina, separando-a do leito ungueal. Um distúrbio semelhante de origem por fungos afeta aqueles que freqüentemente colocam suas mãos em água quente, o que provoca inflamações nas cutículas (paroníquia), as quais se tornam vermelhas e amolecidas pela água. Nos casos de moléstias que afetam o fígado e os rins — em que há redução de proteínas séricas — as unhas podem apresentar-se muito empalidecidas ou mesmo totalmente esbranquiçadas; às vezes, isto se limita às meia-luas que aparecem em suas bases. As distorções nas unhas observam-se particularmente nas deficiências graves de ferro, quando estas se apresentam secas, frágeis, facilmente quebradiças e tomando a forma de colher (coiloníquia); esse quadro apresenta-se também nos casos de mixedema. A psoríase leva às conhecidas depressões puntiformes das unhas, pois envolve o leito ungueal, chegando mesmo a descolá-las deste último, ao mesmo tempo em que lhes tira a cor.

TUMORES DE PELE

Os caroços que aparecem na pele podem provir de uma ou mais dentre inúmeras estruturas. Isso deu origem ao aparecimento de uma variedade de termos técnicos, tais como nevos, manchas de pele, verrugas etc., que nem sempre são termos acurados e nem permitem a diferenciação entre lesões benignas e malignas.

Tumores Benignos

Todas as crianças, ao nascer, apresentam alguma forma de manchas de pele, que variam da conhecida "marca da cegonha" — vasos capilares dilatados no pescoço ou na sela do nariz — até a "marca-de-morango", ou nevo cavernoso, que às vezes é muito grande mas que quase sempre desaparece por volta do quinto ano de vida. Ocasionalmente, nascem crianças que apresentam extensos nevos capilares denominados "mancha de vinho do porto", que são persistentes. Por falar nisso, a palavra *nevo*, em latim, na verdade significa *mancha*, mas seu sentido evoluiu para o significado de tumor relacionado a vasos sangüíneos.

As *manchas* representam um conjunto de melanócitos, o pigmento contido nas células da pele e que normalmente se desenvolvem, às vezes em alto número, no decurso de uma vida. Se uma delas se apresentar já por ocasião do nascimento, tenderá a provocar uma distorção dos folículos pilosos daquela área específica, resultando no desenvolvimento de um tufo de pêlos ásperos nessa região. As manchas assumem vários formatos e tamanhos, sendo freqüentemente múltiplas, variando do rosa-claro ao marrom-escuro. Muito raramente se tornam malignas (ver a seguir), sendo mais provável nos casos em que se apresentam em dimensões maiores ou são muito pigmentadas. Nas faixas etárias mais avançadas podem surgir manchas benignas de tipo mais peculiar, mas muito semelhantes às verrugas, particularmente nas têmporas, pescoço ou tronco. São conhecidas como *verrugas seborréicas* ou *senis*, de aparência gordurosa e alcançando às vezes dois centímetros e meio ou mais de diâmetro.

Os *cistos sebáceos* ou "lobinhos", como são às vezes chamados, são cistos das glândulas sebáceas presos aos folículos pilosos. Localizam-se, portanto, principalmente no couro cabeludo, onde se desenvolvem até alcançar o formato de um grão de uva. Raramente infeccionam ou causam algum problema além do de ordem estética. Intumescências arredondadas semelhantes a eles são os denominados *lipomas*, que aparecem no corpo, geralmente nas áreas nas quais existe gordura subcutânea em alguma quantidade, tal como nos quadris, tronco, coxas ou antebraços. São tumores sólidos e benignos de gordura, caracteristicamente macios, indolores e móveis à palpação.

Tumores Malignos

Existem apenas três tumores de pele observados com algum grau de freqüência; todos estão se tornando mais freqüentes, principalmente em virtude do fato de mais e mais estarmos nos expondo ao sol.

Os *melanomas*, em particular, são cinco vezes mais comuns do que o eram há quarenta anos, e metade deles surge em peles normais; o resto, surge a partir de manchas. As evidências iniciais como escurecimento da lesão, prurido, aumento de tamanho e ulceração devem ser encaradas com desconfiança, pois pode haver a ocorrência de metástases distantes. Uma vez alcançado o nódulo linfático local pelo tumor, apenas um terço dos pacientes sobrevive mais que cinco anos, especialmente se a lesão ocorrer na metade superior do corpo.

Os *epiteliomas* ou *carcinomas* de células escamosas tendem a apresentar-se nas regiões da pele danificadas pelos raios ultravioleta. Assim, são comuns em regiões tais como as da Austrália e África do Sul, fazendo-se geralmente observar mais na face, orelhas, mãos etc., de populações brancas. Assemelham-se, de início, a pequenas pápulas que logo se ulceram e sangram, desenvolvendo-se com mais lentidão que o melanoma e metastizando-se mais tarde.

Uma forma um tanto similar de ulceração na face apresenta-se nos casos do *carcinoma basocelular*, mais conhecido como *úlcera rodente*. Essa denominação origina-se do fato de que esse tipo de alteração destrói qualquer tecido que encontre em seu local. Quando não tratado, atinge um tamanho extremamente grande, mas não metastatiza em outras partes do organismo. Faz-se reconhecer por sua localização na face, no nariz ou nos lábios e suas bordas elevadas, ondeadas, com um centro cruento que periodicamente sangra para depois formar uma crosta. É observável muito mais em idosos, especialmente os que foram submetidos à exposição solar durante muitos anos.

5

OSSOS:
DISTÚRBIOS DE
SUSTENTAÇÃO

*O*s ossos são um tecido vivo e, como tal, sofrem modificações constantes, no sentido de que os elementos que o constituem estão sendo continuamente depositados e removidos. Consistem de um entrelaçamento de malhas de fibras de colágeno conhecidas como matriz, mantidas unidas e endurecidas devido à presença do fosfato de cálcio, com pequenas quantidades de magnésio e flúor que também são necessários para mantê-los saudáveis. A regulagem da vida da matriz óssea é desempenhada por três diferentes tipos de células que a criam, preservam e destroem, denominadas, respectivamente, *osteoblasto, osteócitos* e *osteoclastos*.

Os *osteoblastos* são responsáveis pela contínua renovação óssea, sendo, portanto, especialmente ativos na infância, quando estes se encontram em fase de crescimento. Deixam atrás de si os *osteócitos*, que são células ósseas estáveis que atuam como "cuidadoras", mas também detectam a ocorrência de alguma fratura ou situações inadequadas de estresse, quando então convocam de volta os osteoblastos para que eles assumam seu reparo. Os *osteoclastos* são responsáveis pela remoção de osso indesejado e se tornam especialmente ativos quando da ausência de estrógenos em doses suficientes para inibi-los ou quando são estimulados por excesso de cortisona no sangue, como veremos mais adiante. Obviamente, os três devem operar integradamente para que a saúde seja mantida, sendo as moléstias ósseas causadas tanto por um desequilíbrio nessa integração como, mais raramente, por anormalidades na produção de hormônios.

Dois hormônios encarregam-se dos índices de depósito e remoção dos minerais da matriz, o *paratormônio* e a *calcitonina*. O primeiro, o hormônio da paratireóide, dissolve o cálcio dos ossos para mantê-lo em quantidades suficientes no sangue, já que os níveis de cálcio devem ser mantidos constantes mesmo às custas dos ossos. Outro hormônio, controlador do cálcio, a calcitonina, provoca efeito oposto e reduz as quantidades de cálcio liberadas pelos ossos se a quantidade deste se apresentar demasiadamente alta no sangue.

A vitamina D também possui um papel vital no metabolismo do cálcio, aumentando a capacidade de absorção de cálcio da dieta pelos intestinos e auxiliando na mineralização óssea. Está presente na gordura animal e nos produtos laticínios, podendo também ser sintetizada pela ação do sol sobre a pele.

DESENVOLVIMENTO ÓSSEO

O esqueleto começa a formar-se no período intra-uterino, consistindo inicialmente apenas de cartilagem. A mineralização tem início por volta do sexto mês; para isso, o cálcio é retirado do sangue materno e, se necessário, também de seus ossos. Portanto, é importante que as mulheres grávidas mantenham uma dieta adequada, e o leite é uma boa fonte de cálcio.

À medida que a criança começa a crescer, seus ossos se alongam. O núcleo de crescimento é uma faixa transversal próxima à extremidade óssea, logo abaixo da articulação, conhecida como epífise. É na epífise que grandes quantidades de osteoblastos são engajadas na produção de ossos novos que depois serão enrijecidos pela ossificação, com o depósito de minerais. Eventualmente, a criança fratura a epífise por ocasião de uma queda, e se o osso não for corretamente realinhado, ocorrerá o chamado deslizamento epifisário, com o desenvolvimento de deformações. Por essa razão, os danos nas extremidades dos ossos, na infância, devem ser tratados com muito cuidado.

Ocasionalmente, algumas crianças sofrem de uma doença denominada *acondroplasia*, quando nascem desprovidas de cartilagens epifisárias dos ossos longos, o que faz com que seus membros permaneçam pequenos por toda a vida, enquanto os demais ossos do esqueleto se mostram absolutamente normais.

Ao final da puberdade termina o crescimento dos ossos longos, com a fusão da epífise para prevenir o crescimento excessivo; mas, durante o período de crescimento infantil, algumas epífises mostram-se suscetíveis a pequenos traumas, particularmente nos quadris, na coluna, nos carpos do pulso e nos metatarsos dos pés. Se ocorrer uma suspensão temporária do suprimento sanguíneo devido a algum dano, por exemplo, o osso em crescimento por algum tempo amolecerá e pode sofrer uma distorção em função de alguma pressão exercida sobre ele, antes de enrijecer-se novamente. A esse processo dá-se o nome de *osteocondrite* (juvenil) e leva ao

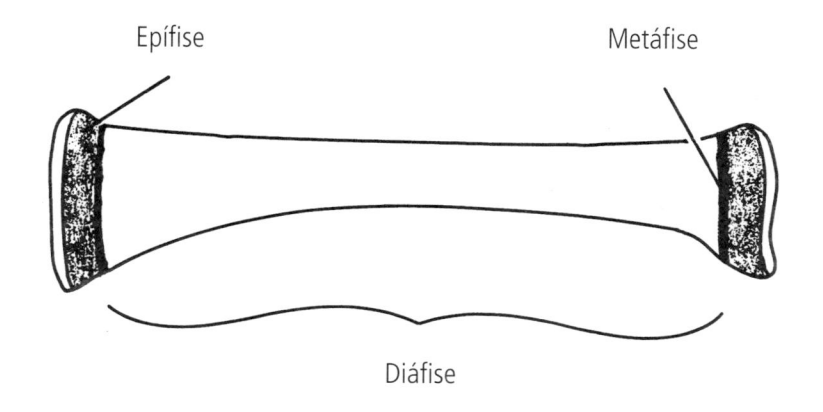

Epífise   Metáfise

Diáfise

FIGURA 5.1 *Anatomia de um osso longo*

aparecimento de processos dolorosos no local afetado, com eventual enrijecimento da articulação envolvida (geralmente os quadris). Desde que o osso abalado seja protegido, a distorção não ocorrerá e não haverá uma deformidade futura, mas se no caso dos quadris permitir-se à criança andar, mais tarde ocorrerá uma *osteoartrite*. As diferentes regiões do corpo em que pode surgir a osteocondrite foram denominadas pelos nomes dos que primeiro as descreveram. São, portanto:

Doença de Perthe — Afeta os quadris, causando claudicação e dor (coxalgia).
Doença de Scheuermann — Afeta a coluna em adolescentes e pode causar dor e cifose.
Doença de Kienbock — Afeta o osso ulnar do punho.
Doença de Freiburg — Afeta a cabeça do metatarso e pode provocar dor ao caminhar.

RAQUITISMO E OSTEOMALACIA

Essencialmente, trata-se de dois nomes para um só quadro; aplica-se raquitismo à sua forma infantil, e osteomalacia, quando este é observado em adultos. Ambos são causados por deficiência de vitamina D, geralmente em virtude da combinação de dieta insuficiente mais a falta de exposição à luz solar. Antigamente, o raquitismo era observado em crianças pobres, que cresciam em cidades poluídas e raramente viam a luz do sol. Embora hoje seja rara no Ocidente, ainda se faz observar em bebês nascidos em países subdesenvolvidos. Desde que, na fase de crescimento, a maior parte da atividade das células de formação óssea encontra-se na linha epifisária, é aí que qualquer deficiência nos depósitos de minerais (pelos quais a vitamina D é responsável) se apresentará sob a forma de tumefação e amolecimento do raquitismo. Essas tumefações se fazem notar especialmente nos *pulsos* e nas *cartilagens das costelas*, onde se assemelham a um colar, o "rosário raquítico".

Fundidas as epífises, na fase adulta, a deficiência de vitamina D terá maior efeito geral sobre os ossos e o esqueleto torna-se, de fato, desmineralizado, condição essa denominada *osteomalacia*. Tanto quanto a falta de vitamina D, a falta de cálcio no sangue provoca a desmineralização óssea; assim, a osteomalacia pode ser conseqüência de uma insuficiência renal crônica, que concorrerá para sua perda orgânica, ou da doença celíaca, que impede que este seja absorvido. A clássica origem por ausência de vitamina D pode às vezes ser observada entre as mulheres do Oriente Médio, que nunca expõem sua pele ao sol; e especialmente na época da gravidez, quando a demanda de cálcio é maior, elas podem apresentar dores generalizadas, dor óssea e grande fraqueza muscular (pois o cálcio também tem um papel muito importante na capacidade de contração muscular). De fato, se a taxa de cálcio sangüínea cair abaixo dos níveis mínimos exigidos pelos músculos, estes apresentam um tipo de espasmo denominado tetania (não confundi-lo com a moléstia infecciosa tétano).

DESVIOS DA COLUNA

A coluna normal apresenta uma curvatura convexa suave, ao nível dos ombros, e côncava na região da cintura, que são denominadas *cifose dorsal* e *lordose*. No entanto, essas curvas, normais, podem se tornar exageradas em virtude da osteoporose ou simplesmente da má postura. Outro tipo de anomalia da curvatura se dá no caso de desvio lateral ou *escoliose* observada em alguns adolescentes, especialmente no caso de garotas, à medida que a coluna se desenvolve. Às vezes, deve-se à fraqueza muscular de um dos lados, como nos casos de poliomielite; porém, com freqüência, não há uma causa evidente.

OSTEOPOROSE

Quadro muito mais comum do que a osteomalacia (embora ambos sejam confundidos muitas vezes). Trata-se de uma condição na qual os ossos se tornam menos densos, mas retêm por igual suas proporções de matrizes e minerais, não sendo, portanto, causada apenas pela falta de cálcio. Os ossos do corpo humano alcançam sua densidade máxima em torno dos 35 anos de idade; a partir daí, tendem a se tornar mais leves. Diz-se que ocorre a osteoporose quando os ossos se tornam tão fracos que tanto fraturam como se curvam, e essa condição é comumente observada em mulheres que começam a perder massa óssea após a menopausa. Cerca de uma dentre quatro mulheres desenvolve um índice tão acelerado dessa perda que, por volta dos setenta anos, os ossos tendem a fraturar-se com extrema facilidade em caso de uma queda.

O aumento da atividade dos osteoclastos em mulheres deve-se a uma queda dos estrogênios circulantes, que normalmente ocorre por volta da época da menopausa, podendo ter início ainda precocemente. Os homens, ocasionalmente, a apresentam, mas nesse caso isso se deve mais a uma grande redução da renovação óssea do que ao aumento de sua capacidade de absorção, não se relacionando com desequilíbrio hormonal.

Qual a razão, então, de algumas mulheres apresentarem uma severa falência óssea quando envelhecem, enquanto outras são imunes a esses efeitos? A resposta, em parte, é de ordem genética, pois quanto maior for a massa óssea na juventude, mais demorado será o estabelecimento da osteoporose. O mesmo acontece se a menopausa se der mais tarde, ou se a mulher tiver tido muitos filhos (o que aumenta os níveis de estrogênio). É interessante notar que as mulheres que apresentam osteoartrite primária nos dedos (ver Capítulo 6) possuem ossos relativamente densos e menor chance de fraturas.

Por outro lado, certos fatores aumentam o risco de desenvolvimento do quadro: incluem-se aí o fumo, a insuficiência dietética, o hipertireoidismo, tratamentos à base de cortisona e falta de exercícios físicos. Este último é necessário para a estimulação óssea e atividade dos osteoblastos. A anorexia nervosa na juventude também pode ser uma causa de problemas ósseos posteriores, da mesma forma que a má absorção provocada pela doença celíaca. A essas mulheres é oferecida a *terapia de reposição hormonal* como um método de prevenção da osteoporose, mas este deve ser levado a efeito poucos anos antes do surgimento da menopausa para evitar a perda óssea, pois uma vez que esta já tenha ocorrido, não há possibilidade de recuperação. O método tem como significado, naturalmente, a continuação da menstruação e isso pode causar um certo incômodo. Ministra-se uma combinação de pequenas doses de estrogênio e progesterona, esta última para evitar o crescimento excessivo do endométrio uterino, que poderia tornar-se maligno. Houve uma época em que se pensou que haveria um aumento de risco de câncer de mama, mas estudos recentes demonstraram não ser esse o caso. O fato de as pessoas mais velhas terem limitada sua capacidade de absorção de cálcio a partir da alimentação devem ser também prescritos cálcio e vitamina D.

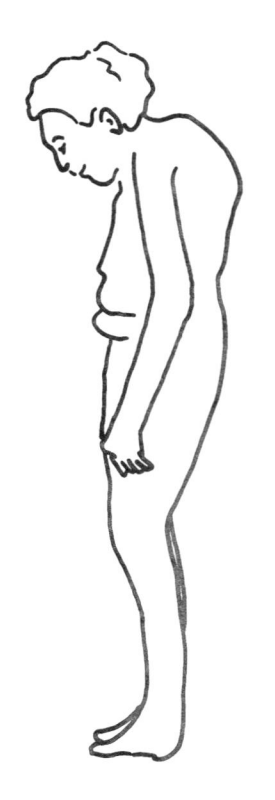

FIGURA 5.2 *Postura típica de osteoporose*

A osteoporose leva ao aparecimento de sintomas em vários ossos, geralmente em forma de fraturas. Uma pessoa mais velha apresenta mais tendência a quedas e os ossos que mais comumente se fraturam são os dos punhos e dos quadris. O primeiro tipo, denominado fratura de Colle, não é muito sério e geralmente exige apenas uma imobilização por algumas semanas, mas uma fratura de colo do fêmur geralmente pode causar problemas, havendo até mesmo casos em que se exige uma prótese de quadril. Mais ainda, pode acarretar a perda de independência e um considerável risco do surgimento de uma pneumonia. Outros ossos em que ocorre esse problema são as vértebras, que podem comprimir-se — fratura por compressão. Isso normalmente se dá na porção frontal da vértebra, o que leva ao inclinamento também frontal da coluna, acarretando uma cifose — "a herança do corcunda". A compressão do conteúdo abdominal pode levar à incontinência urinária ou a uma hérnia do hiato; na ocorrência súbita do colapso dessa hérnia, comumente se observa uma severa dor nas costas, que se irradia circundando o tronco ou o abdômen.

DOENÇA DE PAGET

Mais uma vez, trata-se de um distúrbio relacionado ao equilíbrio normal existente entre criação e destruição óssea; nesse caso, porém, são os osteoblastos que erram, criando mais tecidos ósseos do que se faz necessário e de maneira um tanto irregular, de forma que são deixadas grandes cavidades. Esses espaços são preenchidos por tecido fibroso muito vascularizado, sendo então ocupados por um volume de sangue tão grande que o paciente pode entrar em estado de insuficiência cardíaca devida ao esforço para manter uma circulação tão grande. Os ossos aumentam e se distorcem, à medida que se expandem; a primeira região a se fazer notar pode ser a do crânio, nas pessoas que têm o hábito de usar chapéu, quando se faz necessário um tamanho maior. Os ossos longos também se encurvam e tornam-se mais espessos e irregulares — daí a denominação alternativa de osteíte deformante para essa condição — e a coluna desenvolve uma cifose.

A doença de Paget se restringe a pessoas de mais de cinqüenta anos, branda na maioria dos casos, às vezes nem chegando a ser notada a não ser com o exame do crânio por raios X, quando se observa um aumento na densidade óssea. Em outros casos, pode dar origem a dores na região afetada e dores de cabeça em função do estiramento do periósteo, geralmente piores à noite. Para uma pequena minoria, cerca de 1%, os osteoblastos escapam totalmente ao controle e em poucos anos o quadro assume um caráter maligno.

6

ARTICULAÇÕES:
DISTÚRBIOS DE EQUILÍBRIO

Os termos "artrite" e "reumatismo" são freqüentemente usados, de forma mais geral, para indicar as dores que comumente pioram com o movimento; num sentido mais estrito, porém, a palavra "artrite" se refere à dor que se origina em uma articulação, enquanto "reumatismo" significa qualquer dor ou incômodo que se movimenta por todo o corpo e, assim, pode originar-se nos músculos, tendões ou ligamentos. Existem várias moléstias, de cujo quadro geral faz parte a artrite, mas apenas cerca de meia dúzia delas, ou perto disso, são observadas com certa freqüência.

A dor numa articulação origina-se das superfícies que a recobrem, a cartilagem ou a membrana sinovial, que, quando inflamada, exsudará sobre a articulação um líquido que a torna tumefata — a efusão. A superfície cartilaginosa das articulações destina-se essencialmente a absorver os choques contra os ossos e, assim, às vezes tende a suportar grandes sobrecargas. Por exemplo, a articulação de um joelho tem uma área superficial de aproximadamente quatro polegadas quadradas, transmitindo metade do peso de um corpo de 200 libras, a uma pressão de 25 libras quadradas por polegada, o que é igual à pressão exigida por um pneu de automóvel. Quando caminhamos, essa pressão é duplicada; quadruplicada, quando corremos; assim, qualquer excesso de peso que tenha de ser carregado coloca-a sob grande sobrecarga.

OSTEOARTRITE

A cartilagem que reveste e amortece as extremidades dentro das articulações pode começar a se desgastar em algumas pessoas, em especial (mas não necessariamente) naquelas que têm de suportar um peso maior. O processo se acelera se a sobrecarga sofrida for maior — freqüentemente, em virtude de a pessoa apresentar excesso de peso ou em função de ser aplicada sobre um pequeno ângulo e não pelo centro da articulação, como acontece após uma fratura, em casos de má postura, ou quando a articulação perdeu sua estabilidade por alguma outra forma de artrite, como a artrite reumatóide. Esse processo de desgaste físico ou "eburnação" da cartilagem é a base da osteoartrite e, como a cartilagem se posiciona fora do osso, as células ósseas que estão abaixo tentam freneticamente reparar o dano através da proliferação e mineralização óssea apenas para que ele seja constantemente fissurado. O líquido sinovial é liberado sobre essas fissuras que então desenvolvem pequenos cistos denominados "geodos", os quais, posteriormente, enfraquecem o osso. A única região em que o osso em proliferação não se encontra submetido a essa pressão são as bordas externas das articulações, onde ocorrem aumentos irregulares denominados osteófitos, que se observam muito claramente nos dedos das mãos sob a forma de nódulos de Heberden.

Osteoartrite primária é a denominação que se dá ao tipo que se manifesta em decorrência do envelhecimento, geralmente observada nos joelhos e mãos, mas também nos quadris, na coluna vertebral e, mais raramente, nos ombros. Em regra, apenas poucas articulações são afetadas e as pessoas começam a apresentar sintomas a partir dos cinqüenta anos de idade. As mulheres tendem a ser mais vulneráveis do que os homens: cerca de uma em cinco apresenta sintomas em algum momento da vida.

Quando as intricadas articulações da coluna, particularmente as articulações facetárias, são afetadas por essa enfermidade, recebem a denominação de espondilose (do grego, spondylos: vértebra), originando muitas dores nas costas nas faixas etárias mais avançadas. Mas, ainda, os osteófitos que se desenvolvem no pescoço costumam pressionar as artérias vertebrais que circulam no interior dos corpos vertebrais cervicais para suprir as regiões posteriores do córtex. Isso pode levar a sintomas neurológicos, tais como tonturas e perda de visão quando o paciente vira a cabeça em determinada direção.

Nem todas as articulações afetadas pela osteoartrite apresentam um quadro doloroso, e não é raro observarem-se mãos afetadas, mas indolores, especialmente nas articulações indicadas na Figura 6.1. Se, no entanto, apresentar-se afetada a articulação metacarpofalangeana da base do dedo polegar serão maiores as probabilidades de dor e totalmente incapacitante a enfermidade, pois o quadro afeta as atividades que envolvem a capacidade de preensão. A dor é também uma característica da osteoartrite primária dos quadris, aumentando com movimentos súbitos, tais como os de subir escadas, e irradiando-se da coxa ao joelho. Se a área afetada for a do joelho, a probabilidade de dor surge até mesmo ao cami-

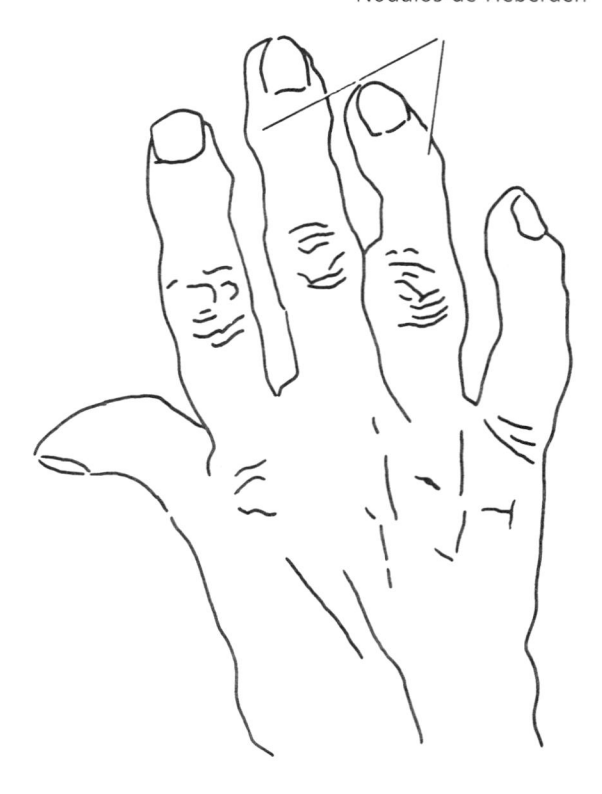

Nódulos de Heberden

FIGURA 6.1 *Osteoartrite nas mãos*

nhar em solo irregular ou ao descer uma escada. Em todos os casos, a dor piora com o frio e a umidade e, ao contrário da dor característica da artrite reumatóide, que geralmente aumenta com o movimento, neste quadro ela não se altera durante a prática de exercícios.

ARTRITE REUMATÓIDE

Esta enfermidade deriva seu nome do vocábulo *rheuma*, que quer dizer corrente de humores mórbidos que se acreditava percorrer o corpo humano; refere-se ao amplo quadro de sintomas de dores e desconforto que freqüentemente são os mais precoces indicadores da presença dessa enfermidade. Não são apenas as articulações que são afetadas pela artrite reumatóide. O termo "doença reumatóide" talvez seja mais apropriado para indicar o que, na verdade, é um distúrbio do tecido conjuntivo das articulações, vasos sangüíneos, pele, pulmões, olhos e tecido linfóide. Muitas teorias existem sobre a origem desse quadro, nenhuma das quais totalmente convincente. Incluem-se aí causas infecciosas, autoimunes, genéticas e psicológicas. O que se tem como estabelecido, no entanto, é que cerca de 90% dos casos apresentam no sangue uma proteína anormal, denominada fator reumatóide. Essa proteína é um anticorpo contra um anticorpo — aparentemente, o organismo seleciona um de seus pequenos anticorpos IgG e produz um anticorpo IgM muito maior para combatê-lo; esse anticorpo maior, então, volta-se ao ataque contra a membrana sinovial das articulações e também contra outros tecidos. No entanto, a razão de esse processo subitamente apresentar-se em uma em cada 50 pessoas de idade entre trinta e cinqüenta anos está cercada de muito mistério. Uma teoria é a de que as proteínas das articulações sofrem um dano em função de uma infecção ou alguma outra causa e que isso altera sua estrutura antigênica, tornando-a não mais reconhecível pelo organismo, que começa a produzir anticorpos contra ela — uma doença auto-imune.

Os primeiros indícios de que algo não vai bem são geralmente insidiosos e podem incluir febre, fraqueza e depressão, perda de peso ou rigidez matinal progressiva nas mãos, nos pés ou nos joelhos. Ocasionalmente, o início da moléstia é súbito e dramático, com apenas uma articulação inicialmente envolvida, *monoartrite*, em oposição à subseqüente *poliartrite*. As membranas sinoviais inflamam-se e secretam líquido na articulação, que incha e torna-se extremamente sensível e rígida durante a fase aguda. Mais tarde, a membrana sinovial prolifera e espessa (em contraste com a osteoartrite), produzindo o que se denomina *pannus* (do latim, cobertura). Se a articulação não for mobilizada, há risco de fusão de duas membranas sinoviais, o que terá como resultado uma articulação imóvel, não-funcional. É esse *pannus* que provoca a dor persistente, a rigidez e a limitação da gama de movimentos das articulações que são por ele afetadas (é removido através da cirurgia denominada sinovectomia).

Seja como for o início do quadro, provavelmente progredirá para uma poliartrite, na qual são afetadas várias articulações, embora não de forma severa, principalmente das mãos, que são seu primeiro alvo. Estas desenvolvem uma tumefação característica nos nós dos dedos, que desviam em direção à ulna (desvio ulnar) e nas articulações interfalangeanas proximais (articulações dos dedos das mãos que se localizam mais próximas aos seus nós). Estas provocam o desenvolvimento, nos dedos, em forma de fuso e, às vezes, a característica *deformação pescoço de cisne*, ou a *deformação em Z*, que afeta os polegares (ver Figura 6.2).

Assim como as articulações das mãos, qualquer articulação pode ser afetada, especialmente as dos punhos, cotovelos, ombros, joelhos e pés, mais raramente as dos quadris, tornozelos e coluna. As mesmas articulações que são afetadas nas mãos o são também nos pés, e provocam a sensação de caminhar-se com os pés nus sobre pedregulhos, pois os metatarsos tornam-se instáveis, exigindo sapatos especiais. Se forem afetados os joelhos, dá-se o desgaste do músculo quadríceps da coxa, podendo ocorrer a formação de um cisto de Baker na parte posterior da articulação, acompanhado de um leve inchaço do ponto fraco da cápsula articular e mesmo, possivelmente, ruptura dos músculos da panturrilha, o que simula uma trombose venosa profunda.

O envolvimento da coluna cervical não é menos freqüente e dá origem à dor na parte superior do pescoço. Quando a articulação atlantoaxial é afetada, existe a possibilidade de uma perigosa instabilidade do processo do odontóide, que pode subluxar (sofrer deslocamento parcial) onde atravessa o atlas e pressionar a medula espinhal; por isso, os pacientes que se queixarem de dores que irradiam ascendentemente até o couro cabeludo devem ser tratados com muita atenção.

Manifestações Não-Articulares

Muitos outros sistemas do corpo podem ser afetados pela artrite reumatóide; alguns desses casos são raros e não serão discutidos aqui. Um dos mais comuns é o dos nódulos subcutâneos, observados nas proeminências ósseas dos cotovelos, ombros e joelhos ou nos tendões dos punhos e pés. São tumefações duras, indolores, de tecidos conjuntivos em degeneração, de mais de quatro centímetros de diâmetro, que se formam em reação ao extravasamento do fator reumatóide de vasos lesados. Outro achado concomitante à artrite reumatóide é a anemia, que se manifesta em virtude de uma inibição medular do aproveitamento de ferro (embora não se apresente sua falta no organismo) e esta, somada ao esmaecimento de pele que se apresenta, confere ao paciente uma compleição pálida, de cera. Alguns casos de anemia são exacerbados em virtude de hemorragias gástricas causadas pela ingestão de aspirinas e outras drogas medicamentosas utilizadas para o tratamento da artrite.

Os *nódulos linfáticos*, às vezes, apresentam-se aumentados nas proximidades de uma articulação seriamente afetada; em especial, em crianças que apresentam um tipo ligeiramente diferenciado de artrite reumatóide: a doença de Still, que geralmente inclui um aumento generalizado dos gânglios linfáticos e do baço.

Outra conseqüência muito comum, que afeta cerca de 15% dos pacientes de AR, é o ressecamento das secreções das glândulas salivares e lacrimais, quadro esse denominado síndrome de Sjogen. Esta leva a di-

Tumefação em forma de fuso

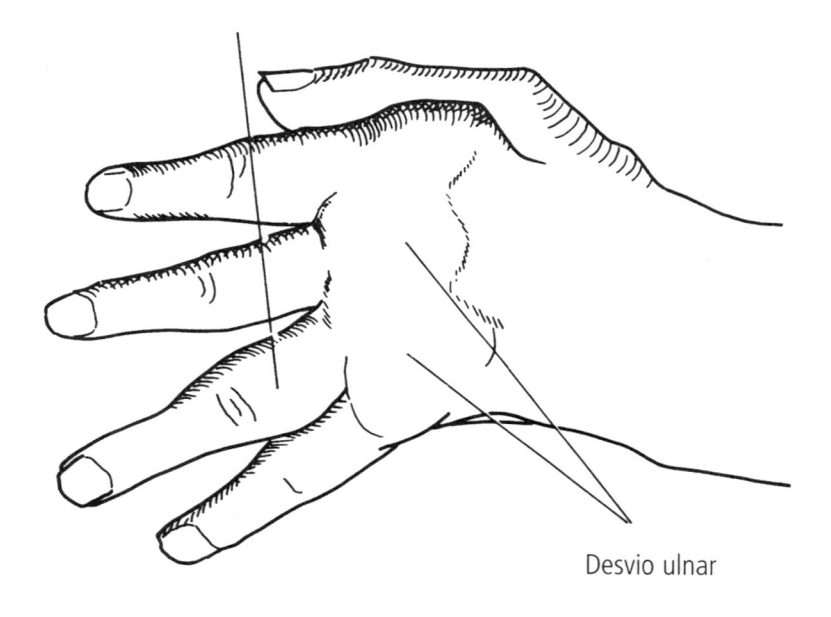

Desvio ulnar

FIGURA 6.2 *Artrite reumatóide avançada, na mão*

ficuldades de deglutição, olhos inflamados e doloridos, especialmente ao redor da parte branca do olho (episclerite).

Falta de ar, especialmente nos homens portadores da AR, pode ser uma indicação de que a pleura foi afetada e está reagindo com a produção de efusão pleural. Entre as mulheres há maior probabilidade de relatos de compressão do nervo mediano nos punhos e sensação de formigamento nas mãos — *a síndrome do túnel do carpo*.

GOTA

A despeito de seu caráter teatral, a gota é um dos quadros mais dolorosos conhecidos pelo homem (as mulheres, em geral, são imunes a ela até após a menopausa), tendo sido muito bem descrito por Hipócrates. Pitt, o Velho, sofreu severamente desse mal em toda sua vida e teve que ser carregado em uma cadeira de rodas especialmente construída para isso — o que provavelmente terá estimulado o ponto de vista de que essa é uma doença de coronéis reformados, que advém em decorrência de seu alto padrão de vida. Na realidade, a média dos pacientes de gota encontra-se entre homens jovens, de vinte ou trinta anos, que apresentam dores intermitentes na base do dedo maior do pé, que com mais facilidade se atribuem a algum esforço ou trauma, até que se tornam intensas como queimadura e a articulação torna-se quente, avermelhada e inchada (podagra).

O problema decorre da formação de cristais de ácido úrico nas articulações e em outras áreas, normalmente em decorrência de sua excessiva presença no sangue. O ácido úrico é formado de DNA e de RNA, os constituintes dos núcleos das células; fragmentados pelo fígado, eles são transmitidos ao sangue para sua excreção. A quantidade pela qual os rins podem excretá-los é limitada: se esse nível for ultrapassado, o excedente forma um *pool* desses elementos, do qual uma parte se cristaliza nas articulações, nos rins ou nas cartilagens (estes são conhecidos como tofos). A articulação mais procurada é a metatarsofalangeana do dedo do pé (ver Figura 6.3), talvez em virtude de esta ser a que se situe mais abaixo, ou seja, a mais fria do corpo. Às vezes outras dessas articulações podem ser afetadas, particularmente as dos joelhos e cotovelos, provocando dores excruciantes ao movimento ou ao toque.

Se o organismo formar cristais de ácido úrico de maneira muito rápida, podem ocorrer formações de pedras nos rins ou até mesmo cristalizar-se em seus túbulos, levando à insuficiência renal, embora isso seja raro. Os depósitos tofáceos são observados em pessoas que de há muito sofrem de gota e ocorrem nos pavilhões auriculares e nos tendões dos braços, onde eventualmente podem ulcerar-se e liberar matéria semelhante ao giz (do latim, *tofus*: rocha).

A gota tende a ser de caráter familiar. Após a primeira crise, pode ser que não ocorra mais nenhuma ou podem ocorrer algumas com longos períodos assintomáticos. É preferível evitar-se o tanto quanto possível a ingestão de alimentos tais como carne e derivados de leite, pois isto tem dado bons resultados na prevenção de futuros ataques. Estes às vezes podem ser precipitados pelo uso de diuréticos, quando o nível de fluido orgânico sofre uma baixa e efetivamente aumentam as taxas de ácido úrico no sangue, ou quando o organismo destrói um número excessivo de células, tal como acontece nos casos de leucemia ou psoríase.

O ácido úrico, no entanto, não é a única substância que se cristaliza nas articulações. Pessoas idosas às vezes tendem a apresentar o que se denomina "pseudogota". Nessa condição, muito menos dolorosa, são afetadas as grandes articulações, especialmente as dos joelhos, por um mineral que é um sal de cálcio, o pirofosfato de cálcio. As articulações, porém, são severamente afetadas, o que pode acarretar uma osteoartrite no futuro.

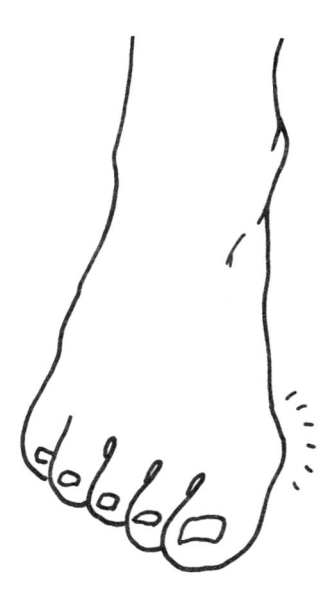

FIGURA 6.3 *Gota, apontando-se a articulação mais freqüentemente afetada*

ESPONDILITE ANQUILOSANTE

A patologia das articulações que vimos até agora limitou-se às do tipo sinovial, que contêm líquido e que se destinam a uma amplitude de movimento maior que as do tipo cartilaginoso, mais limitadas. Estas se localizam na coluna vertebral, ligando as vértebras, nas costelas e no externo, onde não se fazem necessários grandes movimentos e, assim, a elasticidade que essas cartilagens apresentam é suficiente. Lamentavelmente, elas também não estão livres de problemas. Estão sujeitas a calcificações e, mesmo eventualmente, à ossificação, quando a cartilagem é substituída por tecido ósseo. Quando isso acontece, o movimento não é mais possível — e diz-se então que a articulação apresenta-se *anquilosada*.

Desde que a denominação para a artrite da coluna é "espondilite", a enfermidade *espondilite anquilosante* indica enrijecimento da coluna — e esse é o principal efeito, a longo prazo, desse quadro. Manifesta-se pela gradual ossificação dos discos intervertebrais, mas seus sinais mais prematuros mostram-se tanto nas articulações sacroilíacas como na periferia do corpo, onde os tendões cartilaginosos se inserem aos ossos (as "enteses"). Destes, os preferidos da calcificação são os da sola dos pés, na fáscia plantar (*fascite plantar*), o tendão de Aquiles (*tendinite*), os ossos dos quadris e a cintura escapular — todos se apresentarão sensíveis à palpação. A localização clássica da espondilite anquilosante, porém, é a articulação sacroilíaca, que progressivamente se funde e enrijece, e geralmente prenuncia o início da patologia.

A história é de um quadro de rigidez matinal e dor lombar baixa ao andar, geralmente em homens jovens, com diminuição da dor pelo movimento; a dor reaparece no decorrer do dia, em função da posição sentada por longos períodos. Em algumas pessoas manifesta-se também uma sensação de fraqueza e fadiga progressivas e inexplicáveis, o que leva a que se suspeite de uma representação por parte do paciente — até que os demais sintomas se apresentem. A flexibilidade da espinha desaparece gradualmente, especialmente se não se estimula a prática de exercícios, e a imobilidade causa grandes danos. Esta leva a uma rápida rigidez da coluna com discos calcificados e tumefeitos — a espinha em bambu —, assim denominada em função de sua semelhança, observada em raios X, como uma vara de bambu. Os homens são muito mais vulneráveis do que as mulheres a essa enfermidade, muitas vezes no período da adolescência ou quando jovens adultos; alguns deles, mais tarde, apresentarão complicações dela decorrentes, entre elas a irite, que se apresenta na forma de lacrimejamento e irritação oftálmica dolorosa ou, menos freqüentemente, danos causados à aorta e à válvula aórtica.

TABELA 6.1 Possíveis causas da artrite

Quadro	Indicadores
Osteoartrite	Em uma só articulação, piora aos movimentos
Artrite reumatóide	Debilidade geral, febre, padrão articular
Gota	Geralmente o dedo do pé, muito sensível
Espondilite anquilosante	Piora matinal, jovens do sexo masculino
Síndrome de Reiter	Uretrite, conjuntivite
Colite ulcerativa	Dores abdominais, diarréia
Lúpus eritematoso	Rash cutâneo, problemas renais
Febre reumática	Hipertermia, rash cutâneo, sopro cardíaco, infecções da garganta
Sarcoidose	Chiado de peito, tosse
Psoríase	Rash cutâneo, depressões puntiformes
Artrite séptica	Extrema sensibilidade, febre
Púrpura Henoch-Schonlein	Crianças, dor abdominal, diarréia sanguinolenta, rash
Síndrome de Behcet	Ulcerações orais e genitais, irite

SÍNDROME DE REITER

Reiter foi quem primeiro descreveu uma tríade de sintomas, que se compunha de artrite, uretrite e irite ou conjuntivite. Esses sintomas são observados três a quatro semanas após um processo infeccioso, usualmente venéreo, com secreção uretral e, às vezes, uma infecção intestinal com diarréia.

Presentemente, parece não haver dúvidas de que tanto a doença de Reiter quanto a espondilite anquilosante são uma forma de "artrite reativa", que são desencadeadas por um fator ambiental. No caso da espondilite anquilosante, esse fator é desconhecido, mas na síndrome de Reiter pode ser tanto uma infecção por clamídia como pela shigella (disenteria), salmonela ou uma infecção por campilobácter, embora a primeira delas seja a mais comum.

Tanto a doença de Reiter como a espondilite anquilosante são relacionadas com a presença do antígeno HLA B27 nas células do organismo (ver Capítulo 2), e tanto ele como o fator ambiental têm de estar presentes para que a moléstia se instale. São muitas as condições onde isso é um fator, sendo esse o motivo pelo qual muitos quadros, tais como o da psoríase, a doença de Crohn e a colite ulcerativa, apresentam a artrite como um de seus sintomas possíveis. A síndrome de Reiter afeta as grandes articulações sinoviais e, às vezes, também as cartilaginosas; em alguns indivíduos pode haver a ocorrência de *rashs* cutâneos.

DROGAS E ARTRITE

Por muitos anos, a aspirina, originalmente destilada a partir da casca do salgueiro, em 1837, foi a droga favorita utilizada no tratamento da artrite, embora o método pelo qual atua fosse, até recentemente, um mistério. Hoje parece que a substância age sobre um grupo de substâncias denominadas *prostaglandinas*, em razão de terem sido encontradas, em alto teor de concentração, no líquido seminal da próstata. Existem inúmeras e diferentes prostaglandinas, em vários tecidos humanos, cada uma apresentando um efeito particular. Por exemplo, nas mulheres, algumas delas estimulam a ovulação e apresentam uma poderosa influência sobre o útero; assim, são utilizadas na indução do trabalho de parto ou para interromper a gravidez. Outra age sobre o cérebro, onde atua sobre o centro termorregulador, aumentando-a como uma forma de reagir às toxinas produzidas pelas bactérias pirogênicas. Outra, ainda, é produzida pelas plaquetas para aumentar sua adesividade e produzir a coagulação.

A aspirina tem como efeito a inibição de muitas dessas funções das prostaglandinas. Assim, evita o aumento da temperatura corporal e inibe a ação das plaquetas, o que em geral é útil quando existe uma tendência à trombose. Sua função mais conhecida, no entanto, é a *analgésica*, isto é, a de eliminar a dor. Em virtude de as prostaglandinas sensibilizarem os terminais nervosos aos estímulos dolorosos, ao bloqueá-las obtém-se um certo alívio, o que é particularmente útil nos casos brandos de artrite, especialmente quando se fazem acompanhar de febre, tal como ocorre na febre reumática. Quando foi descoberto seu modo de ação, teve início uma pesquisa para se descobrir outras antiprostaglandinas, na esperança de que estas pudessem ter menos efeitos colaterais, dentre os quais os principais eram a úlcera e a hemorragia gástricas.

Sabia-se que a cortisona (ver Capítulo 16) era uma poderosa droga antiinflamatória, mas que atuava de forma bem diferente, causando numerosos efeitos indesejados. No entanto, logo foram descobertas drogas análogas à aspirina, de potência e efeitos colaterais variados. A estas foi dada a denominação de "drogas antiinflamatórias não-esteroidais". A mais antiga, a butazolidina, ou "buta", como é apelidada, era igualmente muito poderosa e muito tóxica para o sangue. Assim, teve seu uso descontinuado, exceto, ocasionalmente, em uso hospitalar. Os antiinflamatórios não-esteróides mais comumente utilizados (com suas marcas entre parênteses) são indicados na tabela que se segue.

Droga	Comentários
Naproxeno (Naprosyn)*	Seguro, isento da maioria dos efeitos colaterais
Ibuprofeno (Algi-Danilon)*	Antiinflamatório seguro e suave
Benorilate (Benoral)*	Composto de aspirina e ésteres do paracetamol
Cetoprofeno (Profenid)	Utilizado em casos de dismenorréia
Piroxicam (Feldene)	Ação mais prolongada, mais amplo leque de efeitos colaterais
Azapropazona (Rheumox)	Possível fotossensibilidade
Dicofenac (Voltaren)	Analgésico mais poderoso
Indometacina (Indocid)	Analgésico poderoso, com mais amplo leque de efeitos colaterais

Lista de não-esteróides de utilização corriqueira (* indica que são disponíveis à venda sem receita médica)

Atualmente, os antiinflamatórios não-esteróides (AINEs) encontram-se entre as drogas mais prescritas, pois atuam contra a dor, contra inflamações e contra a trombose, que são três dos sintomas mais comuns. Seu mercado é furiosamente disputado, dispondo-se de mais de cinqüenta preparados; mas as pessoas geralmente reagem às drogas de formas diferentes e, assim, várias delas são experimentadas seqüencialmente. Seus efeitos indesejados podem ser agrupados em quatro categorias, das quais a primeira refere-se a seus efeitos gástricos semelhantes àqueles causados pela aspirina, mas geralmente não tão severos. Outro possível efeito, que varia de uma droga para outra, é a hipersensibilidade, que se apresenta sob a forma de asma, urticária ou erupção, e é incomum. Se a droga for tomada em excesso, é provável que afete o ouvido médio e provoque zumbidos, surdez, vertigens ou dores de cabeça. Finalmente, a maior parte dessas drogas provoca retenção líquida naqueles que são sujeitos a isso, geralmente pessoas idosas.

Pode-se deixar de tomá-las sem nenhum perigo? A resposta é sim, mas, naturalmente, por algum tempo a dor pode se fazer presente, até que se façam sentir os efeitos de outra forma de tratamento. Se a aspirina tiver sido prescrita com a finalidade de prevenção de derrames ou ataques cardíacos, e não para eliminar a dor, o risco de indução será muito pequeno.

7

MÚSCULOS E TENDÕES: DISTÚRBIOS DE MOVIMENTO

Os músculos do corpo humano constituem um sistema de alavancas que movimentam as articulações; na maior parte dos casos constituem-se em seu apoio, seja sozinhos, seja com a ajuda dos tendões. Os traumas ou a sobrecarga facilmente prejudicam músculos e tendões; quando se trata destes últimos, o caso assume maior seriedade, porque o tendão é muito menos vascularizado e exige mais tempo para cicatrizar. A distensão muscular significa a ruptura de algumas dessas fibras, geralmente em virtude da prática de exercícios violentos ou aos quais a pessoa não estava acostumada, geralmente ocorrendo quando o músculo se encontra desaquecido, tenso pela falta de aquecimento gradual. Por isso, é da maior importância o aquecimento antes de atividades esportivas, especialmente nos casos de grupos de pessoas idosas, cujos músculos são mais suscetíveis a lesões. A *cãibra* é outra forma por meio da qual os músculos dão expressão a seu protesto contra um esforço exagerado ou insuficiência de circulação sangüínea. Às vezes, a dor surge espontaneamente num músculo, o qual entra em espasmo em certas áreas, as quais se tornam sensíveis e inchadas como nas *fibrosites*. Tal ocorrência é mais comum especialmente nos músculos longos da região lombar baixa, quando então o quadro passa a denominar-se *lombalgia* ou *lumbago*.

Os ligamentos, que unem um osso a outro e dão estabilidade às articulações, tendem a sofrer um *entorse* se uma força excessiva for exercida sobre a articulação; embora sejam elásticos, se o entorse for grave provocará sua distensão e edema. O tratamento imediato para esses casos consiste na aplicação de compressas geladas com atadura de crepe sobre a área e na imobilização do membro em posição levantada, para evitar seu inchaço. Se a própria articulação for atingida, os músculos que a movimentam tendem a atrofiar-se a não ser que sejam exercitados: a reabilitação tem um papel importante em tais casos. A efetiva paralisação ou enfraquecimento de um músculo quase sempre são devidos a problemas neurológicos, excetuando-se os casos raros de distrofias musculares congênitas e na miastenia grave.

Com exceção dos acidentes e enfermidades, existem duas formas pelas quais os músculos e tendões podem sofrer uma lesão, as quais são reflexos do mundo cada vez mais competitivo em que vivemos — as *lesões causadas pela prática esportiva* e as de *repetição*. Ambas tornaram-se muito mais freqüentes nos últimos tempos e seu diagnóstico e prevenção assumiram, nos dias de hoje, um importante papel dentre os cuidados relativos à saúde.

Em virtude da complexa interação formada por músculos, tendões, articulaçãos e ligamentos é preferível sair um pouco de sua abordagem e analisar em separado os tecidos moles em várias partes do corpo, separadamente.

COLUNA VERTEBRAL

Diferentemente dos membros, a coluna vertebral não tem a função de alavanca. Essa afirmação pode parecer óbvia, mas muitos dos problemas que ocorrem com nossas costas decorrem do fato de nos utilizarmos de nossa coluna como se esta fosse uma alavanca. A natureza projetou a coluna para o apoio e flexibilidade e a fez apoiada sobre a pélvis, nas articulações sacroilíacas e, a partir daí, "alinhando-a" por intermédio dos músculos. Quando essa musculatura não é utilizada adequadamente, ou se torna flácida, as articulações intervertebrais e os discos deslocam-se, podendo pressionar as raízes nervosas no ponto de emergência da coluna. Quando são essas raízes comprimidas, a pessoa sente dor nas áreas supridas pelo nervo, podendo-se notar também fraqueza muscular. A inervação dos braços e das pernas é a mais afetada e a dor nessa região é denominada *neuralgia braquial* ou *ciática*, respectivamente.

OMBRO

A natureza foi obrigada a comprometer a estabilidade da articulação do ombro para poder assim maximizar a gama de movimentos que o braço seria capaz de executar; conseguiu isto fazendo bem raso o soquete (a cavidade glenóide) da escápula, o que faz com que o ombro se desloque para baixo com muita facilidade. Quando isso ocorre, o contorno da articulação parece imediatamente deformado, mas mesmo após o úmero retornar à cavidade glenóide da escápula, os ligamentos estão tão distendidos que deslocamentos recorrentes são comuns ao menor esforço.

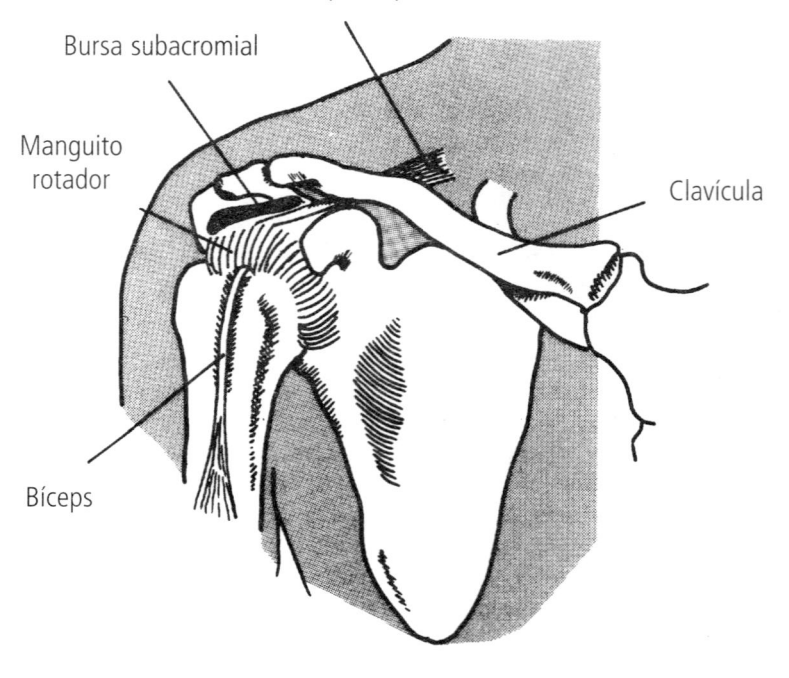

Bursa subacromial

Músculo supra-espinhoso

Manguito rotador

Clavícula

Bíceps

FIGURA 7.1 *Ombro*

A compensação para a ausência de proteção óssea nessa articulação se estabelece na forma de um anel de músculos e ligamentos que prendem tão firmemente a cabeça do úmero quanto a "mordedura de um leão", formando o *manguito rotador*. Se este se inflamar ou lesionar, a dor no ombro se fará sentir ao menor movimento, em qualquer direção, como é o caso do *ombro congelado*. Isso tanto poderá se dar em conseqüência de uma lesão como apresentar-se espontaneamente, no caso de pessoas idosas. Na mesma medida em que a dor gradualmente diminui, aumenta a rigidez, que pode limitar os movimentos por muitos meses, a menos que haja a realização de fisioterapia adequada.

Se, no entanto, a inflamação restringir-se a apenas um músculo ou tendão que atenda uma articulação, somente os movimentos que se iniciam nesse músculo se farão acompanhar de dor. A *tendinite do bíceps* tende a provocar dor na parte frontal da articulação quando do movimento de levantar, já que esse tendão percorre essa área e geralmente se distende nos que praticam levantamento de peso, remo e golfe. Abaixo do músculo denominado deltóide encontra-se a bursa, que protege os músculos quando os braços se levantam lateralmente. Esta, às vezes, inflama em função do esforço, o que dá lugar a bursites. Bursa semelhante encontra-se um pouco mais acima: é a "bursa subacromial". Ambas geralmente inflamam nas pessoas que praticam tênis e ginástica. Há um arco doloroso quando o braço é levantado num ângulo entre $45°$ e $90°$, e antes disso o paciente não sofre nenhum incômodo.

TABELA 7.1 Possíveis causas de dores nas costas

Quadro	Indicadores
Distensão muscular	Histórico, sensibilidade muscular
Distensão dos ligamentos	Histórico, movimentos dolorosos
Distúrbios na faceta articular	Assimetria, dor local
Postural	Exame, histórico de trabalho
Prolapso do disco	Dor, com piora quando levanta a perna
Obesidade	Óbvios
Gravidez	Óbvios
Osteoartrite	Demais articulaçãos afetadas
Osteoporose	Idade, início súbito, localizada
Espondilite ancilosa	Piora matinal
Metástase	Geralmente nas mamas, pulmões, próstata e rins
Polimialgia reumática	Idade, dores de cabeça, fraqueza muscular
Tuberculose	É raro, mas pode haver perda de peso
Doença de Paget	Crânio grande, deformações ósseas
Mieloma	Idosos, proteinúria
Referentes ao sistema cardiovascular	Infarto do miocárdio, aneurisma da aorta
Referente aos pulmões	Pleurisia, infarto pulmonar
Referente ao abdômen	Câncer pancreático, infecção urinária
Referente à pelve	Salpingite, endometriose, dismenorréia
Referente à pele	Herpes zoster

O ombro também pode ser afetado por qualquer lesão na região inervada pelos nervos simpáticos, particularmente no derrame cerebral, infarto de miocárdio ou espondilartrose cervical. Isso pode reduzir o fluxo sanguíneo ao ombro e mão, os quais tornam-se frios e atrofiam: a *síndrome ombro e mão*.

COTOVELO

É um gínglimo entre a ulna e o úmero, e também contém um pivô entre a cabeça do rádio e da ulna que permite ao antebraço os movimentos de pronação e supinação. O ligamento anular, que retém a cabeça do rádio em sua posição, é relativamente fraco nas crianças, de forma que um movimento súbito de uma de suas mãos pode deslocar a cabeça radial através do ligamento (*cotovelo puxado*). A mão se manterá pronada em relação ao corpo, até que o rádio seja recolocado, por uma firme pressão com supinação, a qual tornará "fixa" novamente a cabeça em seu lugar.

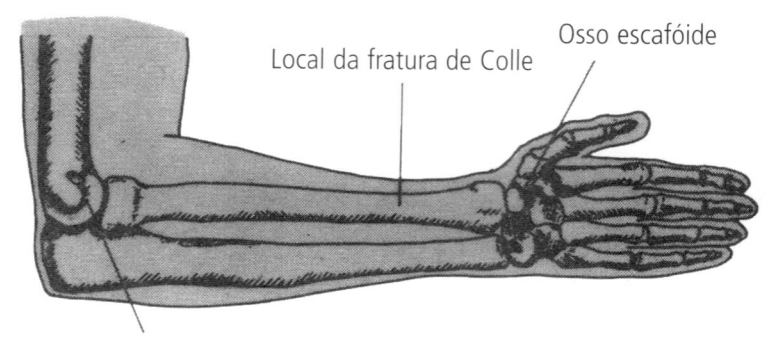

Local da fratura de Colle

Osso escafóide

Área de dor no cotovelo de tenista

FIGURA 7.2 *Cotovelo e mão*

O olécrano, no dorso do cotovelo, é protegido por uma bursa que pode inflamar nas pessoas que dispendem uma grande parte de seu tempo apoiando-se sobre os cotovelos, tal como é o caso dos estudantes. O quadro em poucos dias progride para uma bursite olecraniana com um volume de uma bola de golfe, geralmente desaparecendo com a imobilização. Bem acima da cabeça do úmero (veja a Figura 7.2) encontra-se o lugar de origem dos músculos abdutores do antebraço, que movimentam o punho. Você pode senti-los em si mesmo ao cruzar os braços. Nesse movimento, seu dedo mínimo da mão direita estará apoiando-se sobre esse ponto; se estender agora os dedos de sua mão esquerda, sentirá o tendão contraído: é a tendinite, nesse ponto exato, provocada por esforço resultante do movimento de bater com martelo, trabalhar com serra ou jogar tênis, também conhecida como cotovelo de tenista. Uma tendinite semelhante a esta, na face medial, será denominada *cotovelo de golfista* ou de *arremessador de dardo*.

PUNHO E MÃO

Muitos dos movimentos dessa região são realizados pelos músculos que se localizam nos antebraços e são operacionalizados pelos tendões longos, que acompanham os punhos e alcançam as mãos. Estes expõem as articulações a distensões e fraturas, bem como a inflamações dos feixes de tendões (*tenosinovite*). Nesta última, a membrana sinovial, que recobre o tendão, inflama-se devido ao esforço e incha, pinçando o tendão, dificultando-lhe os movimentos e é dolorosa. Quando esse quadro afeta os tendões dos flexores dos dedos, pode dificultar o movimento de estendê-los depois de flexioná-los (*dedo em gatilho*). Quando isso ocorre nos tendões abdutores do polegar, às vezes recebe o nome de *síndrome de Quervain*, podendo ser um sintoma de artrite reumatóide ou excessiva prática de canoagem (punho de remador).

Uma patologia mais comum é a *contratura de Dupuytren*, que consiste num espessamento dos tendões que percorrem a palma das mãos, especialmente os dos dedos mínimo e anular. Isso provoca um encurtamento indolor e conseqüente flexão dos dedos, o que enfraquece a preensão. Tende a ser uma queixa conhecida, mas é também mais comum nos pacientes que têm epilepsia ou são alcoólatras.

Uma queda sobre a mão espalmada pode causar tanto a *fratura de Colle* (da ulna, em idosos) com seu típico deslocamento do "garfo" como uma *fratura do escafóide* nos jovens, com dor na região da "tabaqueira anatômica" quando do seu pinçamento. Em virtude da presença do grande número dos pequenos ossos do carpo no pulso e das articulações que se apresentam entre estes, pode ocorrer inflamação das membranas sinoviais que podem sofrer extrusão entre estas articulações, dando origem ao que se tem denominado (mas não acuradamente) de *gânglios*. São indolores e quase invisíveis e sua ruptura não é recomendada.

A face anterior do punho encontra-se recoberta por uma faixa de tecido fibroso que conduz os tendões flexores e o nervo mediano através do túnel do carpo que está situado abaixo. Se houver lesão por trauma ou artrite, ou se os tecidos que lhe são subjacentes incharem em função de edema ou mixedema, a pressão resultante sobre o nervo levará ao surgimento de dor, formigamento e enfraquecimento dos dedos, particularmente à noite — a muito conhecida *síndrome do túnel do carpo*. Muitas pessoas desprovidas de uma aparente patologia sofrem desse quadro, particularmente no período noturno; um teste muito útil é estender suavemente o punho que apresenta os sintomas.

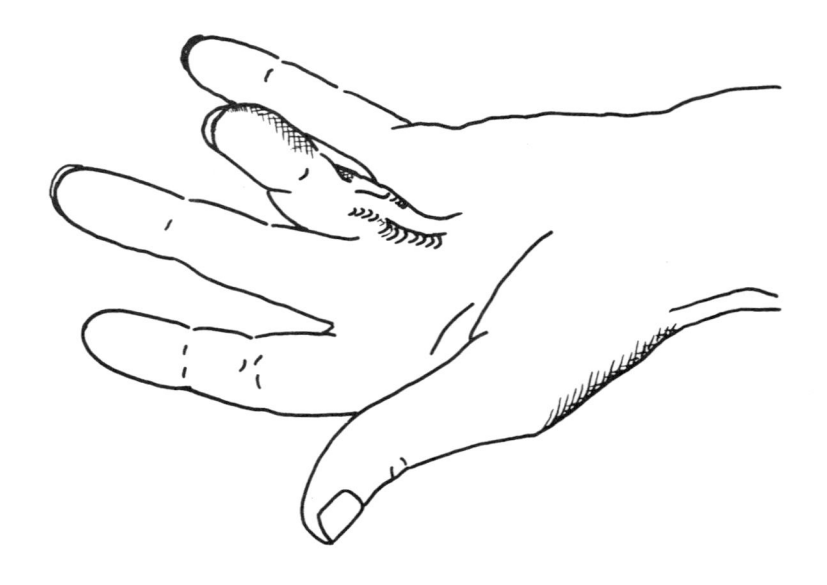

Figura 7.3 *Contratura de Dupuytren*

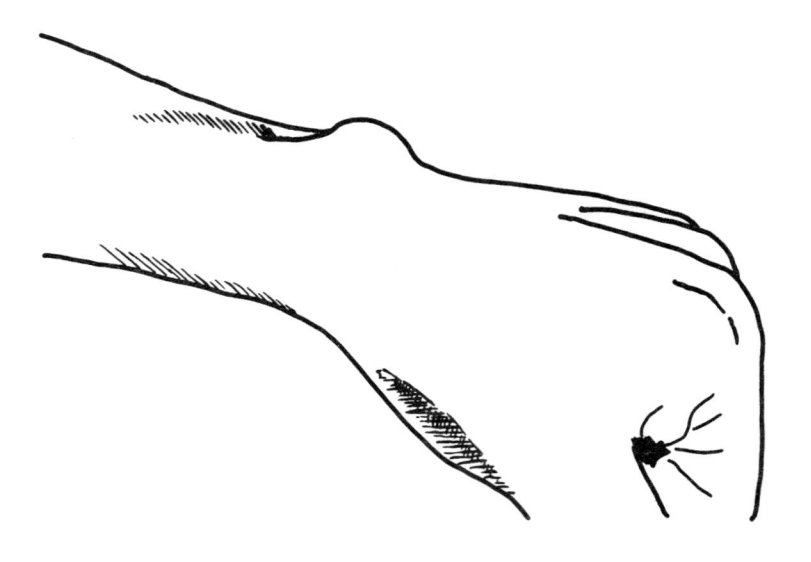

Figura 7.4 *Gânglio*

JOELHO

Esta é uma articulação em dobradiça e de certa forma vulnerável, já que se encontra totalmente desprotegida de tecido muscular. Além disso, ela deve transferir pressões realmente grandes, através dos tendões que a cruzam e depende muito dos ligamentos para que as superfícies articulares se mantenham no lugar. Como todas as cartilagens articulares comuns a todas as articulações sinoviais, a superfície tibial apresenta dois grossos coxins denominados meniscos, cartilagens em forma de meia-lua que atuam como absorventes adicionais de choques. Estes também podem se romper se o joelho sofrer uma flexão brusca em determinado ângulo e depois torcer-se, como freqüentemente acontece nos jogos de futebol ou em acidentes, nos quais o côndilo femoral sofre uma protrusão, raspa sobre a tíbia e, assim, provoca o bloqueio que é o principal sintoma da "cartilagem lacerada". Se a sobrecarga sobre o joelho tiver origem em suas partes laterais ou frontais, o ligamento de suporte que liga os ossos pode distender-se e romper-se, acarretando a sensibilização e o inchaço da articulação. Essa *efusão* sobre a articulação se dá pelo fato

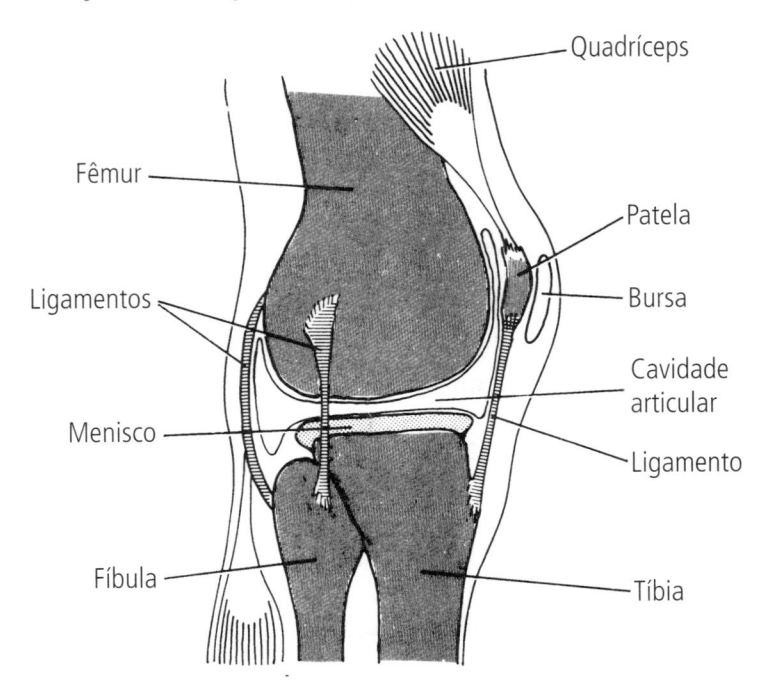

FIGURA 7.5 *Joelho*

de que alguns dos ligamentos, na verdade, atravessam o interior de sua cápsula.

As mais importantes estruturas de sustentação do joelho, no entanto, são os músculos, especialmente o grande músculo *quadríceps*, que se insere na parte frontal da tíbia, via patela, e estende o joelho. Esse músculo é o responsável pela massa muscular da parte anterior da coxa e, caso enfraqueça em decorrência de lesão ou desuso, o joelho pode inesperadamente não dar conta de sua função, como particularmente acontece no caso de idosos depois de acamados por algum tempo em função de alguma doença. O quadro pode atingir também adolescentes do sexo feminino, cujas patelas, muito soltas, podem trincar-se pela tração que as garotas fazem sobre a articulação ao andar, pelo fato de serem fixadas muito frouxamente. O quadro denomina-se *condromalácia patelar* e seu remédio são exercícios e fortalecimento muscular.

Muitas são as condições que provocam dor e inchaço na parte frontal do joelho. Nessa região existem muitas bursas com a função de protegê-lo quando na posição ajoelhada; se uma delas inchar em decorrência de pressão ou de um súbito rompimento, o quadro recebe o nome de *joelho de dona de casa*. Os garotos adolescentes, que treinam corrida duramente, podem desenvolver um inchaço doloroso, sensível na parte superior da tíbia onde se insere o quadríceps na tuberosidade tibial. Essa enfermidade é chamada de *doença de Osgood-Schlatter* e pode apresentar efeitos totalmente devastadores sobre uma carreira esportiva, já que o único remédio que se apresenta em tais casos é evitar toda atividade excessiva dos quadríceps durante meses ou mesmo anos; mas esse quadro sempre se estabiliza no final do período de crescimento.

TORNOZELO E PÉS

O tornozelo é uma articulação em forma de dobradiça, no triângulo formado entre os maléolos da tíbia e do perônio e que apresenta poucos movimentos laterais, exceto quando a pessoa se apóia nas pontas dos dedos dos pés. Conseqüentemente, existe maior probabilidade de entorses ou mesmo fraturas do tornozelo (*fratura de Pott*) quando se caminha pesadamente apoiando-se sobre os calcanhares do que quando nos apoiamos sobre os dedos dos pés em superfície irregular. Os principais pontos de apoio do tornozelo são os fortes ligamentos medial e lateral, os quais se distendem quando os pés sofrem adução forçada ou abdução, mais comumente o ligamento medial. Dessa forma, o tipo mais comum de distensão no tornozelo é o de *inversão*, com sensibilização e inchaço do ligamento lateral que se posiciona logo abaixo do maléolo. Se houver sensibilidade sobre o próprio maléolo lateral, deve-se suspeitar de fratura da extremidade distal da fíbula, comum em decorrência de acidentes de *ski*.

Na parte posterior do tornozelo, o tendão de Aquiles se insere no calcâneo; a dor nessa área pode ser devida a tendinite com inflamação e inchaço da bainha do tendão, logo atrás do tornozelo. A palpação cuidadosa geralmente traz à tona a *crepitação*, um leve soar áspero quando do movimento e que geralmente se apresenta após grande esforço. Em certas ocasiões, o tendão pode romper-se durante um súbito esforço vigoroso, quando então se apresentará uma falha palpável. Às vezes a dor é sentida abaixo da parte posterior do calcâneo, no ponto da inserção do tendão e onde se localiza uma bursa, que terá como conseqüência uma *bursite calcanear*, problema constante das pessoas que costumam correr com tênis inadequados.

Na parte frontal da base do calcâneo, na sola dos pés, inserem-se os músculos plantares através da fáscia plantar, que mantém o arco e a curvatura do pé. Neste ponto, o tendão pode calcificar-se e produzir um doloroso quadro de *fascite plantar*. O paciente apresenta claudicação e não consegue suportar seu peso sobre a região. Isso ocorre entre as pessoas que apresentam a curvatura dos pés pouco desenvolvida e muito distendida, e dedicam-se muito a corridas. Em alguns casos, pode também ser sinal de espondilite anquilosante ou síndrome de Reiter.

A sola dos pés também pode dar origem a dores em sua parte mais avançada, nas cabeças dos ossos do metatarso, por isso denominadas *metatarsalgia*. Mais uma vez, isso pode ser devido à atividade de correr sobre superfícies duras e com tênis inadequados, pois a primeira articulação metatarsofalangeal é muito suscetível a traumas, se enrijece facilmente e perde a mobilidade; por isso, recebe o nome de *hálux rígido*. O quadro pode posteriormente progredir para uma osteoartrite da articulação, que pode ser confundida com a gota; mas esta, apesar de apresentar uma predileção pela mesma articulação, é muito mais dolorosa. As *fraturas por tensão* também são comuns nos ossos do metatarso e apresentam dores na parte dianteira dos pés e claudicação após a prática de exercícios severos. As fraturas capilares são comumente ignoradas, já que suas dimensões mínimas não permitem o diagnóstico por raios X senão vários dias após sua ocorrência, depois da formação do calo.

Um quadro muito comum observado nos pés é a *hálux valgus* ou *dedo em martelo*, que tende a ser constitucional e de caráter familiar. A deformidade consiste de um "valgo" ou abdução da articulação metatarsofalangena do dedo grande do pé ou hálux. Isto geralmente leva à formação de uma grande bursa sobre o mesmo, conhecida como joanete, que se inflama e torna-se bastante dolorida. O segundo e terceiro dedos tornam-se enganchados sobre o hálux (dedos em garra), gradualmente subluxam e, com o passar do tempo, conduzem à instabilidade do pé.

HÉRNIAS

Uma das principais funções dos músculos abdominais é conter as vísceras e manter os órgãos em posição. Às vezes, esses músculos tanto podem se tornar muito enfraquecidos como sofrer muita pressão; ocorre, então, uma fenda entre suas fibras que permite que os órgãos abdominais se projetem completa ou parcialmente para fora, quadro que se denomina *hérnia*. O saco herniário tende a formar um volume em locais que apresentam uma possível fraqueza dos músculos abdominais, tais como a região inguinal ou o diafragma, freqüentemente, onde outras estruturas penetram a parede. Uma vez iniciado o enfraquecimento da musculatura, raramente é possível fortalecê-la por meio de exercícios; a tendência que se apresenta é no sentido de o saco herniário aumentar gradualmente de tamanho com o passar dos meses.

Denomina-se *redutível* a hérnia que retorna para dentro do abdômen ao relaxamento ou posição deitada, ou que permite ser facilmente empurrada para seu interior; se não for este o caso, será classificada como *irredutível*, havendo então o risco de seu estrangulamento ou obstrução. Nos casos de hérnia estrangulada, há interrupção do suprimento sangüíneo das alça intestinais, que entram em sofrimento e, eventualmente, podem gangrenar se o quadro não for atendido em cerca de seis a oito horas. A obstrução de uma hérnia significa a impossibilidade da movimentação do conteúdo do intestino em seu interior, o que provoca cólicas à medida que aumenta essa pressão. Normalmente, com exceção de

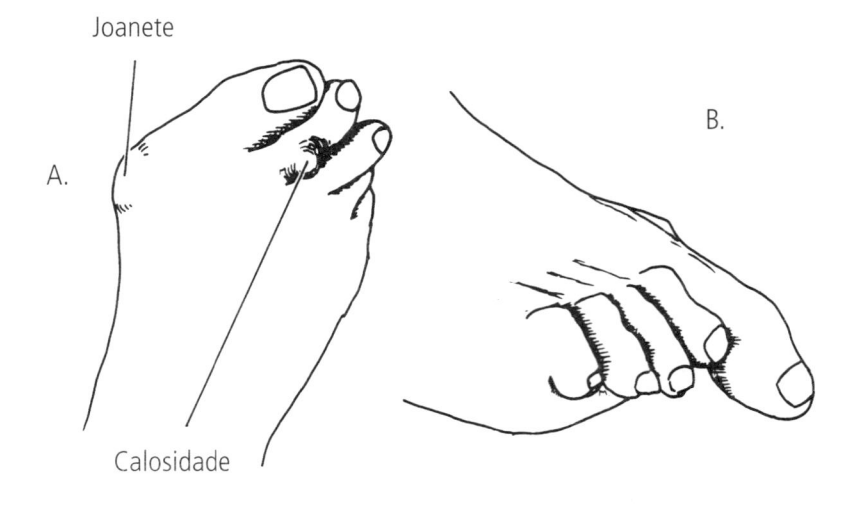

FIGURA 7.6 *A. Hálux valgus; B. Dedos em garra*

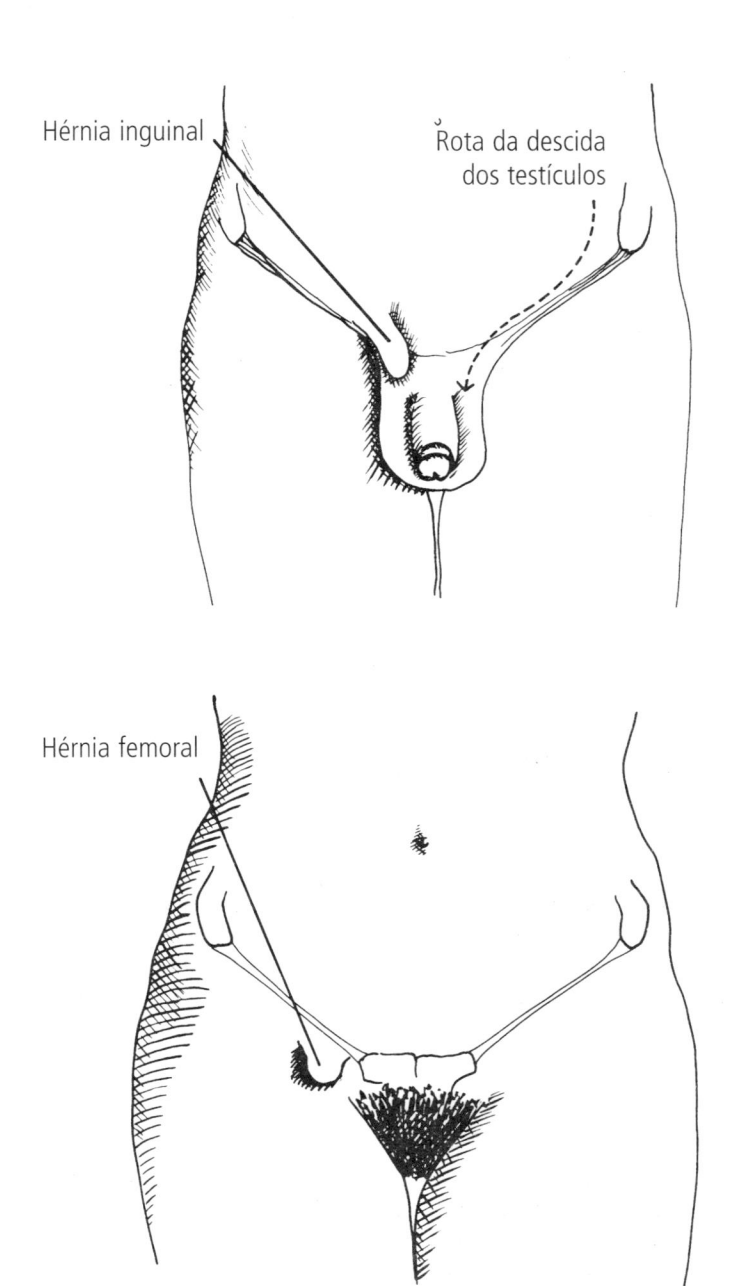

Hérnia inguinal

Ꭱota da descida
dos testículos

Hérnia femoral

FIGURA 7.7 *Hérnias em homens e mulheres*

uma sensação de peso, insidiosa, as hérnias não provocam dores a não ser nos casos de alguma complicação. Dessa forma, qualquer sinal de dor indica a urgente necessidade de intervenção cirúrgica.

Hérnia Inguinal

Esse tipo de hérnia é mais comum em homens ou meninos. Deve-se ao fato de que, quando os testículos descem para a região escrotal, atravessam o canal inguinal por entre duas camadas de músculos da virilha. A entrada no canal (orifício interno) posiciona-se cerca de um centímetro e meio acima da artéria femoral da virilha, e sua saída, o orifício externo, se localiza na parte superior do escroto, e é aí que a hérnia emerge e pode ser palpada. Às vezes, pode ser observada a olho nu, movendo-se de cima para baixo quando o paciente tosse — a pressão de um dedo sobre o orifício interno impede essa movimentação. Isso, naturalmente, é função das fundas para hérnias, aquela espécie de cinta almofadada usada por aqueles que não se enquadram nos requisitos para uma cirurgia de sutura de hérnia, a "herniorrafia".

Ocasionalmente, as mulheres desenvolvem hérnia inguinal; nesses casos a protuberância não desce indiretamente pelo canal inguinal, mas pressiona diretamente a fraca parede abdominal, na altura do orifício externo. Isso pode ser provado pelo fato de seu surgimento não poder ser evitado pela pressão sobre o orifício interno.

Hérnia Femoral

Em virtude de as mulheres possuírem a pelve mais larga que a dos homens, o espaço potencial sob o ligamento inguinal (por meio do qual passam todos os vasos e nervos para as pernas) é muito mais amplo e seus conteúdos encontram-se menos compactados. Sob esse canal femoral, abaixo do ligamento inguinal, uma hérnia pode desenvolver-se. O quadro pode, ocasionalmente, ocorrer em homens, com maior risco de estrangulamento, porque a abertura é muito menor.

Hérnia Umbilical

Mais comumente observadas em recém-nascidos, a hérnia umbilical, sob a forma de um pequeno volume ao redor do umbigo, aumenta de tamanho quando o bebê chora. Reduzem-se com muita facilidade, não havendo risco de estrangulamento. De fato, essa hérnia existe apenas porque os músculos ainda não se desenvolveram e quase sempre desaparecem no espaço de dois anos. Hérnia semelhante pode ser observada em mulheres após a gravidez, mas nesses casos a saliência posiciona-se exatamente acima do umbigo, sendo denominada hérnia paraumbilical, que raramente desaparece espontaneamente.

Hérnia Incisional

Após uma cirurgia na linha mediana abdominal, ou *laparotomia* (do grego, *láparos*: suave), os músculos são suturados, mas nunca com sua tensão original. Dessa forma, a tosse, e a elevação da pressão intra-abdominal, ou em caso de infecção e deiscência dos tecidos, os intestinos podem herniar-se sob a forma de uma grande saliência sob a pele. O resultado é muito deformante, mas raramente apresenta perigo e geralmente pode ser reparado.

Hérnia de Hiato

São hérnias no diafragma estomacal, analisadas no Capítulo 12.

8

SANGUE: DISTÚRBIOS DE TRANSPORTE

O sangue, que circula virtualmente em todos os tecidos de nosso corpo, compõe-se de células e plasma, cada um dos quais contribuindo para metade de seu volume. Na eventualidade de uma séria hemorragia, naturalmente haverá a perda orgânica de ambos, mas o corpo humano é capaz de repor o plasma em questão de horas, já que este é composto principalmente de água. Seus componentes celulares, porém, exigem um pouco mais de tempo, espaço durante o qual o organismo apresenta depleção de células vermelhas e brancas e torna-se discretamente anêmico. Devido ao fato de a medula ser capaz de produzir células vermelhas à razão de 2,5 milhões por segundo (se ligadas de uma ponta a outra, a produção diária dessas células cobriria a distância entre as cidades de Londres e Edimburgo), essa anemia apenas se torna significativa se continuarmos a perder sangue por, digamos, menstruação excessiva ou sangramento por hemorróida, numa taxa maior do que aquela que apresenta o corpo humano de produzir as células a que nos referimos. Para que a linha de produção possa operar com eficiência não pode haver economia de matéria-prima, isto é, de proteínas, vitamina B12, ácido fólico e, certamente, ferro.

ANEMIA POR DEFICIÊNCIA DE FERRO

A capacidade que as células vermelhas apresentam de transportar oxigênio deve-se às propriedades únicas da hemoglobina, o pigmento que contém o ferro de que se compõem essas mesmas células. Esse ferro deve ser provido por nossa alimentação e é armazenado para uso futuro, principalmente no fígado (razão pela qual este é tão rico em fontes naturais). Nas épocas de crescimento e gravidez, esses estoques podem depletar-se; qualquer falta dietética de ferro ou qualquer tipo de incapacidade orgânica para absorvê-lo pelo intestino delgado resultará na anemia por deficiência de ferro.

Por essa razão, essa é uma condição que se apresenta principalmente em crianças e em mulheres em idade reprodutiva; cerca de uma mulher em cada dez sofre de deficiência de ferro, especialmente se sua perda menstrual for abundante. O retardo de desmame de crianças pode causar deficiência de ferro, pois a presença deste no leite é muito restrita.

O ferro necessita ser primeiramente acidificado no estômago antes de ser absorvido pelo intestino delgado; dessa forma, qualquer cirurgia que remova a parte que secreta ácidos desse órgão (tal como a *gastrectomia parcial*) afetará sua capacidade de absorção, da mesma forma que a doença celíaca, que lesa o jejuno.

A causa mais comum da deficiência de ferro é a simples ocorrência de uma contínua perda de sangue, seja por menstruações excessivas ou de alguma parte dos intestinos. A assim chamada *hemorragia interna* pode ocorrer na úlcera péptica, em função do uso de aspirina ou outra droga antiinflamatória, na cirrose do fígado; às vezes, é o primeiro sinal de câncer de estômago. A quantidade de sangue perdida diariamente não é suficiente para ser detectável por meio de uma mudança na coloração das fezes, mas, no decorrer dos meses, termina por somar um total considerável. Às vezes os pacientes possuem reservas orgânicas de ferro adequadas, mas não lhes é possível aproveitá-las pelo fato de a medula estar afetada por alguma moléstia profundamente instalada, tal como uma insuficiência renal ou artrite reumatóide, casos nos quais o ferro que lhes é ministrado não é de muito auxílio.

Se houver uma deficiência de ferro na medula, esta reagirá produzindo menos hemoglobina em cada eritrócito e assim a coloração das células se apresentará levemente empalidecida (*hipocromia*). Isto leva, também, a que estas se apresentem de tamanho um pouco menor que o usual, sendo então denominadas *micrócitos*; essas características, quando observadas ao microscópio, apontam para o diagnóstico de anemia por deficiência de ferro.

As características iniciais da deficiência de ferro são muito sutis e incluem cansaço, fadiga, anorexia e baixa resistência a infecções. Nas crianças, o desejo por substâncias estranhas, tais como carvão ou giz, também pode ser seu primeiro indício. Posteriormente, as membranas mucosas apresentam-se pálidas, a língua torna-se lisa e sensível, apresentando *glossite* e as unhas, quebradiças e frágeis, tomam o formato de uma *pequena colher*. Finalmente, observam-se: insônia, palpitações, angina e, em alguns casos, dificuldades de engolir, embora muitos desses sintomas sejam comuns e não necessariamente devidos à anemia. Em caso de dúvida, a dosagem dos níveis de hemoglobina e a constatação da presença de micrócitos hipocrômicos no sangue confirmarão o diagnóstico.

ANEMIA PERNICIOSA

Durante muitos anos sabia-se que, ao chegarem à meia-idade, algumas pessoas repentinamente começavam a apresentar sintomas de indigestão e glossite, com ulcerações na língua e lábios gretados e, cerca de um ano após, tornavam-se muito pálidas e levemente *ictéricas*, sucumbindo finalmente a uma espécie de *paralisia*. O quadro era tão resistente a qualquer tipo de tratamento que recebeu a denominação de "anemia perniciosa". Addison foi o primeiro a observar a relação entre a anemia e o estômago, e seu nome ainda está ligado ao da doença. No entanto, somente em 1954 é que o papel do *fator intrínseco* das células pépticas gástricas foi estabelecido como o elo perdido da cadeia. Pois é ele quem liga a vitamina B12 a si próprio e facilita sua absorção pelo intestino delgado, sem o qual esta é simplesmente eliminada.

A anemia perniciosa raramente se deve a deficiências alimentares, pois o organismo exige apenas minúsculas quantidades de vitamina B12, a qual é estocada em grandes proporções no fígado, lá permanecendo por muitos anos. Em algumas pessoas, porém, as células pépticas do estômago atrofiam por volta dos 40 a 60 anos de idade e páram de produzir tanto seu fator intrínseco como o ácido. Assim, os primeiros sintomas consistem de dispepsia devida à acloridria. Essa atrofia é muitas vezes de ordem familiar, sendo geralmente devida a um processo auto-imune que faz com que os anticorpos contra as células gástricas sejam encontrados no sangue. São indivíduos de tez clara e olhos azuis, mas que apresentam uma tez levemente amarelada por causa da icterícia de tipo brando.

A vitamina B12 contém cobalto e é essencial para a produção das paredes dos eritrócitos na medula, bem como para a manutenção do bem-estar da bainha da mielina dos nervos da medula espinhal. Se ela não estiver disponível, essas paredes se tornarão finas e frágeis, rompendo-se prematuramente após um quarto do total de sua extensão de vida. Isto provoca a excessiva liberação de bilirrubina no sangue, o que leva ao surgimento de uma icterícia leve e permanente. As células também assumem um tamanho muito grande, sendo então denominadas *macrócitos*, ou, quando imaturas, de *megaloblastos*, que contrastam com os micrócitos da deficiência de ferro. Se houver demora no diagnóstico, a medula espinhal começará a *desmielinizar-se*, provocando formigamentos, fraqueza e perda de reflexos nos pés e pernas, seguido eventualmente por danos similares no cérebro, que se exteriorizarão sob a forma de demência. Em virtude de este problema ser causado essencialmente por uma deficiência, o tratamento é feito com injeções de vitamina B12 (para compensar o fator intrínseco ausente), mas qualquer dano neurológico já estabelecido, infelizmente, não poderá ser reparado.

O *Ácido Fólico*, assim chamado porque pela primeira vez foi obtido de folhagens, é outro tipo de vitamina B exigida para a produção dos eritrócitos maduros. Está presente nas porções adequadas da maioria das dietas, mas a gravidez demanda uma grande quantidade das reservas orgânicas desse ácido, podendo ser necessário suplementá-las. Se isso não for alcançado, a medula produzirá os grandes megaloblastos, que trabalham com menos eficácia, mas a deficiência desta vitamina não provoca as conseqüências neurológicas da deficiência de vitamina B12.

ANEMIAS HEMOLÍTICAS — ANEMIA FALCIFORME E TALASSEMIA

Nem todas as formas de anemia devem-se à produção de células deficientes. Algumas são causadas pela ruptura prematura dos eritrócitos antes do final de seu período de vida (que é de cerca de 120 dias), num processo denominado hemólise. Esta leva à liberação de grandes quantidades de ferro, que é retido para uma futura utilização, bem como à formação de quantidades de bilirrubina que são levadas para o fígado, para serem utilizadas na bile, o que provoca um certo grau de icterícia no organismo (as anemias megaloblásticas, como vimos, são também um exemplo). O aumento do turnover torna-se problemático apenas se a destruição das células exceder à capacidade de regeneração da medula, quando ocorre uma crise hemolítica no quadro de uma anemia hemolítica.

Muitas dessas anemias hemolíticas são transtornos herdados da estabilidade das células vermelhas, seja em virtude do formato de seu envoltório (*esferocitose*), seja porque a hemoglobina apresenta algum tipo de anormalidade (*hemoglobinopatia*). É esta última a responsável por ambos os quadros da *talassemia* e da *anemia falciforme*.

A hemoglobina normal constitui-se de uma estrutura em forma de quatro braços, cada um dos quais contém um átomo de ferro e uma cadeia de cerca de 150 aminoácidos dispostos em espiral ao seu redor. Os quatro constituem-se de dois pares, de duas cadeias alfa idênticas, de um lado; e, do outro, de duas cadeias beta. A natureza e seqüência exatas dos aminoácidos da cadeia determinam-se geneticamente, sendo da maior importância para os níveis ótimos de funcionamento molecular. Dessa forma, quando são incorretas, menores quantidades de oxigênio serão transportadas e a célula poderá também entrar em colapso.

A **Anemia Falciforme** é uma dessas condições hereditárias, encontrada principalmente entre os descendentes de negros africanos. É provável que a doença tenha persistido por várias gerações, em função da significativa proteção contra a malária oferecida por hemoglobina anormal. Uma ou ambas as cadeias laterais da molécula contêm aminoácidos substituídos e isso leva ao traço ou à doença, respectivamente. Nos casos de traço das células falciformes observam-se poucas evidências de anemia; é apenas a presença de alterações nas duas cadeias laterais que trará problemas efetivos sob a forma da anemia falciforme, que é herdada quando ambos os pais são portadores do traço. Nesse caso, a anemia é de caráter grave e se apresenta poucos meses após o nascimento, quando muitas de suas vítimas infantis morrem. Os sobreviventes desenvolvem aumento de fígado e baço para compensar o turnover crescente; suas vidas são pontuadas por severas dores nos ossos por ocasião das crises hemolíticas e o tecido é destituído de sangue e morre.

A *Talassemia* herdou esse nome de sua ocorrência entre as raças que habitam o litoral do Mediterrâneo (do grego, *thalassa*: mar), embora se tenha espalhado em partes da Ásia. A medula reluta em sintetizar quantidades adequadas de hemoglobina adulta, de maneira que a maior parte da que é utilizada é do tipo fetal e, portanto, rapidamente destruída. A hemoglobina fetal apresenta uma especificação ligeiramente diferenciada para uso uterino, sendo normalmente descartada logo após o nascimento quando é substituída pela de tipo adulto (daí a incidência de icterícia na maior parte das crianças recém-nascidas).

Quando persiste apenas em pequeno grau, diz-se existir um quadro de talassemia minor e, tal como no traço de anemia falciforme, o nível de deficiência que se apresenta é baixo. A *talassemia maior* é um tipo de anemia grave na qual a medula cresce à medida que batalha para manter o suprimento, provocando proeminência dos ossos do crânio e da face, bem como hipertrofia do fígado e baço para que estes possam liberar os produtos de destruição (o baço é muitas vezes removido cirurgicamente, para tentar-se conter o processo de destruição).

POLICITEMIA

Este quadro, de número elevado de células vermelhas na circulação, apresenta-se em pessoas com condições fisiológicas normais que moram em locais de grande altitude, o que faz com que o baixo nível de oxigênio presente no ar estimule a medula. Situação análoga pode ocorrer na eventualidade de uma *enfermidade respiratória crônica*, quando se observa uma deficiência de oxigênio no sangue e ocorre um tipo semelhante de estimulação. Isto se dá em virtude de as células dos rins receberem menos oxigênio; reagem, então, secretando grandes quantidades do hormônio *eritropoietina*, que estimula a medula óssea.

No entanto, no quadro da *policitemia primária* (às vezes denominada de *policitemia rubra vera*), há um aumento aparentemente espontâneo da quantidade de eritrócitos no sangue, que pode alcançar um alto número, aumentar a viscosidade sangüínea, provocando lentidão do ritmo circulatório e estimulando a coagulação no interior das veias. Os sintomas iniciais são dores de cabeça e tontura, prurios na pele e rubor facial. A pressão sangüínea está aumentada e a congestão às vezes provoca sangramentos ou menorragia, de forma que pode se fazer necessária a retirada de uma quantidade de sangue periodicamente. A causa da moléstia não é conhecida, mas em alguns casos e depois de muitos anos, desenvolve uma forma de leucemia.

DISTÚRBIOS DAS CÉLULAS BRANCAS

As células brancas que circulam no sangue compõem-se principalmente de granulócitos (também chamados *mielócitos*, do grego *myelos*, que significa medula), *linfócitos* e alguns poucos *monócitos*. Existem, porém, muitas outras células no sistema linfático, na forma de *linfócitos*; os distúrbios dessas células brancas estacionárias, tais como o *linfoma* e o *mieloma*, foram discutidos no Capítulo 2. Diferentemente dos eritrócitos, os leucócitos apenas raramente são depletados, num quadro denominado *agranulocitose*, quando a medula pára de produzi-los em virtude de sua supressão por drogas ou por infecção. Geralmente, embora afete cerca de uma pessoa em dez mil, a medula produz quantidades exageradas de linfócitos e de mielócitos (granulócitos), resultando nas leucemias.

LEUCEMIAS

O número de células brancas produzidas pela medula apresenta uma grande variação e pode subitamente aumentar na presença de uma infecção, exigindo que a medula faça um trabalho extraordinário. Em última análise, os diversos tipos de células sanguíneas derivam de um único tipo de célula da medula denominada *célula tronco*, por um processo de diferenciação seguido pela maturação; nesta última fase, as células iniciais são denominadas formas "blastos" (do grego *blastos*: botão), como mostra a Figura 8.2. A leucemia é uma forma de câncer causado pela multiplicação descontrolada de uma só dentre essas células brancas, em determinado estágio de seu processo de maturação; portanto, os sintomas da doença podem diferir segundo o grau de maturidade ou de quão primitivo era esse leucócito quando escapou ao controle.

Assim, a *leucemia linfática aguda* é uma forma de leucemia que afeta as células linfáticas em seu estágio inicial de maturação, quando ainda são linfoblastos e a célula leucêmica é bem primitiva e indiferenciada — sendo portanto mais destrutiva. Trata-se de uma doença aguda e de início repentino, observada em crianças de tenra idade, nas quais um grande número de linfoblastos ineficazes, na medula, impede a produção

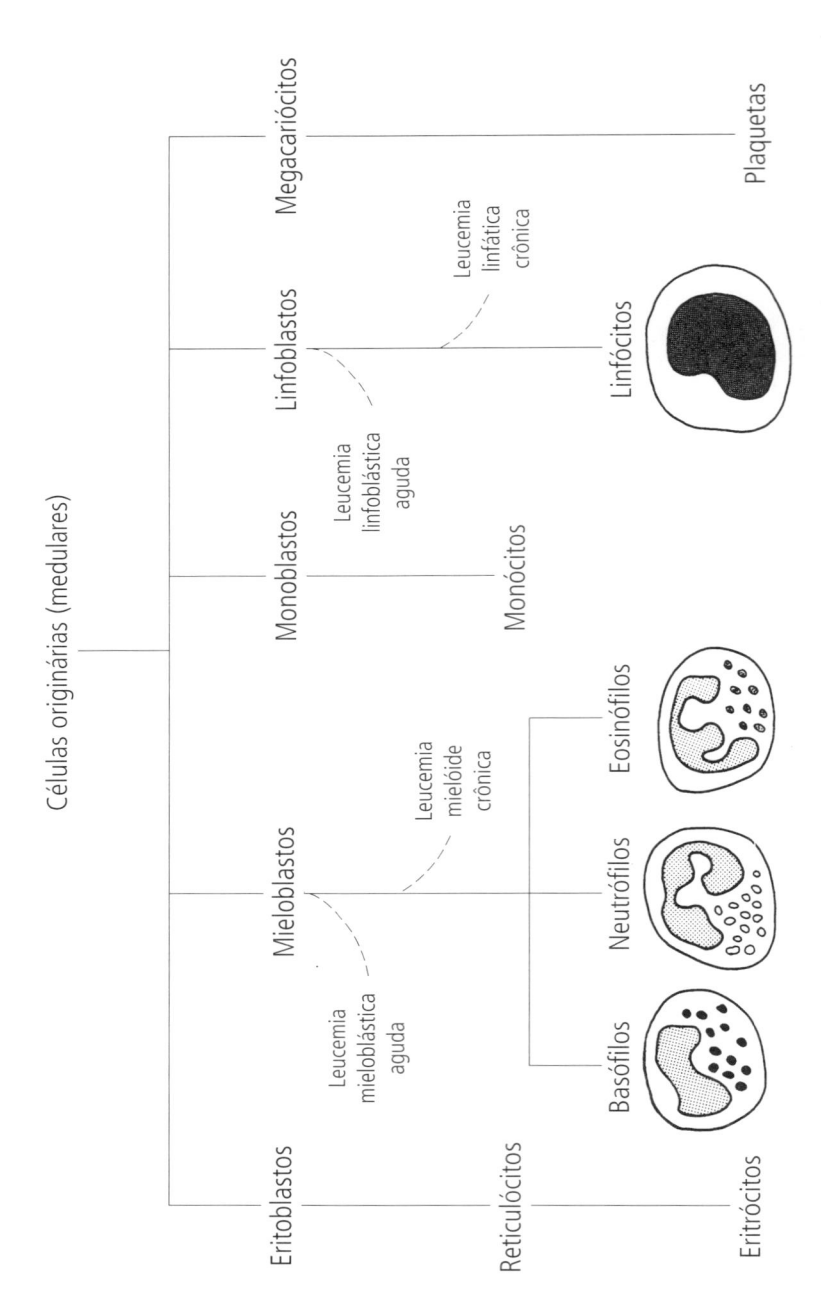

FIGURA 8.1 *Desenvolvimento das células sanguíneas, mostrando a origem das formas de leucemia*

de eritrócitos e trombócitos, bem como de outras células da série branca. Isto leva ao quadro de *anemia* e *palidez*, *equimoses e sangramentos nas gengivas*. Surge também uma série de *infecções recorrentes*, tais como as de garganta e a pneumonia. Os linfócitos ocupam não apenas o sangue, mas também os nódulos linfáticos, sobre os quais provocam inchaços, aumento de volume do fígado e do baço.

A *leucemia mielóide aguda* ataca pessoas de faixa etária muito mais avançada, geralmente com mais de sessenta anos, sendo uma doença rara. Muitos dos sintomas são similares aos da leucemia linfoblástica aguda, mas ocorrem menores aumentos dos tecidos linfáticos. Em virtude da não disponibilidade de neutrófilos eficazes, as infecções se estabelecem com rapidez e podem ser violentas, às vezes vencendo o paciente antes de se chegar ao diagnóstico da doença.

A *leucemia linfática crônica* e a mielóide crônica, no entanto, constituem processos mais lentos, nos quais as células produzidas, embora de caráter maligno, apresentam-se muito mais amadurecidas, podendo, de certa forma, atender às necessidades orgânicas. É possível que se passem anos, em vez de semanas, até que surjam os sintomas e a condição seja diagnosticada, e isso ocorre muito gradualmente. O paciente geralmente é pessoa idosa e a anemia, o aumento linfático e o estado geral de doença durante um certo tempo passam desapercebidos. Os pacientes podem apresentar sudorese noturna e perda de peso, culminando com uma infecção; a enfermidade se arrasta por muitos anos até, finalmente, manifestar-se na forma aguda da doença.

DISTÚRBIOS DE COAGULAÇÃO

A coagulação sangüínea constitui-se em processo complexo que envolve inúmeras cadeias de reações químicas e celulares antes da formação final do coágulo. Em muitos pacientes pode ocorrer muito prontamente, causando a trombose de um de seus vasos vitais. Tais pessoas geralmente são tratadas com drogas anticoagulantes tais como Warfarin, para alentecer o processo de coagulação. Em razão de ser vital a manutenção de um pouco da capacidade de coagulação desses pacientes, devem ser efetuados testes periódicos do "tempo de coagulação", procedendo-se, se necessário, aos ajustes das doses.

Em raras situações, é possível observar-se a ausência de um desses fatores de coagulação: trata-se de uma deficiência herdada. Uma delas é a *hemofilia* que, embora incomum, talvez seja a mais conhecida. Esse distúrbio, em particular, afeta apenas homens, sendo transmitido por via hereditária através do cromossomo sexual; seus portadores podem apresentar uma extensa hemorragia decorrente de cortes, e grandes *equimo-*

ses em função de pequenos traumas. Às vezes a hemorragia ocorre internamente, especialmente nas articulaçãos, que podem danificar-se e se tornar artríticas na idade adulta. O *fator VIII*, ausente, é fornecido por intermédio de injeções profiláticas regulares, e se administram doses adicionais na ocorrência de um acidente que exija posterior tratamento. Em virtude de esse fator ser concentrado a partir de um *pool* de plasma sanguíneo e depois removido na forma de "crioprecipitado" (isto é, uma parte do mesmo condensa-se a uma determinada temperatura), antes de 1985 existiu um grande risco de contaminação pelo vírus HIV e muitos hemofílicos contraíram a Aids dessa maneira. Atualmente, os produtos derivados do sangue são tratados por aquecimento, para eliminar esse risco.

A *trombocitopenia*, ou falta de trombócitos em número suficiente no sangue, ocasionalmente, leva a uma situação semelhante, de sangramento pós-traumático, mas geralmente não se apresenta uma evidência anterior relativa à diminuição gradual dos índices de trombócitos no sangue. Manifesta-se sob a forma de minúsculas equimoses que se espalham na pele e que são conhecidas como *petéquias*. A diminuição da sua contagem deve-se à autodestruição das plaquetas sangüíneas devido a um processo auto-imune que pode ocorrer tanto espontaneamente — caso da *púrpura trombocitopênica idiopática* — ou como efeito colateral de certos medicamentos.

9

CORAÇÃO:
DISTÚRBIOS DE
BOMBEAMENTO

O coração é mais que uma bomba, é também o centro das emoções e a parte de nosso corpo com a qual identificamos nossos sentimentos. Falamos das pessoas como dotadas de um bom coração, ou de um coração duro como pedra; na dor, nosso coração se parte; diante do medo ou da excitação, ele falha. Em virtude da íntima consciência que temos desse órgão, muitas vezes se apresenta uma preocupação com as doenças do coração que, em algumas pessoas, pode levar ao aparecimento de sintomas verdadeiros, especialmente entre aqueles que sofreram luto recente. Esses sintomas geralmente se apresentam como uma desagradável sensação de desconforto no lado esquerdo do peito, palpitações e, às vezes, dificuldades para respirar. Podem ser muito semelhantes àqueles causadores da maior causa de óbitos no Reino Unido, as *doenças coronárias cardíacas*, de modo que esse temor é por vezes justificável e os dois tipos de sintomas devem ser cuidadosamente diferenciados.

Desde a virada do século, tem-se observado um constante aumento no número de casos de ataques cardíacos no mundo desenvolvido, e as doenças coronárias são responsáveis por um terço das mortes ocorridas no Reino Unido, por razões que a seguir serão discutidas. Existe uma exata correlação entre os níveis de colesterol no sangue e a taxa de mortalidade em qualquer país apontado. Na Inglaterra, estamos próximos ao topo da tabela da liga internacional, perdendo apenas para a Finlândia e para a Irlanda. Nos Estados Unidos e Austrália a incidência de ataques cardíacos diminuiu pela metade desde o ano de 1970, com a mudança dos hábitos alimentares e, recentemente, as estatísticas inglesas também começaram a melhorar um pouco.

PATOLOGIA DAS DOENÇAS CORONÁRIAS

Desde o início da adolescência, a maioria de nós já apresenta os primeiros sinais de estreitamento arterial, que tem início com o depósito de traços brancos e gordurosos de colesterol na camada íntima das artérias principais. Com o passar dos anos, numa taxa francamente em acordo com os fatores apresentados na Tabela 9.1, esses traços se transformam em *placas espessas* que se projetam sobre a luz desses vasos, estreitando-os e reduzindo a circulação a um fio. Eventualmente, essas placas podem vir a ulcerar e a turbulência do fluxo sanguíneo permite o acúmulo de massas de plaquetas que, eventualmente, bloqueiam o vaso sangüíneo. Esse processo não se dá apenas nas artérias coronárias, mas qualquer diminuição do fluxo sanguíneo nessa região tende a causar as mais dramáticas conseqüências. Seu efeito mais imediato é a *isquemia*, ou ausência de fluxo sanguíneo no órgão irrigado, neste caso, o *miocárdio*. Nos casos em que a isquemia se desenvolve vagarosamente, com o decorrer dos anos seu efeito será o de uma gradual perda de eficiência do órgão até que ele falhe no seu trabalho, mas, nos casos de parada abrupta do fluxo sanguíneo, seus resultados poderão ser catastróficos, como acontece nos casos de ataques cardíacos.

Os patologistas antigos, muito pé-na-terra, chamaram de "papa" a esses depósitos de colesterol. Como eram também versados nos clássicos, utilizaram-se do vocábulo grego correspondente, *ateroma* e, mais tarde, *aterosclerose* (que significa "papa endurecida"). A aterosclerose é a responsável pela pletora de patologias que se apresentam sob a forma de derrames, gangrena nos pés e insuficiência renal, bem como isquemia do miocárdio, dependendo de quais vasos se encontram mais envolvidos.

A dieta britânica normal compõe-se de cerca de 40% de gorduras (lipídios), dos quais 95% se encontra sob a forma de *triglicérides*. Quimicamente, estes se compõem de um núcleo central de glicerol, ao qual estão ligados três ácidos gordurosos, os quais podem apresentar-se como saturados, monoinsaturados ou poliinsaturados, dependendo do tipo de alimento. Em geral, a gordura animal tende mais a ser do tipo saturado, sendo este o principal causador do ateroma. O azeite de oliva constitui-se numa boa fonte de gordura monoinsaturada, enquanto os óleos de girassol ou de açafrão apresentam as maiores quantidades de poliinsaturados.

De maior significância, porém, é o nível de colesterol plasmático, pois este é um componente indispensável das membranas da célula, sais biliares e hormônios esteróides. Paralelamente ao fato de ser sintetizado pelo fígado, apresenta-se nas carnes, ovos e nos produtos laticínios; assim, uma dieta rica desses produtos pode resultar em altos índices de colesterol no sangue. Este e os triglicerídeos são transportados no sangue ligados às proteínas denominadas lipoproteínas, que diferem em densidade: as de baixa densidade (LDL), que transportam o colesterol, as lipoproteínas de alta densidade (HDL) ou os triglicerídeos. Quando se deseja avaliar o risco de excesso de gordura, ou hiperlipidemia, no indivíduo, mede-se tanto o colesterol como as lipoproteínas e, em particular, a proporção entre o LDL e o HDL. Alguns poucos desafortunados herdam um alto nível de lipoproteínas, o que os torna extremamente suscetíveis a ataques cardíacos; mas, para a maioria, trata-se apenas de mudar hábitos alimentares.

TABELA 9.1 Isquemias e seus fatores de risco

Nível de colesterol	Extremamente significativo, relacionado à dieta alimentar
Nível de triglicérides	Significativo, relacionado à dieta alimentar
Fumo	Dependendo diretamente do número e da duração do uso
Pressão sanguínea	Aumenta dramaticamente, se a diastólica for maior que 110 mmHg
Histórico familiar	Muito significativo
Obesidade	Significativo
Estresse	Risco aumentado ao dirigir, pessoa ambiciosa
Exercícios	Aumento da chance de sobrevivência pela melhoria da circulação
Consumo de peixe	Contém ácido linoléico, que protege
Consumo de fibras	Protege
Consumo de café	Mais de cinco xícaras/dia aumentam ligeiramente o risco
Consumo de álcool	Em pequenas quantidades, protege; em grandes, expõe
Contraceptivos orais	Aumenta ligeiramente o risco
Diabetes	Aumenta o risco de aterosclerose de forma geral
Mixedema	Aumenta o risco de aterosclerose de forma geral

ANGINA PECTORIS

Quando ocorre a diminuição do suprimento sanguíneo (e, portanto, de oxigênio) no músculo cardíaco, logo se apresenta no peito uma dor semelhante à cãibra, que é conhecida como *angina*. Esta se faz sentir em momentos de estresse físico e emocional, nos quais aumenta a demanda de suprimento sanguíneo, mas também pode surgir em decorrência de anemia. A quantidade de esforço necessário é similar em cada ataque, e o paciente logo aprende a prever quando deve diminuí-lo. Andar contra o vento frio é um fator especialmente provocativo, mas alimentos pesados ou o fumo também podem precipitar a angina. Um sinal útil para seu diagnóstico é que esta se apresenta durante e não depois de algum exercício, diminuindo em poucos minutos de repouso.

A *característica* da dor é típica e se apresenta de forma imprecisa, de aperto, de constrição, ocasionalmente contínua e localizada, mas nunca aguda ou lancinante. Pode ser facilmente confundida com indigestão, pois é possível que se faça sentir na parte inferior do peito e até mesmo se fazer acompanhar de eructação. O modo como se *alastra* varia, mas geralmente tem início atrás do esterno (dor *retroesternal*), que não pode ser apontada com precisão. Pode irradiar-se internamente do lado esquerdo ou, ocasionalmente, no membro superior direito, terminando nos terceiro e quarto dedos. Em poucas pessoas pode apresentar-se na mandíbula, nas costas ou na parte superior do abdômen.

Um tipo particularmente sério é o que se denomina *angina instável*, pois pode prenunciar a ocorrência de um *ataque cardíaco*. Reconhece-se o quadro pelo aumento da intensidade da dor e uma alteração em seu padrão de irradiação. A dor pode surgir espontaneamente e apresentar flutuações por vários dias para depois interromper-se ou continuar, tornando-se um ataque; aos pacientes que apresentam esses sintomas sugere-se a cirurgia de ponte de safena, na qual se utiliza uma veia, removida da perna, esperando-se com isso prevenir o infarto (ver adiante).

ATAQUE CARDÍACO

Muitos dos portadores de angina podem continuar a manter uma vida normal, limitando apenas a prática de exercícios muito fortes. Alguns poucos, no entanto, em algum ponto, desenvolvem a completa oclusão de um dos vasos coronarianos, um coágulo sanguíneo (*trombose*) que se forma numa placa de ateroma rompida. Toda rugosidade ou ulceração de uma artéria tende a atrair plaquetas que formam um "selo" sobre essa área, que, por sua vez, leva a tromboses e espasmos sobrepostos. Esta impede a chegada às células musculares, que estão posicionadas atrás, de qualquer fonte de alimentação; dentro de uma a duas horas essas células se dilatam e morrem. A média dessas ocorrências depende do grau de atividade do sistema nervoso simpático e da presença de vasos colaterais (os quais a prévia atividade de exercícios físicos tende grandemente a aumentar). Os tecidos mortos enchem-se de sangue coagulado que assume uma coloração verde-escuro e assim se tornam parecidos

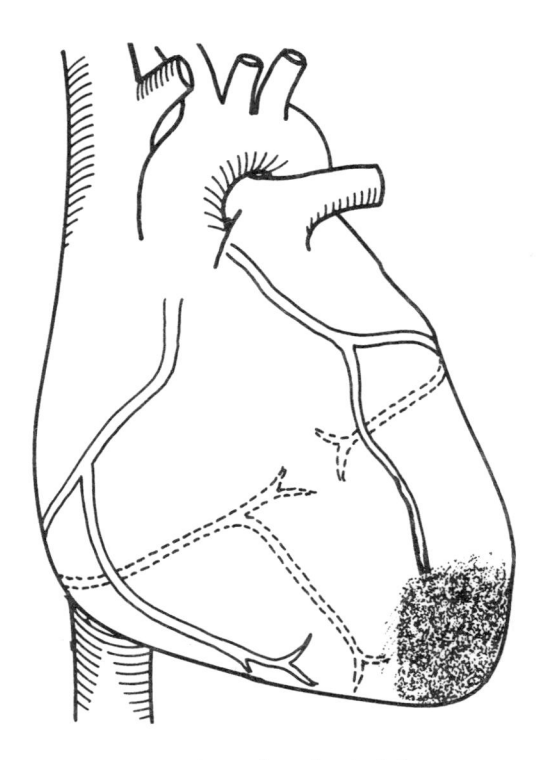

Figura 9.1 *Infarto do miocárdio*

com um pedaço de chouriço, tendo sido por isso contemplados com o agradável nome de infarto (do latim, *infarcere*: estufar, entupir). Esse *infarto do miocárdio*, como deve ser corretamente chamado, passa então a se contrair e, eventualmente, transforma-se numa cicatriz (presumindo-se que o paciente sobreviva a essa investida), mas, até que isso ocorra, o coração e a circulação estarão sujeitos a certos riscos de complicações que se podem seguir à ocorrência.

Os ataques geralmente se apresentam sem avisar, quase sempre durante o sono; provocam uma dor intensa, semelhante, em distribuição, à da angina, mas de severidade muito maior e, às vezes, provocando *sudorese, náuseas, vômitos* e *medo extremo*. A dor se instala num período de vários minutos e se prolonga por muito mais tempo do que a da angina, podendo continuar por várias horas sem interrupção. Em um terço dos casos o ataque se segue à angina instável e algumas pessoas desenvolvem um infarto quando se encontram no ponto mais alto de alguma atividade estressante. Em cerca de um em dez pacientes (geralmente os mais velhos) ocorre o "infarto silencioso", no qual não se apresenta nenhuma dor, mas apenas sudorese, tontura e falta de ar. Em geral, quanto maior a proporção do dano ao miocárdio, mais intensos os sintomas.

As **Complicações** dependem muito de qual artéria coronária se encontra envolvida e, portanto, onde ocorre o infarto. Outro fator é saber se houve comprometimento total da parede miocárdica ou se apenas do endocárdio ou do pericárdio. Obviamente, no caso de um infarto maciço, que se segue a uma obstrução de maior dimensão, as chances de óbito são altas; e esse é o resultado de cerca de 40% dos casos, um terço dos quais apresenta morte instantânea.

Se a pessoa sobrevive, porém, a força de bombeamento do coração geralmente se verá diminuída até certo grau e mostrar-se-á frágil demais para manter suficiente pressão sobre os tecidos que, dessa forma, se tornam frios, pálidos e úmidos. Diz-se que o paciente encontra-se em estado de *choque cardiogênico*, com pressão sangüínea baixa e pulso rápido e fraco. O ventrículo esquerdo comprometido pode apresentar dificuldades em expelir toda a quantidade de sangue que recebe e uma parte deste será retida nos pulmões, o que causará edema pulmonar e falta de ar, um dos sinais precoces da *insuficiência cardíaca* (ver a seguir).

Mesmo que o paciente resista ao ataque imediato, não estará a salvo. Um outro terço dentre eles sucumbe dentro das primeiras 48 horas. O motivo, geralmente, é o envolvimento das vias de condução, que são comprometidas pelo infarto e que provocam arritmia ou alteração dos batimentos: o coração começa a pulsar desordenadamente ou de forma errática. Essas arritmias, em termos gerais, são de dois tipos: as que envolvem apenas o átrio e as que envolvem os ventrículos. É por esta razão que nos hospitais os pacientes são monitorados continuamente por um aparelho de cardiografia. Se a área interrompida estiver localizada próxima ao início do sistema das vias de condução, no átrio, estes tanto apresentarão batimentos muito rápidos (*flutter atrial*) como muito irregulares (*fibrilação atrial*). A pulsação, da mesma forma, será rápida mas regular, de cerca de 150 por minuto, no caso da palpitação, ou totalmente irregular.

As alterações do átrio, no entanto, são muito menos ameaçadoras do que as arritmias que surgem no ventrículo. Nessa região os impulsos podem ter sua passagem inteiramente bloqueada, de forma que o coração pulsa muito vagarosamente dentro da média estabelecida pelos ventrículos, cerca de 40-50 batidas por minuto, o que é conhecido como bloqueio cardíaco; é em situações como essas que pode ser necessária a instalação temporária de um marca-passo. Ou poderão surgir novos batimentos ectópicos, de origem espontânea; estes tornam-se tão rápidos que podem acarretar a fibrilação ventricular, na qual os ventrículos apenas tremulam, mas são incapazes de pulsar. Pode-se tentar a desfibrilação por intermédio da aplicação de choques elétricos sobre o coração; estes o paralisam temporariamente, para depois, então, possibilitar o retorno ao ritmo normal.

À medida que cicatriza, após algumas semanas, a parede ventricular pode apresentar uma saliência em forma de inchaço, conhecida como *aneurisma* (do grego, *aneurysma*: dilatação); isso, naturalmente, altera a eficiência dos batimentos cardíacos, levando ao surgimento da insuficiência cardíaca. Se o infarto envolver o revestimento cardíaco interno — o endocárdio — este apresentará rugosidades que permitirão a fixação de coágulos (*trombo mural*), que podem posteriormente fragmentar-se e penetrar na circulação sob a forma de *êmbolos* (do grego, *embulus*: cunhar). Esses êmbolos podem acabar se apresentando em qualquer parte do sistema circulatório, talvez no cérebro ou na perna, interferindo no suprimento sanguíneo local e, possivelmente, causando um infarto desses tecidos. Finalmente, no infarto pode ser atingida a camada externa ou pericárdio, que se inflama, dando origem à *pericardite*. Quando isso acontece, após alguns dias, apresenta-se a recorrência da dor, mas desta vez em forma mais aguda, constante e fazendo-se acompanhar de febre discreta (a síndrome pós-infarto do miocárdio).

PRESSÃO SANGUÍNEA

O coração bombeia o sangue para todo o corpo, numa pressão que varia de acordo com a fase do ciclo cardíaco e que se faz sentir no pulso, sob a forma de ondas de pulsação. A pressão mais alta nos vasos coincide com a fase sistólica ventricular, sendo por isso denominada *pressão sistólica*; esta oferece a medida da força pela qual o coração se encontra pulsando num determinado momento e varia segundo as necessidades do organismo. A passagem de uma onda de pulsação ocorre quando o coração relaxa: por isso, é denominada *pressão diastólica*. Mesmo durante essa fase, o fluxo sangüíneo mantém-se nas artérias em virtude da característica de elasticidade de suas paredes; assim, a pressão diastólica é a mais significativa dentre os dois parâmetros de medição e reflete o estado das arteríolas e sua capacidade de relaxamento.

Muitos fatores influenciam nossa pressão sanguínea. O fator mais imediato é a *força de contração cardíaca*; se o suprimento de sangue for deficiente no miocárdio, que o impeça de contrair-se, a pressão sangüínea sofrerá uma queda súbita, provocando o estado de choque já analisado. Em segundo lugar, o *volume de sangue* que deve ser bombeado terá uma influência sobre a pressão, que também baixa se, subitamente, começarmos a sofrer uma hemorragia, mas também se eleva se, por alguma razão, aumentar nosso volume sanguíneo. A razão mais comum é que o nosso corpo contém uma taxa excessiva de sal, uma vez que nossos rins passaram a armazenar esse valioso mineral e são relutantes em desfazer-se dele. A dieta média apresenta quantidades muito maiores de sal do que seriam necessárias; para diluí-las, o corpo retém água e assim aumenta o volume de plasma, o qual, por sua vez, eleva a pressão sanguínea. O imperador chinês Huang Ti fez referência a esse fato quando notou que as pessoas que ingeriam sal apresentavam pulso mais vigoroso.

Em terceiro lugar, a *resistência periférica* dos arteríolos pode modificar consideravelmente a pressão sanguínea. Isso se dá através da constrição ou dilatação das paredes musculares, em função de uma alteração do tônus autônomo controlado pelo centro vasomotor localizado no cérebro, o qual, por sua vez, sofre a influência de fatores emocionais como ansiedade, estresse etc. Todos esses fatores servem para ajustar nossa pressão sanguínea às várias necessidades orgânicas, em diferentes ocasiões; mas, às vezes, esse mecanismo apresenta falhas que se fazem seguir pela hipertensão — e isso lentamente causa danos a certos órgãos.

Causas da Hipertensão

Cerca de 90% das pessoas que apresentam pressão alta têm também um quadro de *hipertensão primária essencial*, isto é, não apresentam nenhuma alteração comprovada em nenhum sistema orgânico. A causa direta de sua condição é uma combinação dos fatores que acabamos de mencionar. Alguns possuem um histórico familiar de "pressão alta", outros, excesso de peso; muitos, no entanto, encaixam-se dentro de todos os padrões de saúde, sem nenhum sinal de alterações. Tem-se afirmado constantemente que as dores de cabeça são causadas por pressão alta, mas na verdade isso raramente ocorre, exceto nos raros casos de hipertensão maligna (ver a seguir) e, muitas vezes, o dano é causado sem que a pessoa tenha consciência disso.

Diante de algum mal que os acometa, os rins reagem aumentando as quantidades de um hormônio que secretam, denominado *renina*, responsável pela constrição das paredes arteriais; isso faz elevar a pressão dos vasos. Dessa forma, muitas doenças renais acarretam um certo grau de hipertensão, particularmente a *nefrite*, a *pielite crônica*, os casos de *rins policísticos* e são, provavelmente, responsáveis até certo grau pelos casos de *toxemia na gravidez*. Certas alterações hormonais, tais como o excesso de cortisona que se apresenta na *síndrome de Cushing*, ou de tiroxina, na tirotoxicose, ou de estrógenos, no caso dos contraceptivos orais, nas pessoas mais suscetíveis causarão também o que se definiu como *hipertensão secundária*; no entanto, estas não são as causas mais comuns do aumento da pressão sanguínea.

Conseqüências da Hipertensão

A não ser que se tenha decorrido um bom número de anos, e a condição afete um dos seus órgãos-alvo, tais como o coração, o cérebro ou os rins, esse quadro não pode ser diagnosticado a não ser que alguém faça a medição da pressão sanguínea (ver a seguir). Eventualmente, pode-se apresentar um aumento do ventrículo esquerdo ou sua *hipertrofia*, com a finalidade de produzir a força extra necessária; este caso pode ser clinicamente detectável sob a forma de um maior impulso presente no lado esquerdo do tórax. A essa altura, o suprimento sanguíneo do miocárdio apresenta-se freqüentemente insuficiente e o coração começa a falhar; o paciente passa a apresentar falta de ar devido ao edema pulmonar cumulativo, chegando, às vezes, ao *infarto do miocárdio*. Outro órgão principal que pode ser afetado é o cérebro, no qual o aumento de pressão pode levar ao derrame cerebral (ver Capítulo 17), especialmente em idosos, cujos vasos apresentam-se de certo modo endurecidos e frágeis.

Um tipo de hipertensão mais sinistro às vezes ocorre em pessoas mais jovens, nas quais a pressão sanguínea acelera até alcançar níveis muito elevados no espaço de poucas semanas, causando intensas dores de cabeça e problemas visuais. O quadro, conhecido como *hipertensão maligna*, é geralmente fatal e dura apenas alguns meses, a não ser que seja prontamente atendido. Como os pacientes são jovens, o coração pode agüentar a grande elevação da pressão, mas o impacto do ataque recai sobre os rins, que se congestionam e entram em *insuficiência renal*. Há um nítido espessamento da camada interna das arteríolas renais maiores, as quais deixam de suprir os glomérulos e estes se atrofiam; essa alteração se reflete nas retinas e pode ser diretamente observada por meio do oftalmoscópio.

Medição da Pressão Sanguínea

A medição se faz envolvendo-se o antebraço com um manguito almofadado, ocluindo-se a artéria por intermédio de um instrumento denominado *esfigmomanômetro* (do grego, *sphingo*: garganta; a Esfinge era um monstro que esganava suas vítimas). A pressão então decresce até que se ouve apenas um som baixo, de leves batidas, provocadas pela turbulência do sangue na artéria estreitada, isto é, a pressão sistólica. À medida que o manguito segue esvaziando-se, cessa a distorção da artéria e a turbulência se transforma num fluxo contínuo; eventualmente, o som desaparece também, até o ponto em que o ritmo normal da artéria é retomado. Esta última representa a pressão diastólica, a qual, às vezes, se apresenta como um som abafado até seu completo desaparecimento.

No caso de surgirem problemas isto se dará em função de: a) o estetoscópio não ter sido colocado exatamente sobre a artéria braquial (podendo mesmo estar com o orifício fechado); b) o cotovelo foi dobrado ou acima dele está presente uma manga de roupa muito apertada; c) o braço é muito obeso, o que prejudica a medição acurada; d) a válvula do esfigmomanômetro não foi devidamente aberta ou fechada ou e) você não tem muita prática! Se a leitura apresentar-se muito alta deve ser verificada novamente, tão logo o clínico e o paciente tenham se aquietado por alguns instantes.

Interpretação da Pressão Sanguínea

Nas sociedades ocidentais, tanto a pressão sistólica como a diastólica tendem a aumentar gradualmente com a idade, enquanto que nas comunidades em que o consumo de sal é mínimo, aparentemente, não existem flutuações da pressão no decorrer da vida dos indivíduos. Os valores máximos aceitos para a pressão sistólica geralmente são calculados somando-se 100 à idade do paciente e medidos em milímetros de mercúrio; assim, a pressão sistólica de uma pessoa jovem deveria ser acima de 130 mm de mercúrio, embora deva ser lembrado que esse índice apresenta uma ampla variação, de acordo com as circunstâncias. Com respeito à pressão diastólica, há menos concordância sobre o nível ao qual se deveria aplicar o rótulo de "anormal", mas o gráfico da Figura 9.2 nos oferece uma indicação da média de leituras: é bom suspeitar de níveis acima de 100.

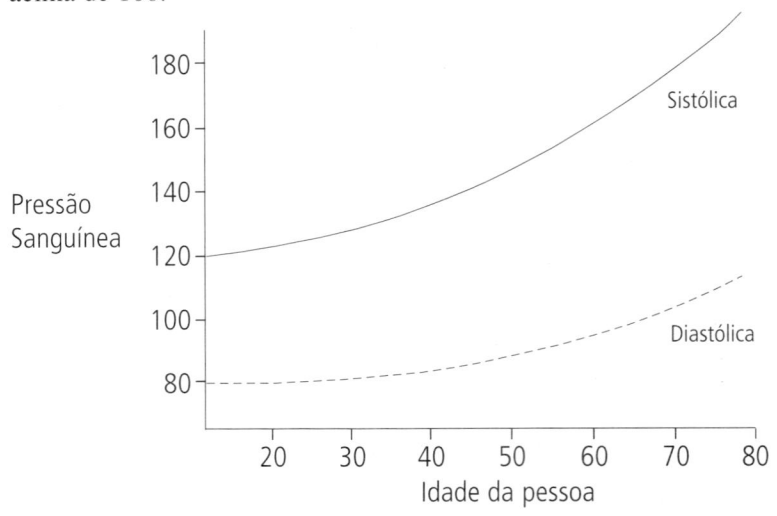

FIGURA 9.2 *Limites máximos das pressões sistólicas e diastólicas*

INSUFICIÊNCIA CARDÍACA

Quando o coração se mostra incapaz de desempenhar sua função primária de bombear o sangue para os tecidos, diz-se que apresenta uma insuficiência; como, no entanto, esse bombeamento é duplo, as coisas não são assim tão simples, uma vez que o ventrículo esquerdo desempenha a função de ejeção a uma pressão de cerca de 120 mm de Hg, enquanto o direito opera a uma pressão de cerca de 25 mm. Mais ainda: como vimos, o ventrículo esquerdo é muito mais freqüentemente afetado por moléstias cardíacas de fundo isquêmico e pela hipertensão, de forma que é este que geralmente apresenta quadros de insuficiência — a insuficiência ventricular esquerda. A insuficiência de uma câmara cardíaca acarreta duas conseqüências: primeiramente, uma pressão insuficiente para perfundir os tecidos que lhe estão acima, quadro que por vezes recebe a denominação de "insuficiência anterógrada"; mas, por outro lado, dá-se a retenção de excessivas quantidades de sangue, o que provoca a obstrução dos tecidos anteriores (insuficiência retrógrada). Pode-se ver, assim, que existem dois grupos de sintomas associados a cada um dos tipos de insuficiência.

A *Insuficiência Ventricular Esquerda* geralmente se apresenta em resultado da *isquemia* ou da *hipertensão* e, menos usualmente, em função da *moléstia valvular* ou de uma *cardiomiopatia*. É também conseqüência natural da idade avançada que se faz sentir sobre um coração que apresenta uma pulsação de cerca de 28 bilhões de vezes no tempo médio de vida; assim, a falta de ar (*dispnéia*) ao esforço atinge a todos no decorrer da existência. Isto se deve ao fato de que o sangue, não podendo ser bombeado através do ventrículo esquerdo, retorna aos pulmões congestionando seus capilares e impedindo a rápida difusão do oxigênio. A alta pressão sobre os capilares provoca o extravasamento de plasma nos alvéolos; o pulmão se congestiona, provocando a tosse discreta tão comum nas pessoas idosas.

Enquanto a pessoa está desperta e em atividade, durante o dia, a maior parte dessa congestão ocorre na base dos pulmões e não é muito problemática, a não ser uma certa falta de ar (*dispnéia*) ao esforço. No entanto, após algumas horas na cama, a lentidão do coração, somada à redistribuição do fluido através das áreas pulmonares, pode ter como resultado o despertar pela respiração entrecortada, que se faz acompanhar por uma intensa dispnéia e tosse produtiva, com escarro rosado, espumoso. Esse quadro é conhecido como *insuficiência ventricular esquerda aguda* ou *asma cardíaca*, devido ao tipo de respiração ruidosa causado pelo preenchimento das vias aéreas com o líquido do edema. Um certo alívio é obtido na posição sentada (ortopnéica), quando o fluido é drenado para a base dos pulmões; os pacientes geralmente preferem sentar-se frente a uma janela aberta. Na asma cardíaca severa e súbita, tal como a causada pelo infarto agudo do miocárdio, apresenta-se palidez, desmaios, sudorese e cianose.

Insuficiência Ventricular Direita. Mais cedo ou mais tarde, os capilares dos pulmões, congestionados em função da insuficiência ventricular esquerda, exercerão uma pressão retrógrada sobre o ventrículo direito, o que se fará seguir pela insuficiência do lado direito do coração. Ou, às vezes, isto acontece se apenas o ventrículo direito é afetado em função de isquemia ou moléstia valvular, incapacitando-se assim para bombear sangue para os pulmões. Nesse caso, a pressão retrógrada será exercida sobre o sangue das veias periféricas, particularmente as dos pés; assim, o primeiro sinal desse quadro é, geralmente, o edema nos tornozelos, os quais começam a inchar (embora o inchaço dos tornozelos também provenha de outras causas, tais como veias varicosas). Durante um longo período os órgãos próximos ao coração começam a envolver-se, especialmente aqueles tais como o fígado, que possui uma extensa rede de capilares, e que, provavelmente, começam a congestionar-se causando o aumento de volume do órgão e mesmo, eventualmente, um quadro de cirrose. A pressão retrógrada também atinge as veias jugulares no pescoço, que se tornam visivelmente distendidas e apresentam um tipo de pulsação que aumenta e diminui, de acordo com a do coração.

Muitos dos casos de insuficiência cardíaca direita não se devem a nenhuma patologia nesse órgão, mas ocorrem porque a circulação do sangue através dos pulmões é impedida por doenças que atingem essa região, especialmente a bronquite crônica e o enfisema pulmonar (ver Capítulo 11) ou, às vezes, devido a uma embolia pulmonar (ver Capítulo 10). A pressão na circulação pulmonar, nesses casos, aumenta de modo similar à que ocorre na circulação sistêmica nos casos de hipertensão essencial; por isso recebe a denominação de *hipertensão pulmonar.* Esta provoca o aumento de volume no ventrículo direito até o ponto em que este não pode suportar mais e começa a apresentar insuficiências. A esse quadro deu-se o nome muito curioso de *cor pulmonale* que, literalmente, significa "coração dos pulmões" ou, em outras palavras, afecção cardíaca secundária à pulmonar.

Insuficiência Cardíaca Congestiva. Embora possa ocorrer insuficiência em sentido estrito dos lados direito ou esquerdo do coração, devemos nos lembrar de que, como os dois lados operam em conjunto, é comum ocorrer a coexistência de ambas, quando então o quadro passa a denominar-se insuficiência cardíaca congestiva. Suas causas devem-se a várias condições, tais como anemia ou tireotoxicose, e provocam um aumento da demanda de sangue por igual sobre ambos os lados, de forma a causar a insuficiência dos dois. Secundariamente, vem somar-se ao problema a falta de perfusão sanguínea em virtude de os rins reterem sal e água. Essa é a razão pela qual recomendam-se dietas com restrição de sal e também a utilização de diuréticos nos tratamentos ortodoxos.

PERICARDITE

A pericardite é um quadro inflamatório do pericárdio, causada por *infecção*, *neoplasia*, *infarto do miocárdio* ou, às vezes, *artrite reumatóide*. Sua causa mais comum é viral, casos em que pode seguir-se a esta uma infecção torácica, especialmente em homens jovens. A dor é acompanhada de febre e se apresenta como uma dor aguda na parte frontal do peito, às vezes também irradiada ao ombro esquerdo, piorando na respiração profunda e ao deitar-se sobre o lado esquerdo. Nos casos mais graves pode ser auscultado pelo estetoscópio o ruído da superfície rugosa quando se apresenta sob a forma de um som semelhante ao de uma árvore que estala sob o vento, concomitante ao das pulsações cardíacas — o *atrito pericárdico*. Não é incomum que a pericardite se apresente poucos dias após o infarto do miocárdio, podendo ocorrer também um carcinoma brônquico, espraiando-se em direção ao coração.

Em certos casos, especialmente naqueles de câncer brônquico, dentro do pericárdio pode haver o acúmulo muito rápido de uma quantidade de fluido (quadro denominado de derrame pericárdico), que assim comprime o coração de forma a impedi-lo de cumprir sua função de bombeamento, levando-o ao início de uma insuficiência. Quando causado por tuberculose, a condição pode fazer com que o pericárdio se torne muito espesso e rígido, recebendo então a denominação de *pericardite constritiva*, que produz sintomas similares.

FEBRE REUMÁTICA

Há cinqüenta anos, a denominação "reumatismo agudo" era sinônimo de uma doença que trazia consigo a ameaça de uma futura moléstia cardíaca e, também, do que é hoje mais freqüentemente denominado de *febre reumática*. Esta é uma condição que tende a afetar crianças e adolescentes e, embora muito menos comum, ainda consiste no flagelo do mundo desenvolvido, sendo responsável pela maioria dos casos de doenças cardíacas registrados. A diminuição de seus índices no Reino Unido teve início bem antes do advento dos antibióticos e, provavelmente, é o reflexo das alterações na virulência do *estreptococo hemolítico*, o organismo que se encontra intimamente ligado à condição. E isso porque a febre se faz preceder, de duas a três semanas antes, por uma infecção bacteriana, geralmente na garganta, que estimula a produção de anticorpos pelos gânglios linfáticos. Infelizmente, esses anticorpos então passam a atacar os tecidos conjuntivos do coração e das articulações, os quais, por coincidência, possuem uma estrutura idêntica à de uma parte do estreptococo.

TABELA 9.1 Possíveis causas de dores no peito

Quadro	Indicadores
Angina Pectoris	Caráter, durante os exercícios, radiação, temporária
Infarto do miocárdio	Caráter, freqüente ao deitar, sudorese, vômitos
Neurose cardíaca	Inframamária esquerda, dor após exercícios, tensão
Traqueíte	Tosse, dor irregular, localizada
Pleurisia	Local, periférica, piora na inspiração
Hérnia do hiato	Dor em queimação, refluxo, após as refeições, piora ao deitar
Embolia pulmonar	Dor aguda, desmaios, hemoptise, dispnéia
Herpes zoster	Dermatoma único, posterior erupção
Carcinoma brônquico	Fumantes, tosse, perda de peso, dor aguda
Doença de Bornholm	Febre, dor de cabeça, dores na parte inferior dos pulmões, sensibilidade muscular
Aneurisma da aorta	Súbita, dilacerante, choque, inchaço abdominal
Pneumotórax	Abrupta, em pontada, falta de ar
Osteoartrite	Idade, postura, recorrência em certa posição
Osteoporose	Idade, cifose, piora na movimentação, dor na cintura
Pericardite	Dor aguda, febre, piora com movimentos e inspiração
Dor referida	Úlcera péptica, coleocistite, hepatite, esplenomegalia

Os primeiros sintomas de febre reumática consistem de uma *artrite* abrupta, que migra de uma grande articulação a outra, durante uns poucos dias, acompanhada de sudorese e pulso rápido. Ao mesmo tempo, o coração também começa a ser lesado pelo processo, o que leva à insuficiência cardíaca e falta de ar (quando o miocárdio é afetado), mas que também ataca as válvulas, dando origem ao desenvolvimento de pequenas intumescências irregulares nessa região. Estas interferem no fluxo sanguíneo no interior do coração, e provocam turbulência, que se faz ouvir sob a forma de *sopro cardíaco*; no decorrer dos meses, quando a inflamação arrefece, as válvulas se tornam permanentemente deformadas e fibrosadas: trata-se do *reumatismo cardíaco*. A válvula mais freqüentemente afetada é a mitral e, também, em menor extensão, a aórtica; estas podem se tornar estreitadas, na estenose, ou deficientes e incapacitadas para cerrar-se apropriadamente — *incompetentes*. A longo prazo, suas conseqüências determinam a pressão retrógrada, que congestionará os pulmões e, eventualmente, o ventrículo direito; por isso foram desenvolvidas várias cirurgias para a reestruturação ou substituição das válvulas afetadas.

Em sua forma aguda, essa moléstia que, como diz o ditado "lambe as articulações, mas morde o coração", não se limita apenas a esses dois órgãos: a lesão às vezes atinge a pele, sob a forma das erupções típicas do *eritema marginatum*. Este é um eritema, ou avermelhamento da pele, que se apresenta na forma de manchas, as quais possuem uma borda nítida, de modo que se parecem a uma pequena tínea, mas sem a descamação. Uma de suas características mais freqüentes são os *nódulos subcutâneos* observados nas protuberâncias ósseas, tais como cotovelos e joelhos. Trata-se de inchaços indolores subcutâneos tais como os que também se observam na artrite reumatóide. Outra característica distinta que se observa às vezes é a *coréia de Sydenham* (não confundi-la com a coréia de Huntington, que é um quadro hereditário). A palavra coréia vem do grego "*chorus*", que designava a dança que se desempenhava durante a apresentação de uma peça teatral, e se refere aos movimentos espontâneos de contorsão e flexão que podem durar alguns dias. Na forma branda da doença, esses movimentos podem não ser exagerados e são confundidos com os de um estado irrequieto e impaciente e muitos casos de febre reumática são diagnosticados apenas retrospectivamente, quando se nota o sopro cardíaco ou o paciente apresenta falta de ar.

MOLÉSTIAS CARDÍACAS CONGÊNITAS

Nem todos os sopros são de origem reumática, embora cerca de um em cada cem bebês nasça com um sopro cardíaco persistente. Desses, um quarto possui uma deficiência séria o bastante para exigir uma cirurgia. O coração se desenvolve a partir de uma série de pregas do principal vaso sanguíneo, no decorrer da 17ª semana de vida embrionária. Alterações mínimas ocorrem facilmente, geralmente sem razão aparente, mas às vezes em resultado de infecções maternas, tais como a rubéola. As alterações mais comuns tanto podem ser as obstruções do fluxo sanguíneo como anomalias de comunicações entre as câmaras: "buracos no coração".

Estas últimas são as anomalias mais freqüentes. Consistem de uma alteração do septo, entre os lados esquerdo e direito do coração, sendo por isso denominadas defeitos do septo ventricular ou defeitos do septo atrial, respectivamente. Suas dimensões variam de um ponto minúsculo como um alfinete, a orifícios grandes o suficiente para "desviar" grande quantidade de sangue do ventrículo esquerdo para o direito a cada pulsação cardíaca, fazendo com que os pulmões se inundem de sangue, provocando a cianose (as "crianças azuis"). À medida que a criança cresce, a maioria desses orifícios tende a diminuir, mas alguns dentre os de maiores dimensões exigirão uma cirurgia para proteger os pulmões de futuros danos causados pela hipertensão pulmonar.

A estenose ou estreitamento também pode ocorrer, principalmente associada à válvula pulmonar, que pode, eventualmente, provocar a insuficiência do lado direito do coração ou ao arco aórtico, caso em que recebe a denominação de "coarctação da aorta". Esta compreende um estreitamento dessa artéria em qualquer ponto de seu curso — mais geralmente em seu arco — e de fato impede o sangue de alcançar os tecidos que se posicionam além da lesão. O coração pode então gerar uma tremenda pressão na tentativa de empurrar o sangue; a não ser que seja aliviada a obstrução, alarga-se até alcançar um tamanho considerável. Essa é a razão pela qual é importante o exame rotineiro do pulso femoral de todos os recém-nascidos: em tais casos, este poderá estar ausente.

CARDIOMIOPATIAS

Durante toda a sua existência, o músculo cardíaco passa por uma enorme carga de trabalho, bombeando cerca de sete toneladas de sangue todos os dias de nossa vida. Portanto, esse músculo é também muito suscetível a alterações, não apenas quanto a seu suprimento de sangue, mas também quanto à sua nutrição geral. Se ocorrer uma diminuição de vitaminas, tiroxina ou outros nutrientes, como nos casos de alcoolismo, por exemplo, o músculo enfraquecerá, o coração sofrerá uma dilatação e, eventualmente, poderá ocorrer uma insuficiência, conhecida como *cardiomiopatia congestiva*. Outro tipo de cardiomiopatia é de origem congênita e advém da incapacidade de as células se contraírem completamente, de forma que estas eventualmente podem aumentar de volume e impedir que o sangue flua através do coração, quadro denominado de *cardiomiopatia hipertrófica*. Em ambos os casos, observa-se nos pacientes uma progressiva fraqueza, dispnéia e fadiga, acompanhadas de palpitações e irregularidade dos batimentos, o que pode ser perigoso.

OS MEDICAMENTOS E O CORAÇÃO

A primeira medicação prescrita para o coração foi o digitalis, desenvolvido por herbalistas que o obtiveram de folhas destiladas de dedaleira, utilizando-o para a cura da dropsia ou edema. Ainda é largamente utilizado e constitui-se em valioso estimulante, agora sintetizado em forma da *lanoxina*, pois as fontes herbais sofreram uma alteração ampla demais em sua potência, embora ofereçam muitos outros ingredientes, todos úteis na maior parte dos casos. O digitalis estimula os músculos cardíacos a bater mais vigorosamente e assim auxilia o miocárdio e aumenta a circulação. Inibe também a condução do impulso através do coração, sendo assim útil nos casos de determinadas irregularidades, especialmente na fibrilação atrial. No entanto, por diminuir o ritmo cardíaco, a droga permite o aparecimento de *batimentos ectópicos* espontâneos originados por outras causas, especialmente no ventrículo, o que representa muito perigo, podendo mesmo ser fatal. Assim, os primeiros sintomas da dosagem excessiva de digital são uma marcada diminuição do ritmo cardíaco, seguida de batimentos duplos, nos quais observamos um batimento extra, ectópico, após cada batimento normal (*bigeminismo*). Em virtude desse risco, a insuficiência cardíaca geralmente é tratada primeiro com diuréticos (ver Capítulo 15), e apenas em caso de este se mostrar inadequado procede-se à utilização do digital conjuntamente com potássio para assegurar a estabilidade das células cardíacas.

Pelo fato de muitos dos problemas cardíacos resultarem de isquemia ou hipertensão faz mais sentido tentar tratá-los do que estimular o coração; os medicamentos atuais tendem a enfatizar essa abordagem. O sistema nervoso simpático é responsável pelo aumento do ritmo cardíaco e pelo aumento da pressão sanguínea através de sua ação vasoconstritora que, se puder ser inibida, trará alívio para muitos problemas.

Infelizmente, as primeiras tentativas para bloquear o tônus simpático também bloquearam sua passagem para os brônquios, o que teve como efeito o excesso de tônus parassimpático e o estreitamento das vias aéreas. Só foi possível contornar o problema com a descoberta de dois diferentes tipos de receptores denominados alfa e beta, este último largamente aplicável ao sistema cardiovascular em si. Por meio do bloqueio dos beta-receptores, a pressão pode ser baixada com segurança e a freqüência cardíaca diminuída, de forma que são usados tanto para os casos de angina como para os de hipertensão.

Existem, no entanto, várias condições relacionadas ao uso dos beta-bloqueadores. Na existência de um estreitamento físico das artérias coronárias, tal como acontece nos casos de isquemia, a diminuição e o relaxamento do ritmo cardíaco podem, até certo grau, ser um fator de precipitação da insuficiência cardíaca nos casos que se apresentam nos limites mais baixos de tolerância, o que pode provocar certa falta de ar. Mais ainda, mesmo a última palavra em beta-bloqueadores, os "cardio-seletivos", podem provocar certo grau de constrição brônquica, não devendo ser utilizados por portadores de asma. Nem devem ser retirados de maneira súbita, pois sua cessação pode precipitar uma rápida piora nos casos de isquemia miocárdica de longo prazo. Os efeitos colaterais desses medicamentos são bastante comuns, mas não perigosos. Os pacientes tendem a apresentar sonolência e desânimo durante sua utilização, devido à redução do tônus simpático; isso às vezes representa uma vantagem nos estados de ansiedade e para as pessoas incapazes de relaxar. Os pacientes podem também sentir mãos e pés mais frios ou apresentar uma dispepsia leve. Em razão de certos beta-bloqueadores serem solúveis em gordura, podem atravessar a barreira hemato-encefálica e provocar sonhos incoerentes e até pesadelos, que cessam com a mudança de medicamento.

A hipertensão é uma área na qual o tratamento pode ser um problema para a medicina ortodoxa, pois quase inevitavelmente permanece pela vida inteira, sendo que muitos de seus pacientes encontram-se na fase da juventude, quando de seu início. Devem ser feitas tentativas complementares, tais como restrição de sal, redução de peso — em especial do álcool —, o *biofeedback* e a meditação. Se todas as tentativas falharem e houver risco real, devem ser utilizadas drogas. As primeiras a serem utilizadas com mais freqüência são os diuréticos, mas estes apresentam um efeito relativamente pequeno sobre a pressão sanguínea e geralmente são necessários medicamentos adicionais.

Os próprios beta-bloqueadores são usados muito freqüentemente no tratamento da hipertensão, quase sempre em conjunto com diuréticos. Se estes se mostrarem ineficazes, existem outras abordagens disponíveis, todas de origem recente. Uma delas consiste na inibição do movimento de cálcio no coração, o qual é necessário para contrair o músculo; isso reduz a força cardíaca de modo similar ao provocado pelos beta-bloqueadores, mas sem muitos de seus efeitos colaterais. Esses "antagonistas do cálcio" podem ser exemplificados pelos Verapamil e Nifedipina (Adalat).

Outra inovação recente são os inibidores ECA, que reduzem a pressão sanguínea por meio da inibição da Enzima de Conversão da Angiotensina. A angiotensina é um hormônio liberado pelos rins que, como seu nome indica, depois ter sido convertido em angiotensina II, provoca a tensão dos vasos sanguíneos. São muito eficazes, muito recentes e muito caros, mas podem provocar uma queda tão súbita da pressão sanguínea, no início de sua utilização, que o paciente pode desfalecer sem perceber. Se recobrar a confiança na droga, no entanto, ficará feliz em notar que esse indesejável efeito, em particular, diminui com a passagem do tempo.

10

VASOS:
DISTÚRBIOS DE
PERFUSÃO

Todas as áreas do corpo humano, com exceção da epiderme e da córnea, são supridas de sangue por intermédio de uma imensa rede de vasos sanguíneos, que se estendem num total de 75 mil milhas ao todo, e que poderia dar três vezes a volta ao mundo! Em sua vasta maioria, essa rede se compõe de finos capilares, mas as artérias, com suas paredes elásticas e musculares, são essenciais para a regulagem das flutuações da pressão cardíaca, embora não devam impedir o constante fluxo sanguíneo. Como fizemos referência no capítulo anterior, esse tipo de impedimento, quando ocorre, dá-se geralmente sob a forma do ateroma, do qual houve um aumento de sete vezes, desde a virada do século. A eclosão de um ateroma é particularmente acelerada nos hipertensos, nos fumantes e também nos que apresentam quantidades excessivas de colesterol no sangue (*hipercolesterolemia*), seja causada por diabetes, por hipotireoidismo ou de origem genética.

O ateroma, porém, não é a única condição que afeta as artérias, pois, quando envelhecemos, formam-se depósitos de cálcio na camada média os quais levam ao "endurecimento das artérias". Em larga extensão, isso se deve a um processo natural e não provoca nenhum estreitamento da artéria em si, mas pode se fazer sentir sob a forma de artérias espessadas, semelhantes a cordões, em pessoas idosas.

A AORTA

A aorta é o vaso de maior dimensão, que parte do coração e, como tal, deve suportar o impacto da pressão exercida pelo ventrículo esquerdo. No decorrer do último século, a sífilis foi uma causa de seus danos;

o espiroqueta ataca a camada elástica da artéria enfraquecendo-a e criando o aneurisma da aorta ascendente. Este, gradualmente, se ampliava, passando a comprimir as estruturas do mediastino, provocava dores profundas e severas até finalmente romper-se, às vezes de forma dramática na traquéia ou no esôfago.

O aneurisma da aorta ainda ocorre, mas de um tipo diferente. Afeta a aorta descendente torácica ou abdominal e causa tanto a formação de *dilatações* ou se *rompem*, fazendo com que o sangue penetre na camada média "dissecando-a" num pequeno trecho antes de reentrar na sua luz ou provocar o rompimento de sua parede externa, provocando a morte rapidamente. Esses aneurismas *dissecantes* afetam principalmente os homens de meia-idade causando-lhes dores intensas e dilacerantes no peito e nas costas, que se fazem acompanhar de choque; por isso, muitas vezes são mal diagnosticadas como provenientes do mais comum infarto do miocárdio.

Outro tipo de aneurisma abdominal, que provoca mais dilatações do que rupturas, deve-se ao enfraquecimento ateromatoso de toda a parede e geralmente ocorre na aorta abdominal de pessoas idosas; na maioria das vezes é assintomático ou se faz acompanhar apenas de vagas dores nas partes baixas das costas ou no abdômen. Neste, pode-se sentir uma dilatação pulsante, a qual, na maioria dos casos, permanecerá constante por muitos anos, mas exigirá uma cirurgia e um enxerto de reposição, se começar a aumentar. Quando se apresenta no tórax, pode pressionar a traquéia ou o esôfago e provocar tosse persistente ou dificuldades na deglutição.

CLAUDICAÇÃO INTERMITENTE

A palavra "claudicação" significa manquejamento (o imperador Claudio teve seu nome derivado dessa característica) e se refere à marca registrada desse problema — uma dor como a de cãibra, contínua, localizada, que se apresenta nos músculos da panturrilha ou no pé após uma pequena caminhada, que diminui após alguns minutos de descanso para retornar após novo exercício. Isso se dá em função de um grave estreitamento das artérias femoral ou poplítea, que pode ser observado nas ateroscleroses e geralmente ocorre em homens.

Os primeiros sintomas são cãibras nas panturrilhas, à noite; posterior e gradualmente, seguem-se esfriamento, coloração azulada e perda de pêlos em sua parte inferior. A pele se mostra ressecada ao toque e a sudorese é prejudicada; quando empalidece sob pressão, vários minutos são necessários para que a coloração retorne ao normal. A pulsação se mostrará ausente nos pés, joelhos ou virilha, dependendo do local em que se encontre o bloqueio e, eventualmente, a isquemia se torna tão intensa que há a possibilidade de comprometimento de pele que pode ulcerar. Como a oxigenação dos tecidos é comprometida, estes se tornam escurecidos e gangrenosos, podendo haver necessidade de amputação do membro. Tal cenário é observado, em raras ocasiões, em jovens do sexo masculino, com cerca de vinte anos de idade, como forma de reação ao fumo e à *doença de Buerger*.

Os diabéticos são propensos à oclusão, principalmente das arteríolas dos pés, especialmente em casos graves e mal controlados. Como são suscetíveis a infecções de pele e podem sofrer diminuição da sensibilidade, a combinação não raramente leva à cirurgia. Por isso, os diabéticos devem ser escrupulosos quanto aos cuidados com os pés, pois a menor machucadura pode transformar-se em ferida.

DOENÇA DE RAYNAUD

Essa moléstia caracteriza-se por episódios intermitentes de *palidez* e *cianose* dos dedos, principalmente os das mãos, o que geralmente é precipitado pela exposição ao frio ou em função de exercícios. As pequenas artérias reagem contraindo-se e os dedos tornam-se brancos, depois azulados e finalmente vermelho-brilhantes, começando a latejar e formigar assim que as artérias recomeçam a dilatar-se. Trata-se de uma condição genética que se apresenta particularmente em garotas e mulheres jovens, podendo mostrar-se grave o bastante para levar à ulceração das pontas dos dedos.

Alguns pacientes desenvolvem o *fenômeno de Raynaud*, que apresenta os mesmos sintomas, mas ocorre em resultado de alguma causa externa, freqüentemente em função de doenças sistêmicas de algum tipo, especialmente das enfermidades do colágeno, tais como o *lupus* eritematoso ou a esclerodermia. Pode também apresentar-se como efeito indesejável causado por determinados medicamentos, tais como os beta-bloqueadores ministrados na hipertensão, a ergotamina, para a enxaqueca, ou mesmo em função das pílulas contraceptivas. As lesões físicas também podem levar ao fenômeno de Raynaud, tais como o uso de ferramentas a motor, vibratórias (dedos brancos), que podem causar sintomas durante dias após seu uso. Uma causa incomum é a presença de uma costela a mais sobre a clavícula, a "costela cervical", que comprime a artéria subclávia e pode ser diagnosticada apenas por meio de um exame de raios X do tórax.

O *eritema pérnio* (gelamento) é uma forma de reação ao frio mais localizada, observada geralmente nas áreas das mãos e dos pés, sob a forma de inchaço e prurido cutâneo que se torna avermelhado ou purpúrico. Pode ocorrer nas pessoas cujas mãos esfriam várias vezes e elas, então, aquecem-nas muito rapidamente junto ao fogo.

ARTERITE TEMPORAL

Embora incomum, é muito importante não perder de vista este quadro, também conhecido como *arterite cranial* ou *arterite de células gigantes*. Trata-se de um distúrbio inflamatório das artérias da cabeça, especialmente a temporal, que pode ser sentida logo em frente à orelha, mas que se torna espessada, inflamada e sensível. Seu principal sintoma são dores de cabeça persistentes e grande sensibilidade no couro cabeludo, a qual pode ser tão intensa que o paciente não consegue suportar nem mesmo lavar o cabelo. A dor piora ao despertar matinal, às vezes acompanhada de problemas de visão, tais como diplopia ou visão turva. Em razão de não ser apenas a artéria temporal envolvida, outras delas podem inflamar-se e apresentar bloqueios, particularmente a oftálmica, que atinge os olhos e que pode levar à cegueira se não tratada com urgência.

Existe uma íntima associação entre essa enfermidade e a *polimialgia reumática*: ambas ocorrem exclusivamente em pessoas idosas e coexistem ou ocasionam uma à outra. A polimialgia, como o nome diz, se caracteriza por dores musculares, principalmente nos músculos da pelve e ombros; na maior parte dos casos, há perda de peso, febre e depressão, o que aponta para um distúrbio generalizado. A velocidade de sedimentação dos eritrócitos apresenta-se invariavelmente alta e isso fornece um útil apoio para o diagnóstico da doença. É interessante que ambas as condições relacionam-se com a presença do HLA DR4.

VEIAS

As veias são mais do que apenas canais coletores. Elas formam um reservatório que contém mais da metade do sangue em circulação, fluindo suavemente, sob uma baixa pressão. Isso as predispõe à trombose, especialmente quando se encontram sujeitas à compressão ou à estagnação. Em virtude de suas paredes serem relativamente finas, sempre que se apresenta uma pressão retrógrada sobre uma veia, esta tende a dilatar-se formando uma variz ou várias varizes (do latim, *varix*: bolha). As varizes ocorrem mais freqüentemente nas pernas, sobre as quais a gravidade tem efeito maior, e também na borda anal (*hemorróidas*), na parte inferior do esôfago (*varizes esofágicas*) e no escroto ou nos lábios vaginais (*varicocele*).

VEIAS VARICOSAS

São veias dilatadas, tortuosas e superficiais que surgem nas pernas. Podem ser tanto a *safena interna*, na face interna, como a *safena exter-*

na, que percorre do tornozelo à virilha, em sua face interna. Desde o início, são acompanhadas por cãibras e prurido, posteriormente por dor e sensação de peso após permanecer algum tempo em pé e, finalmente, por complicações tais como ulceração e inflamação (*flebite*).

Na maior parte dos casos, as veias varicosas são uma decorrência de anomalias hereditárias das válvulas das pernas, mas a pressão provocada pela gravidez ou por ocupações que exigem a posição em pé durante longos períodos de tempo também predispõem ao quadro, como também o fazem as lesões às válvulas causadas por tromboflebites. Uma vez que uma válvula é lesada, aquela que está situada abaixo é submetida a um esforço ainda maior e assim também apresentará a falência até que, eventualmente, a pressão maior de todas atinja os tornozelos. Nessa região, o extravasamento do sangue provocará o aparecimento de manchas na pele que causarão a irritação e secura do eczema varicoso, com eventual escoriação e infecção. A pele pode tornar-se desvitalizada e edematosa, rompendo-se, finalmente, sob a forma de *úlcera varicosa*, que pode levar meses para sarar.

Embora as úlceras ao redor dos tornozelos sejam geralmente de origem varicosa, também se apresentam em inúmeras outras condições, das quais as principais são o *diabetes*, a *claudicação intermitente* e a *artrite reumatóide*. Pacientes de origem africana ou das Índias Ocidentais que apresentam *anemia falciforme* também são propensos a ulcerações nos membros inferiores.

À parte as ulcerações, as veias varicosas podem romper-se ocasionalmente, e a hemorragia resultante pode tornar-se alarmante. Pode-se controlá-la elevando-se a perna e comprimindo-se a veia com um dedo, até interromper a hemorragia, quando então prende-se firmemente com atadura de crepe. Se a veia varicosa apresentar-se subitamente vermelha, sensível e inflamada, o paciente provavelmente terá desenvolvido flebite, ou, mais acuradamente, *tromboflebite*, pois usualmente a veia apresenta uma trombose. Embora doloroso, em geral o quadro restringe-se às veias superficiais e não dá origem aos êmbolos que se apresentam na circulação e que normalmente se originam das veias profundas da panturrilha.

A flebite pode surgir em outras veias do corpo, tais como a braquial, na axila, tanto em conseqüência de trauma local — por exemplo, pela utilização de muletas — ou apresentar-se como parte de um quadro mais geral, denominado *tromboflebite migratória*. Nessa condição, incomum, a flebite migra para outras partes do corpo e provoca um cordão de inflamação e sensibilidade na região em que a veia apresenta um coágulo. Pode ser o primeiro sinal de um câncer subjacente, especialmente do pâncreas, e acredita-se que seja resultado de anomalias nos mecanismos de coagulação desencadeadas pelo tumor.

TROMBOSE VENOSA PROFUNDA

Este é um quadro em que se formam coágulos em uma veia profunda da panturrilha ou da pelve, geralmente em razão de o fluxo ter se tornado mais viscoso, o sangue, desidratado ou em virtude da ocorrência de um trauma nessa região. Tais acontecimentos ocorrem após uma cirurgia de abdômen, ataques cardíacos ou parto, especialmente se o paciente foi obrigado a permanecer no leito, pois o efeito normal de bombeamento feito pelos músculos é insuficiente para estimular o fluxo sanguíneo das pernas. Em outros casos, sua origem deve-se a um crescente aumento da tendência de o sangue coagular, seja pela presença de proteínas anômalas em certos tipos de câncer (ver item anterior) ou devido a substâncias tais como estrógenos (atualmente presentes somente em pequenas quantidades nas pílulas contraceptivas, mas às vezes utilizados no tratamento de tumores da próstata e das mamas).

Geralmente (mas não sempre), o paciente sente uma certa dor na panturrilha, a qual pode apresentar um leve inchaço. Pode ocorrer também uma pequena febre e sensação de mal-estar. Em muitos casos, porém, não se apresentam sintomas e o diagnóstico não é feito senão após o aparecimento de complicações. A seqüela mais alarmante da trombose venosa profunda é que uma parte desta separa-se e movimenta-se tal como um êmbolo, da veia cava inferior em direção ascendente até o lado direito do coração, de onde parte para os pulmões. Aí, bloqueia as arteríolas, provocando isquemia e muito provavelmente um infarto de um dos segmentos do pulmão.

Este *Êmbolo Pulmonar*, como é chamado, é uma das principais causas de mortes súbitas após uma cirurgia e seu período de maior vulnerabilidade se apresenta por volta da primeira semana pós-operatória. Se o tamanho do êmbolo for grande o suficiente, na maioria dos casos faz-se imediatamente preceder do desejo de defecar, em virtude da estimulação vagal devida à passagem do êmbolo pela veia cava inferior; por isso, muitos desses pacientes são encontrados em colapso nos toaletes dos hospitais (e essa é uma das razões pelas quais os toaletes dos hospitais não têm fechaduras).

Na ocorrência do *infarto* dos pulmões observa-se uma *dor pleurítica aguda* e alguma dificuldade de respirar, às vezes seguida, um pouco depois, por uma leve *hemoptise*. A própria trombose venosa profunda é ocasionalmente assintomática, havendo apenas episódios recorrentes de dispnéia, respiração ofegante e desmaios, que podem prolongar-se por meses até que o paciente apresente hipertensão pulmonar em virtude do progressivo bloqueio da árvore respiratória pelos êmbolos.

11

PULMÕES: DISTÚRBIOS RESPIRATÓRIOS

Nossos pulmões estão em constante contato com o ar. Tanto que quase devem ser considerados como se estivessem fora de nosso corpo, embora sejam órgãos extremamente delicados e que contam, para sua proteção, com os mecanismos da parte superior do trato respiratório; nessa região o ar é aquecido, umidificado e purificado. Portanto, essa mesma área é mais suscetível a sofrer os danos causados pela poluição ou pode ser infectada pelas bactérias e vírus que causam as chamadas *infecções do trato respiratório superior*; estas, por sua vez, podem levar ao aparecimento do catarro. A reação de qualquer membrana mucosa ao estímulo é exsudar muco para sua própria proteção. Infelizmente, as passagens nasais são de certa forma tortuosas e estreitas e podem apresentar obstruções, tais como os pólipos. Estes impedem a livre drenagem do catarro, cuja permanência provoca o entupimento do nariz, a sinusite, a dor de ouvidos ou a tosse crônica.

INFECÇÕES DO TRATO RESPIRATÓRIO SUPERIOR

O *resfriado comum* (*coriza*) compõe-se de um padrão de sintomas associados a inúmeros e diferentes vírus, pois mais de cem destes podem provocá-la; devemos passar pela experiência de contágio de cada um deles para desenvolver algum grau de imunidade. É por isso que a infância é com tanta freqüência um período de constrições e descargas nasais, infecções de garganta e tosses recorrentes, que duram cerca de sete a dez dias. Durante um episódio típico de resfriado, o muco apresenta-se claro de início, mas torna-se amarelado ou esverdeado em razão da infecção bacteriana por volta do terceiro dia. As principais complicações do quadro são otite média nas crianças, sinusite em adultos e broncopneumonia hipostática nos idosos ou pessoas acamadas.

A **Laringite** pode acompanhar o resfriado ou pode ocorrer sozinha especialmente em crianças, quando assume a forma do *crupe*. Os adultos que desenvolvem laringite podem perder a voz (afonia) ou queixar-se de rouquidão, recobrando-se em um dia ou dois. A rouquidão crônica quase sempre é devida à inflamação das cordas vocais devido ao fumo, excesso de uso da voz ou alergia. Pode também originar-se ocasionalmente do edema das cordas vocais que ocorre no mixedema, ou da presença de um tumor ou nódulo. Em algumas ocasiões, certas pessoas se queixam de uma sensação de uma massa na região da laringe, embora ela não seja palpável; na maioria dos casos, o quadro é resultante de uma forma de tristeza reprimida que se manifesta dessa maneira e que pode ser denominado *globus histericus*.

A *sinusite* é uma condição que afeta principalmente adultos e adolescentes, pois os seios infantis não se desenvolvem plenamente até a puberdade. A sinusite aguda segue-se tanto ao bloqueio dos orifícios de drenagem, em função de uma gripe ou alergia, como em função da prática de mergulho. Apresentam dor e sensibilidade na região do seio envolvido, tanto sobre os olhos, na sinusite frontal, como ao lado das sobrancelhas e na arcada dentária superior, cujos dentes, de forma característica, dão a sensação de se alongar, na sinusite maxilar. Os seios esfenóides e etmóides posicionam-se mais atrás e acarretam menos problemas.

A sinusite crônica pode ser conseqüente a uma obstrução devida a causas físicas, tais como *desvio do septo* ou pela presença de *pólipos*, que impedem a livre drenagem. Esses pólipos são observados principalmente nos portadores de rinite alérgica. Os seios se enchem de secreção causando o escorrimento *postnasal*, com catarro crônico e tosse persistente, e o nível de secreção pode ser observado, pela iluminação transversa do seio com uma lâmpada forte através da boca, em aposento escurecido.

A *amigdalite* é muitas vezes atribuída a bactérias, especialmente os estreptococos, mas alguns casos envolvem vírus — tanto por uma infecção pelo adenovírus como pela febre ganglionar. O estabelecimento da doença é repentino, com dor de garganta, febre, aumento de volume dos gânglios periféricos e mal-estar. As próprias amígdalas se mostram inchadas e avermelhadas, com pus ou visível exsudação nas criptas, podendo evoluir para a formação de abscessos conhecidos como amigdalite aguda supurada (abscesso peritonsilar). Antes da última Grande Guerra, tais sintomas se constituíam numa grave fonte de preocupação, pois freqüentemente eram indicativos de difteria; mas essa enfermidade, com sua membrana espessa e branca a envolver as amígdalas e seus efeitos tóxicos sobre o coração e sistema nervoso, é de extrema raridade nos dias de hoje.

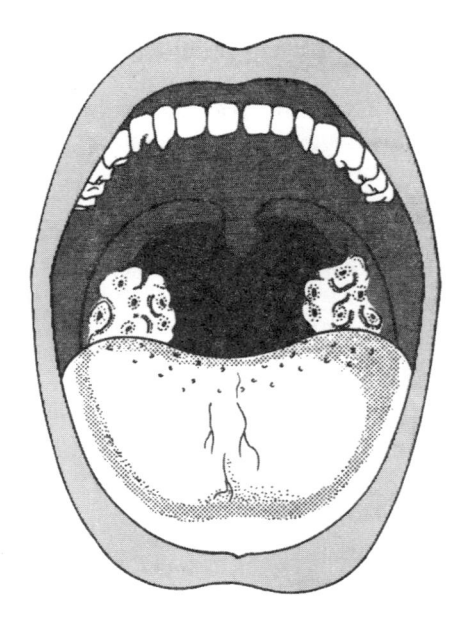

FIGURA 11.1 *Amigdalite*

A *epiglotite* é um quadro incomum, embora sério, geralmente observado em crianças. Pode ser, de início, confundido com o crupe, mas as crianças se tornam mais severamente enfermas e desenvolvem o *estridor* ou respiração ruidosa devido à obstrução causada pelo inchaço da epiglote, a qual passa a bloquear a laringe. Sua causa mais comum é uma determinada família de bactéria Haemophilus.

A *epistaxe* ou sangramento nasal é geralmente de origem traumática ou espontânea, na maioria dos casos, originando-se na parte frontal do nariz ou septo; podendo ser controlada pela firme compressão contínua do polegar e do indicador, durante pelo menos cinco minutos. Pode ser devida, ocasionalmente, à hipertensão ou mesmo (muito raramente) a distúrbios hemorrágicos, tais como leucemia ou trombocitopenia. Se não for possível estancá-la por meio de pressão, deve-se tamponar o nariz com gaze.

INFECÇÕES PULMONARES AGUDAS

Normalmente, espalham-se segundo a trajetória descendente das infecções do trato respiratório superior ou das irritações da traquéia e brônquios devidas à poeira, produtos químicos, umidade ou frio. A *traqueíte*

151

é uma inflamação acompanhada de dores retrosternais agudas, com apenas um pouco de escarro, exceto quando atinge os brônquios, como na bronquite aguda, em que a respiração é do tipo asmática, com catarro amarelado e, ocasionalmente, ligeira hemoptise (tosse sanguinolenta). Seu principal risco observa-se no caso de atingir bebês, nos quais a extensão da infecção nos bronquíolos pode ter conseqüências similares às da pneumonia, sendo uma das possíveis causas de óbito.

A *Influenza* é uma infecção viral que recebeu esse nome pelo fato de sua origem ter sido influenciada pelas estrelas, o que explicaria suas periódicas eclosões sob a forma de pandemias mundiais, nas quais um grande número de pessoas morria em conseqüência da pneumonia por influenza. A mais dramática dessas pandemias foi a de 1918, quando se afirma haverem falecido vinte milhões de pessoas; as menores e mais recentes se disseminaram a partir da Ásia, em 1957, e de Hong Kong, em 1968. Existem três tipos do vírus da influenza, denominados A, B e C. Destes, apenas o primeiro encontra-se associado a uma enfermidade séria. No entanto, este pode sofrer mutações e ser substituído por um novo "subtipo" a cada poucos anos, quando pode infectar aves e seres humanos e ambos podem disseminá-lo para todas as direções.

Os sintomas da influenza são bem conhecidos: período de incubação muito pequeno, de dois a três dias, seguido de febre e dores musculares e, geralmente, de tosse seca e dores em queimação na traquéia. No caso de fumantes, idosos ou portadores de moléstias pulmonares crônicas, existe um sério risco de pneumonia secundária, um ou dois dias após, causando sérias dificuldades de respiração. Se o vírus da influenza for de uma cepa muito violenta, pode levar à pneumonia viral, com catarro sanguinolento e morte rápida, mesmo nos que antes se apresentavam em boas condições de saúde.

PNEUMONIA

A **Pneumonia Lobar Aguda**, por vezes denominada *pneumonia pneumocócica*, em função do organismo envolvido, é observada com menor freqüência nos dias de hoje, mas classicamente ocorre em adultos jovens e previamente saudáveis, os quais a contraem repentinamente, depois de um resfriado. Apresentam febre alta e pele afogueada e seca, com tremores incontroláveis (rigor) e, por vezes, lesões herpéticas na boca. Observam-se dor e mal-estar às vezes seguidos de tosse e catarro viscoso e, posteriormente, escassa hemoptise de coloração ferruginosa e mesmo cianose. A respiração é rápida, superficial e freqüentemente dolorosa, em função do comprometimento usual da pleura que leva ao aparecimento de dores agudas, em punhalada, quando ao respirar. Nos casos não tratados, os sintomas aumentam até atingir uma "fase de crise", ao final de uma semana, quando os pacientes se recobram dramaticamente ou morrem.

Um ou mais lobos dos pulmões são afetados pelo pneumococo, provocando a congestão e a consolidação dos tecidos e, às vezes, espalhando-se por todo o organismo sob a forma de septicemia. Nos casos de recuperação incompleta pode permanecer no lobo um *abscesso pulmonar*, ou apresentar-se um vazamento do líquido no espaço pleural, causando o *derrame pleural*.

A **Pneumonia Atípica** é o nome dado ao quadro mais comumente observado hoje, no qual os sintomas se apresentam de modo mais vagaroso e mais variável, dependendo de qual dos diferentes organismos se apresenta envolvido. Estes podem ser tanto vírus como clamídia (tais como aquelas com as quais os pássaros nos contagiam, na psitacose), o micoplasma ou a Legionella, da *doença dos Legionários*. Embora, em sua maioria, essas condições sejam menos virulentas que a pneumonia lobar, algumas delas, incluindo-se aí a doença dos Legionários, apresentam uma significativa mortalidade e são mais disseminadas do que até então se imaginava. Esta última é uma enfermidade que ataca especialmente os idosos e é mais do que apenas uma pneumonia, pois envolve o sistema nervoso e o trato digestivo, podendo causar confusão, alucinações e diarréia.

Outra forma de infecção dos pulmões, que ocorre especialmente em idosos e pessoas debilitadas, é a **Broncopneumonia**. Suas causas podem ser devidas a inúmeros organismos que podem invadir o corpo humano em função de sua baixa resistência e má circulação pulmonar. As bases pulmonares e os bronquíolos tornam-se gradualmente infectados e colapsam, o que leva a estupor, confusão e, eventualmente, a uma morte calma; assim, a broncopneumonia é muitas vezes encarada como o ponto terminal de muitas doenças crônicas. Pode ser uma seqüela de patologias como a insuficiência cardíaca, câncer ou bronquite crônica. Uma forma similar de pneumonia pode ser observada em função da aspiração de vômito causado pela epilepsia, álcool ou abuso de drogas.

INFECÇÕES PULMONARES CRÔNICAS

Qualquer profissional da área de saúde das cidades industrializadas dos Midlands e do Norte da Inglaterra já se terá deparado com casos de bronquite crônica, ou "doença inglesa", como também é conhecida. Embora menos comum desde o Ato pela Limpeza do Ar, de 1956, ainda é responsável por trinta a quarenta mil mortes por ano, com muitas de suas vítimas — "incapacitados respiratórios" — confinadas a seus lares, se não a seus leitos, por extrema falta de ar. A poluição do ar, a poeira, a fumaça dos cigarros e os fatores sociais somam-se como causas de repetidos ataques de bronquite aguda, especialmente em homens, no decurso dos quais são causados danos aos cílios que, eventualmente, cessam de eliminar seus resíduos, os quais se acumulam e levam à permanente irritação das células mucosas. Estas aumentam de volume e liberam o muco expelido pela tosse a cada manhã — a tosse matinal dos fumantes — e infeccionam periodicamente, causando ainda mais danos e estreitando os bronquíolos. Isso provoca o chiado de peito e, às vezes, o enfisema (destruição das paredes que separam os alvéolos e, conseqüentemente, perda de parte da superfície dos pulmões por meio da qual se fazem as transferências de oxigênio).

Tanto a bronquite com sua febre, chiado e, ocasionalmente, hemoptise, como o enfisema, com sua dificuldade respiratória, são igualmente passíveis de predominar em diferentes indivíduos, podendo apresentar-se um ou os dois quadros clínicos. Na bronquite observa-se a impossibilidade de liberação do dióxido de carbono (é mais difícil a expiração do que a inspiração completa) e assim este é retido no sangue. Esse fato provoca a cianose central, que conduz ao torpor e a uma indolência característica, pickwickiana, denominada "inchaço azul". A coloração azulada é devida, pelo menos parcialmente, ao edema dos tecidos resultante de um grau de *cor pulmonale*, comum nessa síndrome.

Quando o **Enfisema** predomina, a ventilação (movimento gasoso para dentro e para fora dos alvéolos) não é um problema; mas, para transferir o oxigênio em quantidades suficientes através de sua área alveolar diminuída, o paciente deve respirar mais rapidamente e, assim, mais assopra que assovia, geralmente inflando as bochechas e mantendo o tórax inflado como um barril. A cianose não é problema costumeiro, porque o dióxido de carbono pode difundir-se mais rapidamente que o oxigênio, liberando-se rapidamente. O paciente mantém uma saudável coloração rosada, sendo por isso conhecido como "assoprador rosado", mas em geral são extremamente magros, talvez devido à quantidade de energia que despendem ao respirar. Alguns casos de enfisema são de origem genética e sua causa deve-se a uma deficiência da enzima antitripsina que normalmente tem um papel de proteção; provavelmente, isso só tenha relevância para o caso de fumantes.

A **Bronquiectasia**, tal como o enfisema, consiste na destruição de tecidos; neste caso, porém, envolve as paredes dos brônquios, que se dilatam (do grego, *ectasis*: espalhar-se). A alteração patológica que precede e causa a bronquiectasia é a oclusão dos bronquíolos por secreções causadas por algumas enfermidades, tais como a *coqueluche*, a *pneumonia* e a *tuberculose*, especialmente na infância. Os tecidos pulmonares situados além da obstrução colapsam e o ar é absorvido, condição denominada *atalectasia* (do grego, *atalos*: delicado). Essa redução provoca a

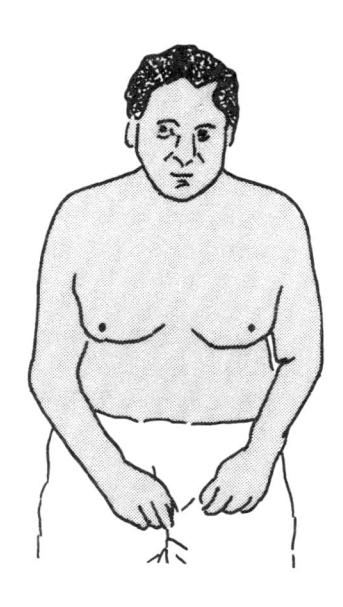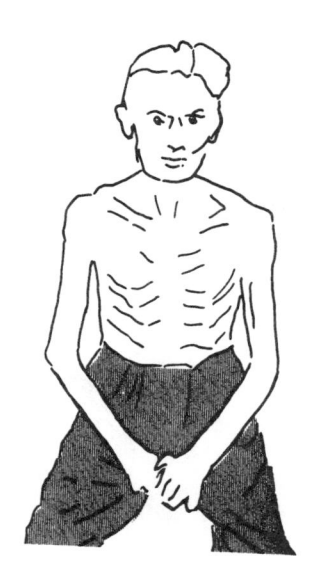

FIGURA 11.2 *A. Bronquite crônica; B. Enfisema*

tração das delicadas paredes dos brônquios infeccionados, que nunca mais recuperam seus contornos originais, mas permanecem como grandes reservatórios de infecções, em diferentes partes dos pulmões.

Surgem, então, os típicos sintomas de tosse com expectoração *profusa* e *purulenta* e, comumente, *hemoptise*, com *estertores crepitantes audíveis* no tórax e, eventualmente, certa deformação dos dedos, em formato de baqueta de tambor (ver mais adiante). Toda manhã, no mínimo, o paciente necessitará de drenagem postural com alguém que o ajude a liberar o catarro através de suave tapotamento em suas costas, ocasião em que serão expelidas grandes quantidades de catarro, freqüentemente fétido. Às vezes, também, os seios frontais apresentam-se cronicamente infectados nessa condição.

A *Fibrose Cística*, em crianças, faz com que surjam sintomas semelhantes aos da bronquiectasia, mas trata-se de um distúrbio congênito do muco produzido pelas glândulas do pâncreas e dos brônquios. Devido a uma deficiência da enzima, o muco apresenta-se muito mais espesso que o normal (daí o nome alternativo, *mucoviscidose*), que leva ao bloqueio tanto dos bronquíolos quanto do ducto pancreático, com conseqüências tanto de ordem pulmonar como digestiva. Os sinais físicos e sintomas no tórax são principalmente tosse e falta de ar, com a adição, porém, de chiado e perda de peso, e usualmente inicia na tenra idade. A fibrose cística é a condição congênita mais comum do Ocidente, onde ocorre

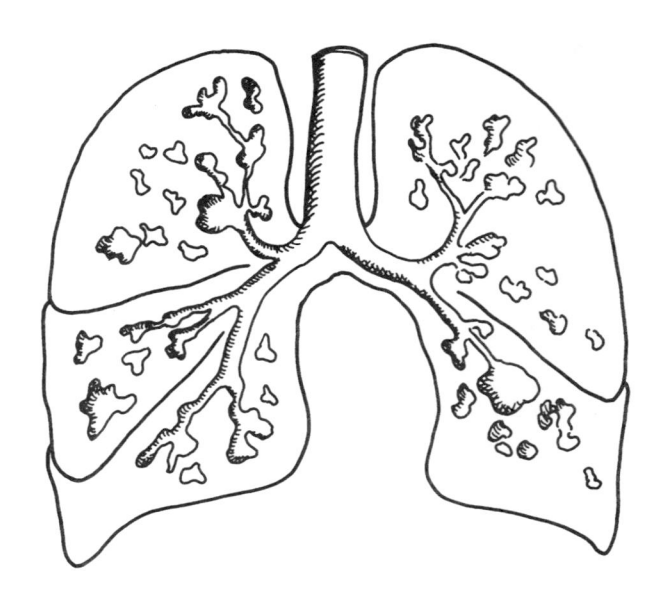

FIGURA 11.3 *Bronquiectasia*

TABELA 11.1 Possíveis causas de tosse em crianças

Quadro	Indicadores
Infecção do trato	
respiratório superior	Febre, início repentino
Corrimento pós-nasal	Escarro crônico, sono ininterrupto
Crupe	Tosse típica (semelhante ao latido de um cachorro), início repentino, abaixo de três anos de idade
Febre do feno	Pruridos nos olhos, sem febre
Bronquite	Febre, respiração ruidosa, crepitações
Pneumonia	Febre alta, respiração rápida, possível cianose
Asma	Sem febre, eczema, piora noturna, provável chiado no peito
Coqueluche	Febre, som típico, paroxismos, vômito
Inalação de corpo	
estranho	Início súbito, choque, cianose
Epiglotite	Febre, estridulação, cianose, aumento de volume da epiglote
Fibrose cistíca	Crônica, perda de peso, diarréia, infecções repetidas

cerca de um em cada dois mil nascimentos, podendo variar em gravidade. Seus casos mais brandos permanecem mal diagnosticados, como asma ou mesmo "doença do peito", nas crianças em fase de crescimento. Estabelece-se seu diagnóstico medindo-se a concentração de sal do suor, que se apresenta sempre elevada, mas ainda não se dispõe de nenhuma forma de teste que permita identificar os portadores do gene. Em crianças seriamente afetadas observam-se graves infecções pulmonares e apenas metade delas alcança os vinte anos.

TABELA 11.2 Possíveis causas de tosse em adultos

Quadro	Indicadores
Infecções do trato	
respiratório superior	Febre, sinais de coriza, obstrução nasal
Sinusite	Dor nos seios da face, catarro
Laringite	Rouquidão, ausência de catarro
Influenza	Febre, mialgia, transmissibilidade
Traqueíte	Tosse seca, dor aguda posterior ao esterno
Bronquite aguda	Tosse produtiva, início súbito, poeira inalada
Pneumonia*	Início súbito, calafrios, febre alta, pleurisia
Tuberculose*	Sudorese noturna, perda de peso
Bronquite crônica	Piora matinal, escarro profuso
Embolia pulmonar*	Início súbito, dor aguda no peito, dificuldade respiratória
Insuficiência cardíaca	
congestiva	Dificuldade respiratória, crepitação basal
Asma cardíaca*	Piora noturna, respiração ruidosa, escarro espumoso e de coloração rosada
Câncer nos pulmões*	Fumantes, perda de peso, pneumonia, dedos em baqueta de tambor
Bronquiectasia*	Escarro profuso amarelo-esverdeado, piora matinal
Sarcoidose	Respiração ruidosa, eritema nodoso

(* Indica possível ocorrência de hemoptise)

TUBERCULOSE

Até recentemente, o mundo em si já bastava para alarmar toda uma geração que já passara pelos golpes aparentemente indiscriminados da "tísica" ou "consumpção", como era chamada essa doença; essa geração fora criada lendo as obras de Hardy e Dickens, com suas dramáticas descrições da inexorável progressão desse mal. De fato, a tuberculose sempre foi um subproduto da revolução industrial, que afetava predominantemente os jovens, as mulheres e os pobres emboscando-se especialmente nos úmidos becos das áreas densamente populosas e nas nevoentas ravinas das Ilhas Ocidentais. Hoje, na Grã-Bretanha, a tuberculose é rara, apresentando-se geralmente em homens idosos, na maioria imigrantes provenientes do Terceiro Mundo — a outrora familiar unidade móvel de raios X já não se faz mais ver. Periodicamente, porém, ocorrem epidemias e, com freqüência, quando menos se espera. Assim, deve-se suspeitar de tosse persistente, sudorese noturna e inexplicável perda de peso que são as características que apresenta.

O bacilo associado a esse quadro, o *Mycobacterium tuberculosis*, possui um modo de ação único, que provoca as características peculiares à doença e à sua patologia. Sua porta de entrada costumeira é por meio de perdigotos infectados que penetram nos pulmões, mas, ocasionalmente, pode ser ingerido e alcança as paredes dos intestinos, mais freqüentemente a partir do leite infectado. Uma vez dentro do organismo, o bacilo é ingerido pelos grandes *macrófagos* ou monócitos que migraram do sangue aos tecidos, mas embora estes possam ingerir a bactéria, não podem eliminá-la. Assim, dá-se um impasse, com o aparecimento de nódulos ou "tubérculos" (do latim, *tuberculum*, dim. de *tuber*, inchação) no local de entrada, geralmente os nódulos linfáticos do hilo pulmonar. Esses focos primários da infecção se transformam no campo de batalha entre as bactérias que se multiplicam e os macrófagos que as cercam e em cujo centro localiza-se uma área onde se acumulam os depósitos, ou de *caseação* (do latim, *caseus*: queijo). Em indivíduos razoavelmente saudáveis, os bacilos são eventualmente destruídos e a área caseosa gradualmente se calcifica deixando uma "sombra" nos pulmões e uma reação positiva à tuberculina ou teste de *Mantoux* (Heaf) (que consiste em desafiar o corpo pela inoculação de antígenos das paredes proteínicas do bacilo, verificando-se como ele reage). Assim termina a *infecção primária*, geralmente adquirida na infância, sem nenhum sintoma, com exceção de uma ligeira tosse e mal-estar febril, certamente nada que possa fazer alguém suspeitar de nenhuma doença letal.

No entanto, naqueles que apresentam algum tipo de deficiência em seu sistema imunológico em virtude de doenças crônicas como diabetes, dependência de drogas ou simplesmente falta de alimentos, desenvolve-se a *infecção primária progressiva* à medida que o bacilo supera a inadequada resposta dos macrófagos e move-se através da corrente sanguínea até estabelecer focos metastáticos em alguma outra região do organismo, particularmente nos ossos, rins, articulações, pele, pericárdio ou glândulas supra-renais. Denomina-se *tuberculose miliar* (do latim, *miliarius*, relativo ao milho de *milium*, milho) o quadro no qual o foco caseoso se estabelece próximo a uma grande veia e a invade, podendo disseminar suas mudas de tubérculos a todas as regiões do corpo, incluindo-se cérebro e meninges, quadros de resultado freqüentemente fatal. Em raras ocasiões, as glândulas linfáticas do pescoço incham-se com o pus tubercular e podem liberar um material semelhante a queijo — a *escrófula* ou "demônio do Rei", assim chamada porque acreditava-se que essa condição pudesse ser minorada pelo toque real!

Mais comum do que a infecção progressiva primária é aquela conhecida como infecção *pós-primária*, que ocorre muitos anos depois da infecção primária inicial porque o bacilo irrompe da área e foge ao controle. Este tende a ser o tipo de quadro que hoje se observa em homens idosos, nos quais o foco antigo se reativa e apresenta os sintomas típicos de tosse com hemoptise, dispnéia, febre com sudorese noturna e perda de peso. A marca característica do tipo de infecção pós-primária é que ela tende a formar grandes cavernas nos pulmões, particularmente em seu vértice; é aí que seus sinais físicos se fazem freqüentemente ouvir, dando origem à denominação "consumpção".

As crianças não expostas à infecção primária, o que se demonstra pela resposta negativa ao teste de Mantoux ou de Heaf, teoricamente estarão em risco se entrarem em contato com um caso ativo de tuberculose. É possível imunizá-las por meio de uma forma atenuada do bacilo, denominado BCG, em função dos nomes dos dois cientistas que desenvolveram essa vacina: Bacilo de Calmette-Guérin.

SARCOIDOSE

A sarcoidose é uma enfermidade um tanto misteriosa, pois envolve muitos e diferentes órgãos, dentre eles o pulmão, quase sempre tem um papel predominante. Por muitos anos, era considerada uma variedade de tuberculose, já que histologicamente são muito semelhantes, mas nunca foram observados nem organismos nem a caseação desta última nos quadros analisados, nos quais a marca registrada é o *granuloma*, um agrupamento de células inflamatórias — e, em particular, de macrófagos. O nome advém do fato de que, originalmente, se pensava tratar-se de tumores de aparência granulosa comuns a muitas outras doenças crônicas, tais como tuberculose, sífilis e lepra.

Os casos agudos típicos têm início em jovens adultos, que apresentam febre, rigidez nas articulações (especialmente nos joelhos e nos tornozelos), gânglios aumentados e dificuldades respiratórias com tosse discreta. O exame de raios X revelará que os gânglios do mediastino encontram-se aumentados e um moteamento difuso nos pulmões, onde os granulomas são observados. A gravidade do quadro varia, mas em quase todos os casos desaparecem em dois ou três anos sem tratamento, embora sejam ministrados esteróides caso se evidencie um quadro mais sério. Essas complicações abrangem envolvimento dos olhos (uveíte) e do sistema nervoso (paralisia dos nervos e meningite).

Uma característica comum e inexplicável nos estágios primários de muitos casos é a descoloração das panturrilhas, que se tornam sensíveis e assumem uma coloração vermelho-escuro, quadro conhecido como *eritema nodoso* e que mais se assemelha a uma série de equimoses que descem até a canela. Esse distúrbio cutâneo ocorre também como resultado de outras condições, em particular nas infecções de garganta por estreptococo, febre reumática, tuberculose e em reação a certos medicamentos. Trata-se de um sintoma peculiar e significativo, o qual, quando percebido, deve ser investigado a fundo.

ASMA BRÔNQUICA

A asma é um dos distúrbios pulmonares mais freqüentes e importantes do presente, atingindo cerca de uma em cada sete pessoas, sendo resultado de mais de dois mil óbitos por ano na Grã-Bretanha. Define-se como o estreitamento reversível (comparado com o da bronquite crônica) dos bronquíolos e tende a causar ataques recorrentes de dificuldade respiratória que se manifesta num quadro em que predomina o chiado de peito. Em termos mais amplos, existem dois tipos de asma: extrínseca e intrínseca, bem como o chiado agudo no peito, que se faz observar em algumas pessoas quando apresentam um ataque de bronquite ou resfriado.

A *Asma Atópica* ou *Extrínseca* ocorre mais comumente em crianças, especialmente em meninos, que herdaram uma reação atópica ou exagerada a uma variedade de alérgenos encontrados no meio ambiente (ver Capítulo 2). Parece que essas crianças herdam uma tendência a produzir quantidades excessivas de anticorpos, sob a forma de imunoglobulinas, o que as tornam hipersensíveis; assim, as células dos bronquíolos reagem violentamente aos alérgenos e secretam substâncias químicas como a histamina, que provocam sua constrição e edema, estreitando as vias respiratórias. Paralelamente à broncoconstrição, o esforço para expelir o ar da expiração tende a colapsar mais ainda os bronquíolos, o que faz com que o ar se prenda no interior dos alvéolos, que se dilatam como balões. O desfecho de todo esse quadro é a exalação em forma de sibilação característica e prolongada que se observa nos ataques agudos e que pode aparecer de forma muito repentina. A expiração é prolongada porque se trata de um ato essencialmente passivo, desempenhado em função

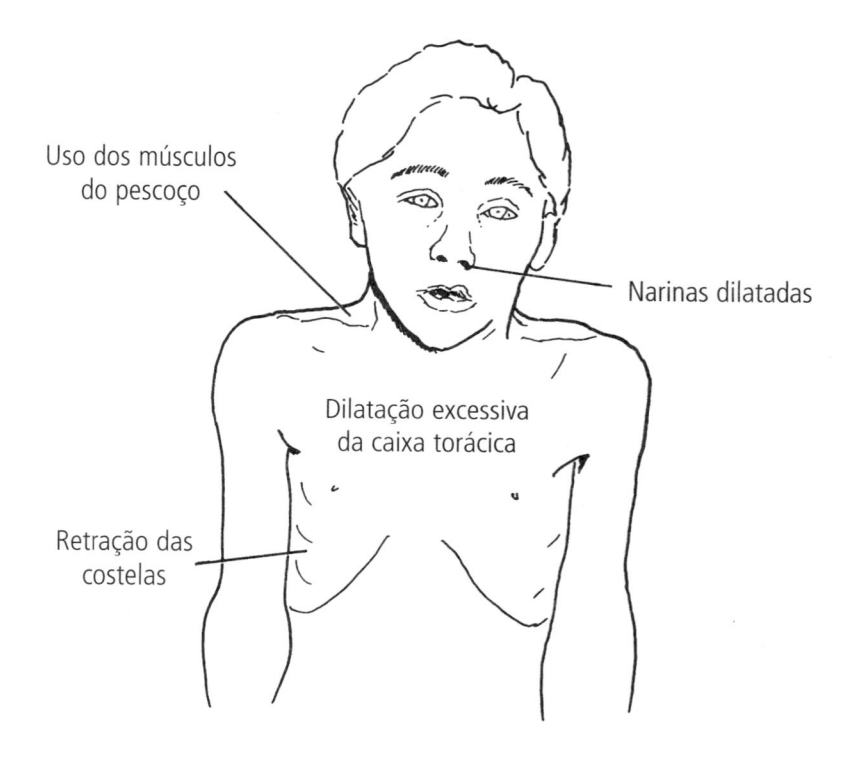

Uso dos músculos
do pescoço

Narinas dilatadas

Dilatação excessiva
da caixa torácica

Retração das
costelas

FIGURA 11.4 *Criança atópica com asma*

das características de elasticidade dos pulmões; o ar preso no peito demasiadamente inflado confere-lhe a simetria de um barril e limita os movimentos das costelas, o que pode ser visto nos casos graves de asma crônica.

Os bronquíolos também produzem o muco que, eventualmente, desidrata e bloqueia a passagem do ar num episódio prolongado; nos casos graves, conduz à falta de oxigênio e à cianose. A maior parte dos episódios de asma ocorre à noite e dura cerca de uma a duas horas, com exceção dos casos de ordem emocional ou que se seguem às infecções do trato respiratório superior, em que podem prolongar-se. Se o ataque se estender por várias horas sem resposta ao tratamento, será classificado como "estado de mal asmático" e os riscos aumentam proporcionalmente. Um dos sinais mais sérios é o "peito silencioso": quando a pessoa respira, muito pouco ruído se faz ouvir, pela simples razão de haver muito pouco movimento de ar nos pulmões. O quadro geralmente é acompanhado por um certo grau de cianose e requer tratamento urgente com oxigênio. Muitas crianças têm ataques freqüentes de asma, mas é possível que entre esses ataques raramente a respiração seja sibilante, podendo apresentar simplesmente uma tosse seca característica. Essa tosse seca, sem nenhum muco, na maioria das vezes, é o primeiro sinal de que a criança está desenvolvendo a asma atópica, e pode apresentar-se por muitos meses, antes de ser notado qualquer chiado, especialmente durante a noite.

A **Asma Atópica** pode ser provocada por vários estímulos, dos quais os mais comuns são os grãos de pólen, animais domésticos, mofo e, de longe, o mais comum, a poeira doméstica. Somando-se a isto existem certas substâncias irritantes às quais todos nós reagimos, tais como dióxido de enxofre e fumaça de cigarro, os quais, embora não-alergênicos, podem estimular um ataque. De maneira geral, o pó doméstico compõe-se de resíduos de pele humana (da qual todos liberamos vários gramas a cada ano); um inseto de dimensões microscópicas ou, mais especificamente, uma minúscula aranha, denominada ácaro de pó doméstico, alimenta-se dessas crostas, que já terão sido amaciadas pelos fungos. A umidade estimula os fungos e, também, os ácaros; estes, posteriormente, se acumulam em maior número em camas, travesseiros (especialmente os de pena), carpetes e mobília, principalmente nos países frios, nas modernas casas aquecidas.

De fato, são os dejetos dos ácaros que formam os alérgenos causadores da asma; o conselho que geralmente se dá é tirar cuidadosamente o pó da casa, diariamente. No entanto, os sacos receptores dos aspiradores de pó comuns são porosos o bastante para permitir a passagem desses dejetos através deles, espraiando-se pelo ar e exacerbando o problema. Assim, é importante utilizar os tipos de aspiradores com microfiltros, tal como o inglês Medivac. Além disso, os quartos devem ser mantidos em temperatura a mais baixa e a mais seca possível durante o dia para impedir a reprodução dos ácaros (se necessário através da utilização de um desumidificador), para evitar a presença desses insetos. Antes de utilizar o aspirador de pó sobre carpetes e mobília, devem ser umedecidos com uma solução diluída de ácido tânico, o qual quebra as proteínas dos dejetos, tornando-as menos alergênicas. Embora isso represente uma considerável quantidade de equipamentos, o perigo que a asma representa, a longo prazo, é sério e inclui danos aos pulmões, bem como modificações psicológicas e posturais.

Asma Intrínseca é a denominação dada ao tipo de asma que se apresenta geralmente em idade mais avançada, no qual os estímulos alérgicos têm apenas um pequeno papel. Observa-se com mais freqüência em mulheres, nas quais o ataque ocorre num cenário de chiado generalizado; é nesse grupo que ocorre a maioria dos casos fatais. Nessas pessoas apresenta-se uma alta incidência de pólipos nasais, que complicam ainda mais a respiração; são alérgicas à aspirina e a drogas antiinflamatórias não-esteróides, capazes de provocar-lhes ataques severos. Muitos dos produtos químicos utilizados na indústria alimentícia podem provocar esses ataques nas pessoas suscetíveis, especialmente a tartrazina, o ácido benzóico e os sulfitos (utilizados como preservativos); em algumas pessoas, o próprio exercício pode ser a causa.

OS MEDICAMENTOS E A ASMA

O tratamento ortodoxo da asma baseia-se em três tipos de medicamentos que atuam de maneiras bastante diferentes. Os de ação mais rápida são os que têm efeito sobre o sistema simpático, que dilata os brônquios, ação que é desempenhada no organismo pela adrenalina. Por muitos anos esta foi ministrada por intermédio de injeções, em casos de asma, mas é extremamente perigosa em razão de sua tendência a estimular demasiadamente o coração e aumentar a pressão sanguínea; os aerossóis de adrenalina foram responsáveis por muitas mortes nos anos 60. As pesquisas demonstraram que os pulmões respondem aos estímulos simpáticos de forma muito diferente pelos alfa-receptores (em oposição aos beta-receptores, do coração). O medicamento que estimula os alfa-receptores é o salbutamol (Aerolin), o qual, se ministrado via oral, pode provocar uma resposta adrenalínica leve, com irritabilidade e hiperatividade em crianças; assim, atualmente é ministrado na forma de *spray* inalante, de quatro em quatro horas.

Em razão de a maioria dos ataques de asma ser resultado da inflamação e edema da mucosa dos bronquíolos e também da broncoconstrição, a cortisona e seus derivados apresentam bons resultados na supressão dessa reação; às vezes são utilizados no tratamento da asma sob a forma de comprimidos. No entanto, se ministrados por períodos prolongados, de mais de três semanas, podem acumular-se efeitos colaterais e dificuldades de retirada do medicamento; assim, é utilizada em *spray* aerosol, sob a forma da beclometasona (Beclosol), da qual bastam doses muito pequenas. As quantidades absorvidas de cortisona são insuficientes para apresentar uma ação sobre os mecanismos de resposta da hipófise, sendo assim muito ampla sua margem de segurança. No entanto, algumas pessoas notam efeitos colaterais localizados, tais como inflamações de garganta e, ocasionalmente, aftas.

Em quadros como os de asma, faz mais sentido prevenir seus ataques do que tratá-los separadamente e é isso o que a terceira linha de tratamento tenta fazer (o Beclosol, até certo grau, também é profilático). Descobriu-se que certos sais de cromo previnem a reação entre os mastócitos da mucosa e os alérgenos; mas a medicação deve ser ministrada sob a forma de pó, inalado de forma continuada durante alguns dias até que seus efeitos possam ser notados. O cromoglicato de sódio (Intal) é tomado quatro vezes ao dia e em muitos casos reduz a incidência dos ataques, especialmente se eles são relacionados aos exercícios físicos.

TABELA 11.3 Possíveis causas das dificuldades respiratórias

Quadro	Indicadores
Início súbito (em minutos ou horas)	
Asma	Chiado de peito, recorrência, expiração longa
Hiperventilação	Fatores emocionais, ausência de doenças
Asma cardíaca	Desencadeada à noite, escarro espumoso, palidez
Pneumonia	Hipertermia, respiração rápida, dor, sinais
Embolia pulmonar	Possível inchaço das panturrilhas, dor
Pneumotórax	Início súbito, pessoa magra, sinais no tórax
Cetaocidose diabética	Respiração suspirosa, língua seca, diabéticos
Mal de altitudes	Início súbito, dor de cabeça, insônia
Estabelecimento gradual (semanas ou meses)	
Bronquite crônica	História longa, escarro purulento
Enfisema	História longa, tórax em forma de barril, perda de peso
Insuficiência cardíaca	Piora com exercícios, tosse, crepitações
Câncer dos pulmões	Fumantes, tosse, perda de peso, hemoptise
Anemia	Geralmente por deficiência de ferro, ocasionalmente de B12
Derrame pleural	Câncer, artrite reumatóide, pneumonia
Embolia pulmonar recorrente	Freqüentemente silenciosa, cirurgias anteriores ou parto
Tuberculose	Perda de peso
Fibrose pulmonar	

CÂNCER DOS PULMÕES

O carcinoma brônquico, que surge nas células que revestem os bronquíolos, é, de longe, a causa mais comum de câncer em homens; triplicou desde o começo do século, sendo hoje responsável por cerca de um entre vinte óbitos, mas agora está finalmente diminuindo. Embora as mulheres apresentem menor propensão para contrair câncer, os padrões atuais de fumo entre mulheres jovens indicam que irá sobrepujar o câncer de mama, alcançando o primeiro lugar dentro dos próximos anos. Em virtude de estar continuamente em contato com o meio ambiente, a mucosa de nossos brônquios age como um tipo de "medidor de poluição" frente a substâncias como alcatrão, fuligem, hidrocarbonetos e muitos outros carcinógenos; isso significa que a inalação da fumaça do tabaco de outras pessoas também aumenta substancialmente o risco ao qual estamos expostos. Dependendo da quantidade fumada, e do número de anos de exposição, ocorrem mutações das células as quais, eventualmente, poderão levar a alterações de caráter maligno.

O tipo de câncer e sua taxa de crescimento dependem de sua semelhança com as células de origem; em outras palavras, depende do seu grau de especialização ou *diferenciação* em relação à célula primitiva. Uma célula cancerosa, que se constitui numa imitação muito grosseira de seu tecido original (ou seja, é *indiferenciada*), tende a possuir pouco controle sobre seu crescimento. Assim sendo, é altamente maligna. Tais cânceres constituem cerca de metade dos casos, sendo às vezes denominados de carcinomas de "células em grão de aveia", em virtude de sua semelhança com esse grão quando no pedículo.

O período entre o início de um câncer e o aparecimento dos sintomas é de dois a três anos. Nesse período, o tumor cresce localizadamente. A partir de determinado ponto, porém, existe a probabilidade de os vasos sanguíneos e do sistema linfático também serem invadidos e transportarem as células malignas para uma localização distante, sob a forma de *metástases*. A primeira evidência de que algo errado está acontecendo, portanto, pode ser um sintoma muito distante da área em questão, tal como um ataque epiléptico ou uma fratura, pois o câncer de pulmão tende a espalhar-se para o *cérebro*, *ossos*, *fígado* e *glândulas supra-renais*. Com muita freqüência, as primeiras metástases apresentam-se nos tecidos linfáticos, na forma de aumento dos linfonodos do mediastino e são observadas primeiramente por meio de raios X.

Um caso "típico" de carcinoma dos brônquios seria o de um homem de meia-idade, fumante, que gradualmente passa a perder peso e não venha se sentindo bem por um período de cerca de seis semanas, apresentando tosse irritativa e um pouco de dificuldade respiratória. Eventualmente, poderá apresentar uma dor surda no peito e tosse com hemoptise discreta. Quando o tumor se expande o suficiente para obstruir completamente o brônquio, a área pulmonar que se encontra além da obstrução colapsa (*atalectasia*) torna-se infectada, acarretando febre e repentino agravamento dos sintomas. Mais tarde, inúmeros e diferentes sinais poderão apresentar-se, especialmente:

- *derrame pleural*. Se o tumor estiver localizado numa área mais externa do pulmão, sua expansão se dará em direção à pleura, a qual reagirá secretando líquido sanguinolento na cavidade pleural. Isso geralmente é doloroso, sendo responsável por grande parte das dores que afligem os portadores dessa doença; mais ainda na possibilidade de o derrame tornar-se infectado e formar um empiema, acúmulo de pus na cavidade pleural (isto por vezes ocorre também depois de uma pneumonia). Mais ainda, o próprio pericárdio pode ser invadido, o que leva à pericardite;

- *a síndrome da veia cava superior* ocorre quando o aumento tumoral comprime as finas paredes da veia cava superior, no mediastino, obstruindo o retorno do sangue ao coração, causando inchaço e pletora do pescoço e ombros;
- *síndrome de Horner* (ver Capítulo 19);
- *dedos em baqueta de tambor*, estranha e inexplicável condição das unhas dos dedos das mãos (e, em menor extensão, a dos dedos dos pés), em que as unhas tornam-se mais e mais encurvadas e, eventualmente, se dilatam como uma baqueta de tambor. Observam-se em distúrbios associados aos pulmões, tais como na tuberculose, no enfisema, na alveolite, nas moléstias cardíacas congênitas e na cirrose, na doença de Crohn e na colite ulcerativa;
- *rouquidão*, devido aos danos recorrentes causados ao nervo laríngeo-recorrente.

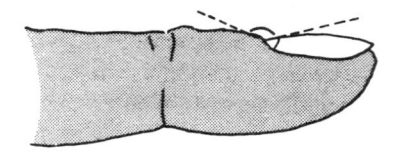

Unha normal, mostrando o ângulo existente entre a unha e o leito ungueal

Início do aparecimento do dedo em baqueta de tambor, com perda do ângulo

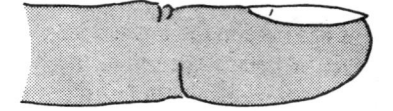

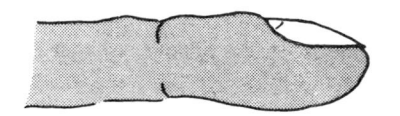

Dedo em baqueta de tambor avançado, com edema do leito ungueal

Figura 11.5 *Unha normal, dedo em baqueta de tambor precoce e avançado*

INSUFICIÊNCIA RESPIRATÓRIA

Assim como a insuficiência cardíaca é a incapacidade de bombear sangue, a insuficiência respiratória consiste na incapacidade de oxigená-lo, sendo que isso pode acontecer por duas razões. A primeira, em função da inapropriada *ventilação* dos pulmões, isto é, do movimento de saída e entrada do ar, em virtude de uma ou outra forma de obstrução, ou seja, *doença obstrutiva das vias áereas*, quadro que se aplica a qualquer distúrbio relativo ao estreitamento dos brônquios. Mas também pode ocorrer um segundo problema, relativo à *difusão*, através da membrana alveolar, que diminui em razão do espessamento da membrana, por algum motivo.

Quando ocorre uma diminuição da ventilação, como nos casos de asma e de bronquite crônica, o oxigênio não consegue entrar e o paciente passa a exibir os sintomas de *hipoxia* — confusão, tontura, sonolência e fraqueza — semelhantes aos que se observam em decorrência do mal-estar por altitude, quando os índices de oxigênio são muito baixos. Esta é a primeira indicação de que esses pacientes estão entrando num estado perigoso e exigem oxigênio de imediato. Ao mesmo tempo, o gás carbônico que não consegue ser liberado permanece retido nos alvéolos e, eventualmente, se acumula no sangue, dando origem à coloração azulada conhecida como "*cianose central*". Quando isso acontece, há um grau intenso de obstrução das vias aéreas e o tratamento será de urgência. Naturalmente, deve ser feita a distinção entre a cianose central devida à insuficiência respiratória e periférica, que é devida à lentidão da circulação sanguínea nas vias periféricas, tal como ocorre nos lábios e na pele das pessoas que se encontram completamente congeladas de frio.

A redução da difusão gasosa por entre a membrana alveolar, normalmente, limita-se apenas ao oxigênio, pois o gás carbônico pode mover-se com muito mais facilidade e rapidez. Assim, a cianose raramente se apresenta entre as pessoas que sofrem de uma enfermidade em seus alvéolos; elas têm dificuldades respiratórias sem se tornarem cianosadas. Da mesma forma que a destruição dos alvéolos observada no enfisema que já mencionamos, uma situação semelhante observa-se devido ao espessamento da membrana, em função de fibrose ou por inflamações de origem alérgica, a alveolite alérgica. Essa condição é resultado da inalação de matérias, observada nos pulmões de fazendeiros (feno), nos dos criadores de pássaros (dejetos de pássaros) etc. A fibrose pulmonar ocorre nas enfermidades dos tecidos conjuntivos, tais como artrite reumatóide, lupus eritematoso sistêmico e na sarcoidose, bem como nas moléstias pulmonares causadas pela inalação de partículas e produtos químicos industriais. Estas provocam nos alvéolos uma reação que acarreta a atrofia e espessamento como pequenas cicatrizes, levando à dispnéia e ao aparecimento dos dedos em baqueta de tambor, mas sem cianose. O problema principal reside no fato de que a fibrose atinge também os capilares do pulmão, o que exige um grande esforço do ventrículo direito que, eventualmente, vem a se tornar insuficiente e acarreta o *cor pulmonale*.

PLEURA

Essas membranas, que envolvem os pulmões, contêm grande número de receptores de dor, cuja estimulação provoca dor aguda, em punhalada, especialmente exacerbada na inspiração profunda. Em virtude de a pleura também recobrir o diafragma, o qual é inervado pelo nervo frênico, a estimulação dessa região pode se fazer sentir por uma dor referida no ombro.

A *Pleurisia* é uma condição pleural extremamente dolorosa, que normalmente resulta de uma infecção aguda surgida no pulmão inferior, tal como pneumonia, tuberculose ou outra. Suas causas não-infecciosas mais comuns são a embolia pulmonar, o câncer brônquico em expansão

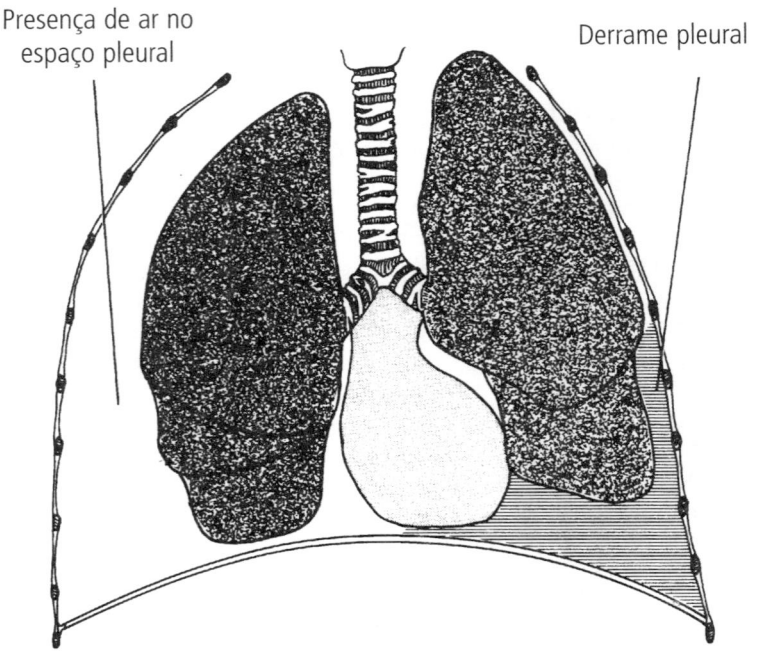

Presença de ar no espaço pleural

Derrame pleural

FIGURA 11.6 *Pneumotórax e derrame pleural*

ou, ocasionalmente, a artrite reumatóide. Paralelamente a dar origem a dores, a membrana pleural reage secretando a fibrina, a qual provoca o enrugamento de suas superfícies e pode levar ao *atrito pleural* a cada inspiração, audível pelo estetoscópio e semelhante a uma dobradiça sem lubrificação. Em alguns casos, apresenta-se o extravasamento de um líquido claro no espaço pleural, denominado *derrame pleural*, e os pulmões sofrem uma ligeira compressão. Se mais tarde esse líquido for infectado, transforma-se em pus; nesses casos, diz-se ter havido o *empiema pleural*.

Uma causa específica da dor de tipo pleural é a infecção pelo vírus Coxsackie B, conhecida como *doença de Bornholm* (do nome da ilha na qual pela primeira vez ocorreu o aparecimento da doença). Embora a dor seja pleurítica em aparência, na verdade são os músculos subjacentes da parede torácica os maiores envolvidos, daí sua denominação alternativa de "mialgia epidêmica". Seus primeiros sintomas são febre e inflamação da garganta, que se fazem seguir, um ou dois dias após, pelas dores que podem prolongar-se por uma semana ou mais, mas que eventualmente desaparecerão sem complicações.

O **Pneumotórax** é outra condição associada à pleura, causada pela ruptura de áreas enfraquecidas da parede externa dos pulmões, geralmente em seu ápice, a qual permite que o ar passe para a cavidade torácica — o pneumotórax. A fraqueza, algumas vezes, é resultado de uma doença crônica obstrutiva das vias aéreas ou de enfisema, podendo também ocorrer espontaneamente em adultos jovens, especialmente homens, de estatura alta e porte magro. Os pacientes experimentam uma dor súbita na região lateral do tórax, talvez diante de algum esforço, seguida de dificuldade respiratória em virtude de o pulmão estar sendo comprimido pelo ar extravasado; essa dor quase sempre diminui após meia hora ou à medida que o outro pulmão tenta compensar, podendo desaparecer espontaneamente. Se necessário, o ar pode ser drenado do tórax por meio de uma válvula, e a pleura geralmente cicatriza por si mesma. No entanto, o pneumotórax espontâneo tende a recorrer periodicamente e pode exigir uma cirurgia para a selagem de seus potenciais orifícios.

12

Boca e Estômago:
Distúrbios da Digestão

A boca abriga uma população complexa de bactérias que mantém uma ecologia estável e, sob circunstâncias normais, previne a invasão de organismos patogênicos. Essa ecologia também depende do estado nutricional do indivíduo e é refletida nas mudanças mais sutis que se observam na língua. Deficiências do complexo vitamínico B, ferro e outros elementos podem ser observadas por meio de seu exame. Esse tipo de diagnóstico, na China, foi elevado à categoria de uma delicada arte. Qualquer perturbação desse equilíbrio será responsável por tornar a língua saburrosa ou pela halitose (mau hálito), mas podem ocorrer infecções mais graves conseqüentes à dizimação dessa população por antibióticos, especialmente os de amplo espectro, tais como a tetraciclina; ou, também, em virtude da debilitação das funções normais do sistema imunológico decorrente da ação medicamentosa da cortisona ou de doenças como leucemia, anemia aplástica ou Aids. A inflamação da boca, que surge em resultado delas, é denominada estomatite ou glossite, se a língua estiver predominantemente envolvida. A inflamação dos lábios é chamada *queilose* ou *queilite*.

A **Cândida** (monília, sapinho) é um tipo comum de estomatite, assim chamada em virtude de sua semelhança com a aparência salpicada do peito dos sapos; apresenta-se geralmente nas bochechas, na língua e palato de bebês, em idosos e pessoas que se encontram debilitadas. Os bebês podem contraí-la da mãe, ao nascer, enquanto os idosos às vezes desenvolvem fissuras crônicas nos cantos da boca: a "queilite angular". A área ao redor da lesão apresenta-se avermelhada e inflamada, sendo que seu depósito não pode sofrer raspagem, o que a distingue do resíduo de leite em crianças muito novas. Às vezes o esôfago é atingido e, após uma série de antibióticos, durante alguns dias algumas pessoas apresentam certa dificuldade em engolir.

A cândida pode, às vezes, ser encontrada nos intestinos, especialmente no diabetes, quando a pessoa esteve sob efeito da cortisona ou de antibióticos de amplo espectro. Como a cândida é um fungo, seus esporos encontram-se em todo lugar e apenas um intestino saudável é capaz de evitar sua colonização; assim, a candidíase intestinal pode refletir um mau funcionamento do sistema imunológico. Como conseqüência, certos gêneros alimentícios, e mesmo a própria cândida, podem penetrar na corrente sanguínea e provocar reações de sensibilidade no organismo. Estas podem manifestar-se das mais diferentes maneiras, que vão da dor de cabeça e depressão à cistite e à dispepsia.

A estomatite, que na verdade provoca úlceras, pode ser causada pelo *herpes simplex* ou pela *ulceração aftosa* (do grego, *afto*: posto a queimar), quando se encontram envolvidas a língua ou a parte interna da bochecha ou lábios. As aftas ocorrem sob a forma de dolorosas manifestações superficiais ulcerosas, que apresentam uma orla esbranquiçada e perduram por vários dias. Manifestam-se entre aqueles que sofrem de sensibilidade a alimentos e/ou colite ulcerativa. O herpes simplex é um vírus da família herpes (ver Capítulo 3) e ataca tanto a boca como os lábios (HS1 ou herpes labial) ou a genitália (HS2 ou herpes genital), produzindo uma vesícula que rapidamente se ulcera e forma uma crosta. O primeiro ataque, para a maioria das pessoas, ocorre na infância, podendo atingir uma grande área das gengivas e da boca: *estomatite herpética*. Nesses casos, a criança apresenta-se febril e muito enferma. Os ataques subseqüentes, quando o vírus reemerge de seu estado de latência, ocorre em períodos de estresse ou de exposição ao sol e ao vento, envolvendo geralmente os lábios (infecção gripal).

A *leucoplasia* é uma condição crônica, pré-maligna, que envolve as bordas da língua ou a parte interna das bochechas, apresentando uma placa de tecido mais espessa, freqüentemente em locais de constante abrasão causada por desajustes de dentaduras ou pelo uso de cachimbos. Muitos casos poderão, eventualmente, tornar-se cancerosos depois de certo tempo ou até mesmo depois de alguns anos, de modo que não devem ser ignorados.

A maior parte dos casos de glossite ocorre pela deficiência de *ferro* ou de uma das vitaminas B, especialmente da B2 (Riboflavina), da B12 ou ácido nicotínico. A aparência aveludada e úmida da língua desaparece e esta se apresenta lisa, inflamada, avermelhada ou púrpura, com as papilas atrofiadas. A "língua geográfica" é assim chamada pelo fato de a perda das papilas ser parcial, o que lhe confere a aparência de um mapa, embora não tenha nenhum significado patológico. A língua saburrosa pode ser resultado do fumo ou de distúrbios dietéticos; um caso extremo é a "língua negra pilosa", com papilas, que se assemelham a uma penugem e que pode estar relacionado ao uso prévio de antibióticos. A "língua de morango" da febre escarlate foi descrita no Capítulo 3.

A *gengivite*, ou *periodontite*, como é chamada quando se encontra relacionada à área que circunda os dentes, geralmente é resultante de deficiência de higiene bucal. Os organismos, especialmente o espiroqueta de Vincent, invadem os tecidos causando o aparecimento de pus (*piorréia*) e mesmo ulcerações, se não tratada. A hipertrofia das gengivas pode apresentar-se como efeito colateral da fenitoína (Hidantal), na terapia da epilepsia; muito raramente as enfermidades da gengiva são devidas à deficiência de vitamina C ou escorbuto.

As glândulas salivares raramente causam problema a não ser quando da ocorrência de muita infecção bucal, caso em que a parótida, em particular, pode inflamar-se dando origem à parotidite, que apresenta um aumento de volume avermelhado e sensível. A caxumba é uma forma branda de parotidite. Em alguns casos da doença de Parkinson observa-se um aumento da salivação das glândulas que pode tornar-se problemático, enquanto em mulheres de meia-idade, particularmente, pode suceder o contrário: no quadro conhecido como *síndrome de Sjogren* há o ressecamento das secreções das glândulas salivares, associado ao das articulações, com artrite e, às vezes, também, ausência de lágrimas e ardência nos olhos. Outra razão pela qual as glândulas salivares podem inchar intermitentemente é a presença de cálculos nos ductos, o que impede a saída da saliva. O sintoma manifestar-se-á com maior freqüência durante as refeições e esse *cálculo* pode ser sentido no ducto.

ESÔFAGO

A única função do esôfago é transportar o alimento através do tórax até o estômago. Como se trata da parte mais estreita do canal alimentar, podemos constatar por que o principal sintoma de enfermidade nessa área e a dificuldade de engolir (*disfagia*).

Na meia-idade pode ocorrer o aparecimento de uma *bolsa faringeana* ou divertículo na junção da faringe com o esôfago, em que se apresenta uma área de enfraquecimento potencial e o paciente irá regurgitar o alimento. Torna-se visível um inchaço do pescoço, que se esvazia ruidosamente sob pressão; eventualmente, poderá apresentar-se uma disfagia na parte superior do esôfago. Isso contrasta com o que se faz sentir por vezes em sua parte inferior, nos pacientes com espasmo do esfíncter cardíaco — o cardioespasmo ou *acalasia* (do grego *a + chalasis*, relaxamento). Na maior parte dos casos, o quadro se apresenta em mulheres de meia-idade que sofrem a atrofia das células nervosas do plexo esofágico, de maneira que se observa a gradual incapacidade de relaxamento do esfíncter com a correspondente dificuldade de entrada do alimento no estômago. Ambas as condições são causas não-comuns de disfagia; suas causas mais freqüentes são a hérnia do hiato, a presença de corpos estranhos ou um carcinoma.

A **Hérnia do Hiato** e o refluxo de ácido que a acompanha, o *refluxo esofágico* (esofagite de refluxo), é provavelmente a causa mais comum de problemas com o esôfago; consiste da herniação da parte superior do estômago, através do hiato ou orifício no diafragma, o qual pode encontrar-se artificialmente enfraquecido ou sujeito a uma pressão excepcional devida à obesidade, gravidez etc. Em algumas pessoas o quadro pode ser assintomático, mas em outras leva ao rompimento do esfíncter cardíaco, com seu correspondente refluxo do ácido gástrico, o qual pode regurgitar na boca e mesmo extravasar para os pulmões, provocando persistentes episódios de infecção pulmonar. À medida que o esôfago não se desenvolveu no sentido de fazer face à acidez, há uma sensação dolorosa (azia) e, por vezes, ulceração da membrana mucosa do esôfago inferior.

O refluxo piora quando o paciente se abaixa, levanta ou se deita, especialmente após uma lauta refeição. Inversamente, pelo afrouxamento das roupas, levantando-se a cabeceira da cama e ingerindo fluidos alcalinos aliviam-se os sintomas. Às vezes os soluços podem tornar-se um problema devido à estimulação do diafragma; ocasionalmente, a hérnia pode assumir um tamanho tal que passa a comprimir o pulmão e provoca a dispnéia. As complicações decorrentes da hérnia do hiato são con-

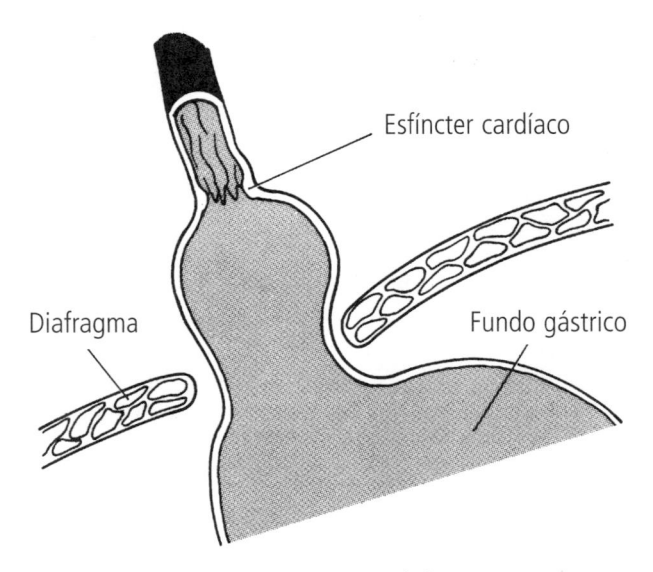

Esfíncter cardíaco

Diafragma

Fundo gástrico

FIGURA 12.1 *Hérnia do hiato*

173

seqüentes à ulceração do esôfago, o que dá lugar a hemorragias as quais podem levar à anemia nos casos de insuficiência de armazenamento de ferro. Ou podem curar-se formando muitas cicatrizes e fibrose, que resultam em estenose e disfagia.

O *Câncer do Esôfago* ocorre com mais freqüência em homens idosos, especialmente entre fumantes, e apresenta um mau prognóstico, pois rapidamente provoca a ulceração da parede, espalhando-se pelas demais estruturas; assim, é importante seu diagnóstico precoce. Tende a localizar-se na parte inferior do esôfago, em que se nota a disfagia primeiramente em relação a sólidos e, posteriormente, também aos líquidos. É extremamente comum em algumas partes do mundo, especialmente na China (o que se deve às altas temperaturas dos alimentos que são ingeridos e ao alto índice de temperos e fungos que se encontram nas dietas) e no Japão (onde a enfermidade está associada à ingestão de brotos de samambaia).

ESTÔMAGO

A necessidade que o estômago possui de secretar ácido para a digestão das proteínas é também sua principal fraqueza, caso o revestimento mucoso venha a falhar. Quando isso acontece, o resultado é a gastrite, que pode evoluir para a úlcera péptica no estômago, no esôfago e no duodeno. O equilíbrio entre o ácido e a proteção mucosa é delicado e sofre a influência de fatores como a cárie dentária, dietas alimentares, fumo, álcool, refluxo da bile do duodeno e, particularmente, do estresse emocional, no qual todos têm um papel. Recentemente, foram apresentadas evidências de que as úlceras pépticas e gástricas são causadas por infecção provocada pelas bactérias da espécie Campylobacter. Estas foram encontradas em cerca de 90% dos casos de úlceras do duodeno e em 75% das úlceras gástricas. Esse organismo produz grandes quantidades de amônia, que podem neutralizar o ácido, embora não seja clara a razão pela qual essa condição deveria provocar as úlceras.

As *Úlceras Gástricas* consistem da ulceração do revestimento gástrico. Localizam-se, em sua maior parte, em sua curvatura menor, próxima ao piloro (ver Figura 12.2). Apresentam-se especialmente em homens e mulheres provenientes de áreas econômica e socialmente mais pobres, particularmente da Escócia e Norte da Inglaterra, tendendo a ser crônicas e recorrer a cada período de poucas semanas, como uma dor em queimação se sobrepondo à dor epigástrica persistente, especialmente após a ingestão de bebidas alcoólicas. A dor é também caracteristicamente pior após as refeições; nesse período são secretados os ácidos, de forma que os pacientes evitam alimentar-se, perdem peso e encontram alívio vomitando. Por vezes, observam-se úlceras múltiplas, denominadas *erosões gástricas*, como efeito colateral provocado por alguns medicamentos, em especial a aspirina, a cortisona e o antiinflamatório não-esteróides, que podem levar a hemorragias e melena, principalmente em idosos.

As *Úlceras do Duodeno*, por outro lado, são vistas mais em homens jovens que sofrem muitas pressões em carreiras que provocam estresse com freqüência (úlceras de executivos). Em muitos casos, dá-se a excessiva secreção de ácidos pelo estômago. As mulheres são muito mais imunes a essas úlceras, possivelmente por razões hormonais. A dor é idêntica à da úlcera gástrica, mas tende a prolongar-se por várias horas após as refeições, quando o estômago já está vazio, às vezes despertando o paciente nas primeiras horas da manhã, na forma de uma "dor-de-fome". O alívio é geralmente obtido com a ingestão de alimentos pastosos ou leite; assim, os pacientes ganham peso e aparentam estar surpreendentemente bem-nutridos.

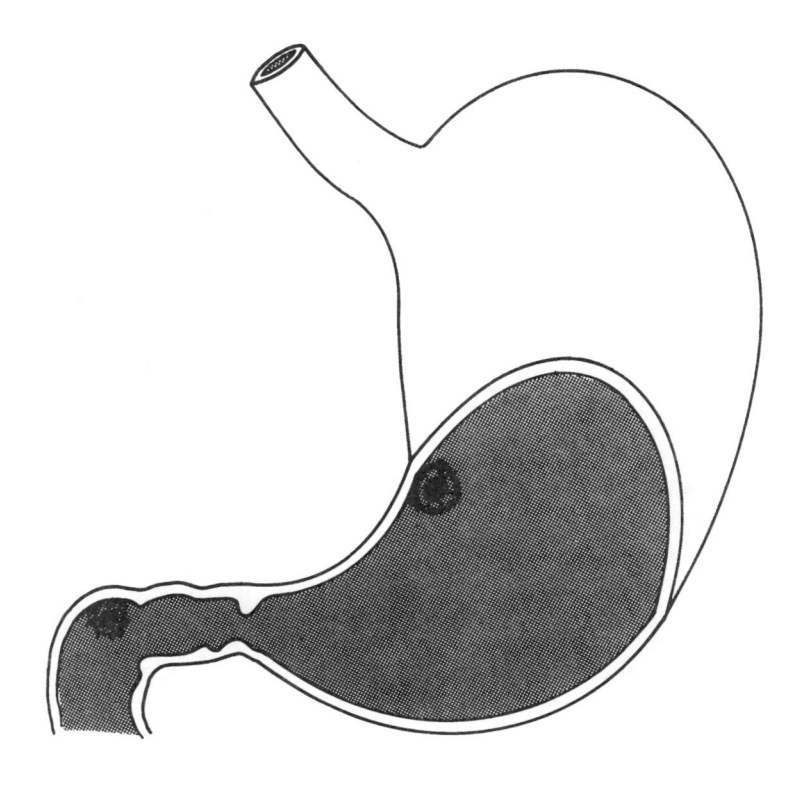

FIGURA 12.2 *Localizações típicas da úlcera gástrica e duodenal*

As úlceras pépticas podem vir e ir rapidamente, assemelhando-se às úlceras aftosas, mas algumas obedecem a um curso prolongado, durante meses e mesmo anos. Algumas chegam a apresentar complicações, das quais as principais são:

- *Sangramento*. Este pode ser muito sério nos casos de erosão de uma artéria, quando o estômago ou o duodeno se enchem de sangue, que pode ser vomitado (hematêmese). Se o sangue permanecer no estômago por um curto espaço de tempo, o ácido provocará sua oxidação, transformando-o em matéria marrom-escuro, semelhante à borra de café. Em algumas pessoas o sangue aparece pela primeira vez nas fezes, sob a forma de *melena* (do grego *mélaina, émesis melaina*, vômito negro), negra como breu, de odor característico e muito forte. Tanto a hematêmese como a melena significam alto índice de sangramento no trato digestivo, não necessariamente provocados por úlceras. Outras possibilidades advêm de uma *erosão gástrica*, geralmente causada pelo uso de aspirina ou medicações similares (ver acima), de um *tumor gástrico* ou do sangramento de *varizes esofágicas* (ver Capítulo 14).

- *Perfuração*. Poucas úlceras são graves o bastante para penetrar na cavidade peritoneal, mas eventualmente uma o consegue, especialmente se o paciente utilizar de esteróides; o resultado é que o ácido extravasa, causando a *peritonite química*. A primeira evidência desse fato é dor súbita e excruciante no abdômen superior, agravada ao menor movimento. Em razão do freqüente envolvimento do diafragma, o paciente pode sentir dor nos ombros, o que o levará a deitar-se, absolutamente *imóvel*. Até mesmo o peristaltismo intestinal cessa e o resultado é a completa ausência de ruídos intestinais, com posterior distensão à medida que o ar encontra caminho através do peritôneo. Depois de algumas horas, o paciente pode entrar em choque exigindo uma cirurgia na qual a perfuração é suturada com uma parte adequada do omento.

- *Estenose*. Pode ocorrer o estreitamento do piloro e mesmo da parte baixa do estômago em casos de úlceras repetidamente tratadas, com a presença de muitas cicatrizes e fibroses. Se o peristaltismo não for suficiente para impulsionar os alimentos através dele, o estômago sofrerá uma dilatação de até duas ou três vezes seu tamanho normal e o paciente, então, vomitará alimentos ingeridos um ou dias antes. Este, obviamente, perderá peso rapidamente, tornando-se magro e subnutrido; assim, este quadro é freqüentemente confundido com câncer.

A estenose congênita do piloro, embora não relacionada com úlceras, é uma situação semelhante, que se apresenta em crianças recém-nascidas que demonstram hipertrofia congênita do músculo pilórico. O bebê, geralmente do sexo masculino, começa a vomitar a alimentação e perde peso por volta de três a quatro semanas de idade. O vômito emerge com grande ímpeto (vômito em jato), um pouco após a alimentação; o bebê imediatamente demonstra fome novamente, apenas para que o processo se repita. Às vezes, o peristaltismo pode ser visível pela parede abdominal, onde se pode sentir o esfíncter aumentado, através da palpação. Quando o quadro não se resolve, é necessária uma cirurgia para o alargamento do piloro.

CÂNCER DE ESTÔMAGO

O carcinoma gástrico, de fato, declinou na Grã-Bretanha nos últimos trinta anos, mas ainda é a forma de câncer mais comum tanto em homens como em mulheres, depois do câncer dos pulmões, das mamas e do intestino grosso. Em alguns países, como Japão e Portugal, seu índice é de duas a três vezes maior que o inglês e o americano, o que sugere que encontram-se aí envolvidos fatores alimentares; acredita-se que os maiores culpados, provavelmente, sejam os derivados de nitrato, alguns dos quais altamente cancerígenos. Tomam a forma da nitrosamina que, nos alimentos, é obtida pela combinação de nitritos mais amina pela ação dos organismos presentes nos intestinos; essa reação é bloqueada pela vitamina C, que tem assim um efeito de proteção.

Os indivíduos que possuem pouco ou nenhum ácido gástrico (acloridria), uma situação prevalente na anemia perniciosa e após a gastrectomia, apresentam risco muito maior, pois as bactérias responsáveis pelas reações de nitrosamina podem sobreviver no estômago. Existe também a possibilidade de a cimetidina, medicamento muito utilizado para diminuir os conteúdos ácidos no estômago, produzir efeito similar. Mais ainda, hoje se apresenta a situação de que a quantidade de nitrato utilizada pelas modernas técnicas de cultivo como fertilizantes é tão alta que chega a contaminar os lençóis freáticos. Estranhamente, a incidência de câncer do intestino delgado é extremamente baixa e nenhuma teoria explicou adequadamente esse fato. É possível que a renovação muito elevada das células continuamente depositadas impeça a maior permanência de tecidos anormais no organismo; ou talvez as secreções produzidas nessa área sejam tão prolíficas que chegam a diluir os carcinógenos em potencial.

A maioria dos casos de câncer do estômago localiza-se na região do piloro, daí a obstrução do fluxo que leva às náuseas e ao desconforto após a alimentação. Quando esse sintoma se apresenta em pessoas de cinqüenta a sessenta anos, é suspeito. A pesquisa freqüentemente revela anorexia, perda de peso e uma vaga dispepsia. Eventualmente, mostram-se vômitos alimentares, similares aos dos casos de estenose do piloro, que se seguem à úlcera gástrica; mesmo esta última (embora não a do duodeno) pode tornar-se maligna depois de um certo número de anos. Se o tumor estiver localizado acima da extremidade do cardia gástrico, seu sintoma predominante será provavelmente disfagia e talvez o surgimento de um nódulo na área supraclavicular. Uma característica comum que o acompanha é o sangramento, que pode passar desapercebido por determinado tempo, até que o paciente se torne pálido e anêmico; já nessa fase poderá ter ocorrido a disseminação metastática atingindo os linfonodos e o fígado, quando é provável o aparecimento de icterícia. O quadro terminal é de extrema perda de peso (caquexia), palidez, icterícia e ascite contendo células malignas. O prognóstico é lamentavelmente ruim e apenas 5% dos pacientes sobrevivem mais do que cinco anos.

PÂNCREAS

Essa glândula possui duas funções: secreta o hormônio insulina e o glucagon, responsáveis pelo controle do metabolismo da glicose e pela secreção de enzimas no duodeno para a digestão de gorduras, proteínas e carboidratos. Uma insuficiência em sua primeira função, certamente, provocará o diabetes mellitus; mas, felizmente, isso raramente afeta a produção de enzimas e a digestão não sofre nenhuma alteração. Menos comuns são os casos em que a glândula é totalmente afetada por uma obstrução, tumor ou inflamação e que resultam na passagem de gordura não digerida para as fezes, conhecida como *esteatorréia*, e na incapacidade de o intestino delgado absorver nutrientes — a *má absorção*.

A *Fibrose Cistítica* é o caso comum de bloqueio dos ductos pancreáticos devido a uma deficiência hereditária nas glândulas produtoras de muco. É a deficiência genética mais comum na Grã-Bretanha, mas extremamente rara entre asiáticos e africanos. O muco secretado pelas glândulas é demasiadamente viscoso e bloqueia os ductos pelo fato de ser insuficiente a quantidade de água absorvida pela glândula. O resultado sobre o pâncreas é que as enzimas são impedidas de agir sobre o duodeno e a digestão não se realiza adequadamente. Os sintomas característicos, portanto, apresentam-se como excesso de gordura nas fezes (*esteatorréia*) e deficiência de desenvolvimento infantil. Como os pulmões também são afetados por essa condição, freqüentemente surgem enfermidades do tórax e dificuldades respiratórias, com infecções de repetição. A gravidade do caso depende amplamente do grau de espessamento do muco; em casos graves, a criança exigirá suplemento das enzimas pancreáticas a cada refeição e provavelmente morrerá prematuramente. Outra característica é o alto índice de sal que apresentam no suor, o que é utilizado como base para a confirmação do diagnóstico.

O *Câncer do Pâncreas* é um tumor visceral menos comum, mas de diagnóstico notoriamente difícil: pode apresentar-se de várias e diferentes formas, que variam da *icterícia* (devido ao bloqueio do ducto biliar principal) a sintomas dispépticos vagos (tais como náuseas, vômitos e anorexia) ou a uma dor imprecisa na parte superior do abdômen, que freqüentemente se irradia para as costas e que só apresenta alívio quando a pessoa se dobra para a frente. Às vezes apresenta febre inexplicável ou flebite, que se move pelo corpo ("tromboflebite migratória"). Pensa-se que exista uma possível relação entre a incidência do carcinoma pancreático e o elevado consumo de café.

A *Pancreatite* é a inflamação do pâncreas que tanto pode ser aguda quanto crônica. A de tipo agudo é causada pelo fato de o pâncreas repentinamente apresentar um processo de autodigestão através de suas enzimas proteolíticas (do grego *pan*, tudo; *kreas*, refeição). Suas causas são desconhecidas, mas geralmente apresenta-se um histórico tanto de *cálculos na vesícula* como de *alcoolismo*; na maioria dos casos ocorre o refluxo da bile por meio do ducto pancreático, devido a uma disfunção do esfíncter de Oddi.

A dor é intensa e localiza-se no epigástrio, apresentando-se de forma rápida e irradiando-se pelas costas, diminuindo tipicamente quando a pessoa se inclina para a frente. O paciente aparenta e encontra-se muito enfermo e em choque (a taxa de mortalidade é de cerca de 50%), podendo desenvolver icterícia. O tipo crônico da pancreatite consiste de fibrose da glândula, que se segue a ataques repetidos ou simplesmente em decorrência de danos causados pelo álcool. A dor é menos intensa, mas recorrente, especialmente após a ingestão alcoólica; o paciente começará a perder peso, podendo mesmo tornar-se diabético caso as ilhotas de Langerhans sejam atingidas.

13

Intestinos:
Distúrbios de
Absorção

INTESTINO DELGADO

*E*m virtude de quase todos os nutrientes que entram no organismo serem absorvidos pelas paredes do intestino delgado, a mais importante conseqüência de distúrbios que afetam esse órgão é a *má absorção*. Uma das características que esta última apresenta é a dramática perda de peso. Isso é comum em quadros alérgicos, infecciosos e inflamatórios e se faz acompanhar pela eliminação, através das fezes, de alimentos não-digeridos e, principalmente, de gordura (*esteatorréia*). Quando o peristaltismo também é afetado, se fará acompanhar por cólicas e diarréia, às vezes com sangramento.

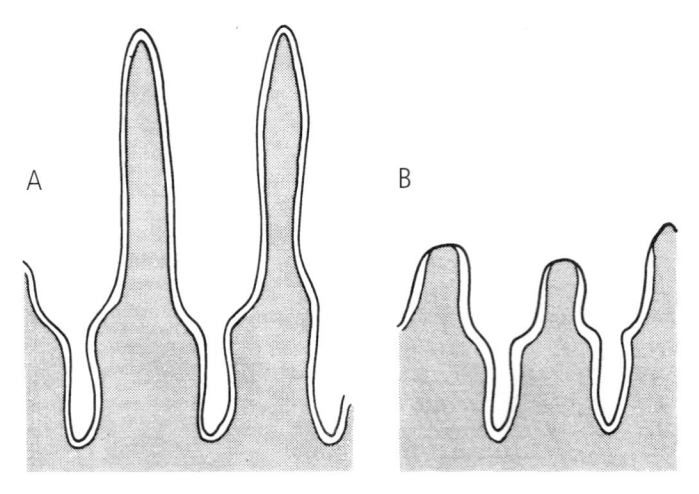

FIGURA 13.1 *A. Vilosidades normais; B. Vilosidades atróficas da doença celíaca*

A **Doença Celíaca** é a principal causa alérgica da má absorção. Foi descrita pela primeira vez pelo dr. Gee, famoso pelo Linctus de Gee. Sua descrição foi de crianças de até dois anos as quais, logo após o desmame, começavam a perder peso e a evacuar com freqüência fezes pálidas, volumosas e fétidas, que flutuavam sobre a água. Tratava-se de crianças com o estado geral comprometido, que apresentavam abdômen distendido e membros emaciados. Posteriormente, anemia, equimoses e dermatites, pelas deficiências vitamínicas e de ferro. O quadro atingia cerca de uma em cada duas mil crianças, sendo geralmente fatal; mas, durante a Segunda Grande Guerra desapareceu misteriosamente em muitos países, reaparecendo somente mais tarde. Nesse meio tempo, descobriu-se que a responsável por esses sintomas é uma proteína denominada glúten, presente no trigo, no centeio, na cevada e na aveia; excluindo-se esses produtos da dieta infantil, a criança se recuperava.

Aparentemente, essas crianças eram alérgicas ao glúten, que causava a atrofia parcial das vilosidades do intestino delgado limitando seu poder de absorção; assim, o outro nome dado a essa doença foi *enteropatia por glúten*. Os sintomas apresentavam-se logo após o desmame, com perda de peso, flatulência e distensão abdominais, diarréia malcheirosa com conteúdos alimentares não-digeridos e, eventualmente, equimoses devidas à falta de vitamina K. Condição similar encontra-se freqüentemente em adultos, que apresentam emaciação e anemia, mas não necessariamente esteatorréia, ao contrário, apresentam constipações no início da doença, conhecida como *doença celíaca do adulto*. Pode também fazer-se acompanhar de prurido intratável e aparecimento de vesículas na pele.

A **Doença de Crohn** é um quadro um tanto mais misterioso e de etiologia desconhecida, embora aqui também se suspeite de um fundo alérgico. Certas regiões do íleo, especialmente sua parte final, tornam-se inflamadas e edematosas permanecendo normal a parte dos intestinos situada entre elas — "lesões salteadas" —, que recebe a denominação alternativa de *ileíte regional*. As áreas afetadas pelo edema desenvolvem rachaduras profundas que lhes dão a aparência de pedras arredondadas de pavimentação; essas fissuras podem estender-se pelas paredes dos intestinos atingindo outras superfícies onde formarão *fístulas*. A progressão da inflamação leva ao entrelaçamento aderente das alças do intestino conhecido como *aderências*, responsáveis por muitas das cólicas que essa moléstia causa.

Em geral, tem início de modo abrupto em adolescentes ou adultos jovens, com dores no baixo abdômen, febre e diarréia, sendo por isso facilmente confundida com a apendicite. Normalmente há uma massa inflamada de intestino, sensível, palpável na fossa ilíaca direita, que pode até mesmo causar a obstrução intestinal e cólicas intensas. A enfermidade pode sofrer resolução espontânea em poucas semanas ou assumir feições crônicas, com episódios recorrentes por meses ou anos, que levam a complicações. Essas incluem *má absorção, anemia, formação de fístulas, estenoses* e *obstrução*. Em função de todo o organismo ser afetado, não são incomuns sintomas extra-intestinais, tais como dedos em baqueta de tambor, artrite, uveíte e espondilite anquilosante.

Infecções por bactérias, vírus e protozoários, bem como infestações de parasitas, em certas circunstâncias, podem levar à má absorção, especialmente quando se tornam crônicas. Foram descritas no Capítulo 3, na seção dedicada à gastroenterite.

APÊNDICE

O apêndice, por muito tempo, foi considerado um vestígio de órgão, de valor apenas em função do aborrecimento que causava quando não funcionava bem. No entanto, contém grande quantidade de tecido linfóide e pode ter um importante papel no combate às infecções, sendo uma espécie de "amígdala do intestino". Assim, o apêndice é mais ativo na etapa entre os seis e os vinte anos de idade, em que é mais provável a ocorrência da apendicite. Tal como as amígdalas, ele pode inflamar-se e até mesmo formar um abscesso, equivalente à amigdalite aguda supurada; mas, como não é visível, o procedimento mais seguro é a apendicectomia.

O primeiro sintoma da apendicite é a dor, geralmente cólicas na região umbilical. A pessoa sente-se nauseada e pode vomitar; às vezes pode ser acometida de disúria, se o apêndice estiver localizado sobre o ureter, o que muitas vezes conduz a enganos. Os pacientes geralmente apresentam febre não muito alta, língua saburrosa e mau hálito; a dor então usualmente se localiza a meio caminho entre o umbigo e a crista ilíaca, do lado direito — *ponto de McBurney* —, o que indica que o apêndice encontra-se inflamado de forma aguda e pode perfurar. Haverá tensão dos músculos abdominais e dor quando levemente pressionados e logo descomprimidos: *sensibilidade de rebote*.

A apendicite tanto pode curar-se por si mesma (e isso pode acontecer muitas vezes nos casos assim chamados de "apêndice ranzinza"), como pode evoluir para a perfuração, caso em que normalmente se formará o *abscesso do apêndice*. Este pode acomodar-se por muitas semanas e ser então drenado ou removido. Ocasionalmente, a ruptura do apêndice se faz seguir pela dispersão de pus em toda a cavidade peritoneal, o que resulta em *peritonite* generalizada.

INTESTINO GROSSO

Aqui, a água das fezes é absorvida numa taxa que depende da velocidade do fluxo dos produtos da digestão através do cólon. Assim, a excessiva atividade peristáltica levará à diarréia e uma atividade lenta acarretará a constipação. A primeira é sintomática da maior parte das condições inflamatórias e, quando são intensas, podem se fazer acompanhar pela passagem de sangue vivo. A diarréia também pode ser causada por ansiedade, má absorção e tireotoxicose, bem como por uma patologia local.

A constipação — evacuação não-freqüente de fezes endurecidas — tende a ocorrer particularmente entre as pessoas que consomem o que se chama de dieta "pobre em resíduos", que contém poucas substâncias não-digeríveis ou fibras. Isso leva a uma estimulação insuficiente do intestino grosso, o qual se torna "preguiçoso"; o quadro é especialmente problemático em idosos, cujos músculos são mais fracos. Nestes, e em algumas crianças com relutância em evacuar, grandes quantidades fecais são acumuladas e comprimidas até que, por fim, os indivíduos tornam-se incontinentes. A constipação também ocorre nas moléstias acompanhadas de febre, na desidratação por qualquer causa, na obstrução causada por carcinoma, no hipotireoidismo e entre as pessoas que evitam a defecação devido às dores causadas por hemorróidas ou fissura anal.

COLITE

A colite é, para o intestino grosso, o que a enterite é para o intestino delgado; quer dizer, refere-se a uma condição inflamatória generalizada, que se caracteriza por dor e diarréia (a inflamação de ambos os intestinos é denominada "enterocolite"). Há dois tipos de colite: a ulcerativa e a que se tem denominado como colite mucosa, mas que hoje é mais comumente conhecida como cólon espástico ou cólon irritável.

A *Síndrome do Cólon Irritável* é um distúrbio comum da porção inferior do intestino grosso. Nesse quadro, as ondas regulares produzidas pelo peristaltismo se descoordenam, provocando cólicas, diarréia e constipação. As fezes, na maioria dos casos, contêm excessiva quantidade de muco e às vezes apresenta grande flatulência, com distensão abdominal e bastante ressonância (borborigmos). Não é incomum a necessidade de correr ao toalete logo após as refeições, especialmente após o café da manhã, e a pessoa, então, se sentirá bem pelo resto do dia. As dores são surdas, como cãibras, podendo ser sentidas em qualquer região do abdômen — o que pode deixar o médico confuso —, mas mais freqüentemente na fossa ilíaca esquerda. O quadro é mais comum em mulheres do que em homens, especialmente aquelas que apresentam predisposição para a ansiedade e que se encontram na faixa dos vinte aos quarenta anos de idade. Comprovadamente ausente é a evidência de conseqüências sérias como anemia, perda de peso ou sangramento e o estado geral de saúde, normalmente é bom. Em determinados casos, geralmente, desenvolve-se um padrão no qual tende a haver preponderância de diarréia ou de constipação como sintoma principal.

As causas do cólon irritável são incertas, mas o emocional pode ser um dos fatores, pois algumas de suas vítimas são abertamente depressivas. A enfermidade, em muitos de seus aspectos, é o equivalente feminino da úlcera duodenal: ocorre em pacientes tensas e excessivamente conscienciosas, freqüentemente exacerbando-se antes da menstruação. A sensibilidade alimentar é um de seus fatores e a exclusão da dieta de substâncias tais como trigo, leite e seus derivados, chá, café e laranjas pode trazer benefícios. Também é possível que uma infecção por Cândida venha a dar início a lesões na parede intestinal, permitindo a entrada de grande quantidade de alérgenos e acarretando uma resposta dos nervos da mucosa intestinal. Recentemente, foi demonstrado que os distúrbios no sistema nervoso autônomo também se desenvolvem em outros órgãos, particularmente na bexiga e pulmões, o que indica a existência de uma moléstia multissistêmica.

A *Colite Ulcerativa* é uma modalidade mais séria de colite, que envolve principalmente o cólon descendente e o reto (neste último caso, passa a denominar-se *proctite*). É relativamente comum entre adultos mais jovens, dos vinte aos trinta anos de idade, mas sua causa é desconhecida. Uma teoria afirma que esse quadro é resultante de uma resposta anômala do sistema imunológico a uma cepa da E.coli, que habita a porção inferior do intestino grosso, pois muitas das vítimas dessa enfermidade apresentam anticorpos contra sua própria mucosa intestinal. Em alguns casos, demonstra-se considerável melhoria pela eliminação da dieta de leite e seus derivados, o que deve ser tentado. Seja qual for a causa, suas conseqüências são uma série de úlceras, irregulares e extensas, situadas na parede do cólon; deixando áreas de tecido relativamente normal, mas muito edemaciadas, conhecidas como "pseudopólipos".

Como seria de esperar, seus principais sintomas são dor abdominal e diarréia acompanhada de sangramento e um muco pouco espesso, que é excretado das úlceras; o quadro leva rapidamente à desidratação e à anemia, em casos severos. De forma característica, a diarréia continua à noite, o que ajuda na identificação de sua causa, fazendo-se acompanhar de febre e rápida perda de peso, durante um ataque agudo. A maior parte dos episódios passa em poucos dias ou semanas, mas pode reincidir a qualquer momento. Ocasionalmente, uma úlcera torna-se profunda o suficiente a ponto de perfurar a parede e causar peritonite, o que é extremamente grave; ou ocorre a paralisação do intestino grosso e de seus ruídos (dilatação tóxica). Neste caso, pode ser necessária uma cirurgia e a realização de uma colostomia: cria-se um ânus artificial trazendo-se uma alça intestinal para a parede abdominal, permitindo, assim, a recuperação da parte não-utilizada.

Em algumas pessoas a enfermidade persiste como doença crônica e diarréia constante, em função de o intestino grosso ter se recuperado parcialmente, mas apresentar cicatrizes e rigidez, o que às vezes provoca o surgimento de estenoses. Outra complicação, que pode ocorrer depois de alguns anos, são as alterações de caráter maligno nas paredes intestinais, e o câncer intestinal é mais comum em pessoas portadoras da colite ulcerativa. Como na doença de Crohn, com o correr do tempo podem surgir várias complicações sistêmicas, das quais as principais são a artrite e os problemas de pele.

DOENÇA DIVERTICULAR

No século passado, a sociedade ocidental progressivamente refinou tanto a sua dieta alimentar que removeu muitas de suas fibras. Isso significa uma considerável redução do volume das fezes que dão entrada no cólon, o que, por sua vez, aumenta seu tempo de trânsito e torna mais difícil a evacuação, requerendo um aumento da pressão peristáltica. Com o decorrer do tempo, isso passa a prejudicar a musculatura do cólon, que tende a se distender em seus pontos mais fracos (suas laterais), por onde entram os vasos sanguíneos. Ocorre, então, a formação de pequenas hérnias, conhecidas como divertículos, que freqüentemente se manifestam em pessoas idosas, sem o seu conhecimento, e se denomina *diverticulose*; não causam grandes problemas, a não ser que uma delas sofra uma obstrução e inflame; acontece geralmente na parte pélvica do cólon e denomina-se *diverticulite*.

O resultado é um quadro muito similar à apendicite e, na verdade, os sintomas são virtualmente idênticos; encontram-se do lado esquerdo do abdômen e, naturalmente, atingem pessoas em idade mais avançada. Tem início com cólicas, podendo formar-se posteriormente um abscesso que ocasionará febre e o aparecimento de uma massa sensível na fossa ilíaca esquerda, que pode romper. Em virtude de o abscesso estar localizado à entrada de um vaso sanguíneo, o primeiro sinal dessa doença pode ser um grave sangramento retal, podendo ocorrer, com a mesma freqüência, tanto a diarréia como a constipação e mesmo, às vezes, obstrução in-

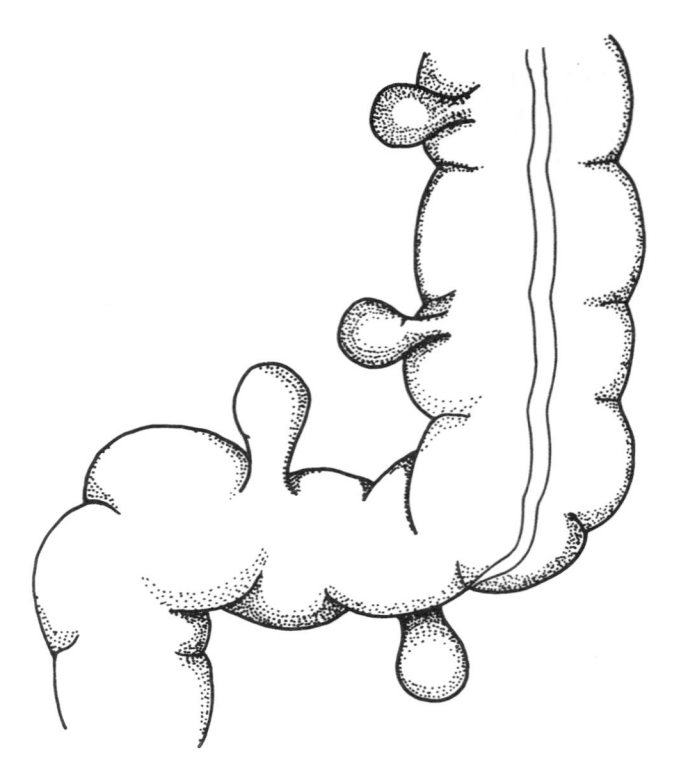

FIGURA 13.2 *Divertículos no cólon descendente e sigmóide*

testinal. Esses sintomas são extremamente similares aos do carcinoma do cólon e, como ambas as condições ocorrem por volta da mesma faixa etária, seu diagnóstico é às vezes duvidoso.

CÂNCER DO INTESTINO GROSSO

Nos países ocidentais, os casos de câncer do cólon ou do reto são os que mais comumente afetam o trato digestivo. Sua freqüência é ainda maior que a dos cânceres de estômago e estão intimamente associados ao padrão de vida. Existe uma considerável evidência de que este tipo de câncer está ligado não apenas a uma relativa ausência de fibras na dieta alimentar, como também a grandes quantidades de proteínas e, em menor extensão, à quantidade de gorduras; as bactérias intestinais agem sobre estes fatores criando potenciais carcinógenos. Possivelmente, por essa razão, dois terços dos cânceres ocorrem na parte terminal do cólon, o sigmóide e o reto; e isto não é de espantar, pois aqui estes cânceres são de diagnóstico mais precoce pois tendem a provocar uma obstrução e assim atrair atenção sobre si. As condições que predispõem a alterações malignas incluem uma longa história de *colite ulcerativa* (houve uma época em que o intestino grosso era removido profilaticamente) e presença de *pólipos* no cólon; a remoção da vesícula biliar aumenta discretamente as chances de a pessoa vir a apresentar esse tipo de câncer.

Os sintomas tanto podem ser *sangramento pelo reto* (que deve ser descartado como conseqüente a hemorróidas), modificação do hábito intestinal, como constipação, diarréia ou dor surda e persistente na fossa ilíaca esquerda ou baixo-ventre. O câncer do cólon ascendente raramente causa uma obstrução, até que ele esteja presente há algum tempo; quanto mais vagos seus sintomas iniciais, pior seu prognóstico. Eventualmente, espalha-se para os linfonodos locais e daí para o fígado (provocando seu aumento e icterícia) e para o peritônio, causando a *ascite*.

RETO E ÂNUS

As *hemorróidas* são veias varicosas da borda anal e, como tal, suas causas são similares às que afetam as pernas. A maior parte dos casos ocorre espontaneamente, devido a uma debilidade hereditária das paredes das veias, mas alguns casos seguem-se à compressão da circulação como as causadas pela gravidez, constipação ou mesmo a presença de um tumor. Geralmente, seu primeiro sintoma é sangramento indolor ou, quando começam a prolapsar, apresentam uma descarga mucóide e certo prurido. O sangue se faz notar durante a defecação (o termo hemorróida significa "sangue fluindo"), às vezes em grande quantidade; se persistir por muitos meses, o paciente pode mesmo desenvolver anemia devida à deficiência de ferro.

Uma crise de hemorróidas pode simplesmente sarar ou progredir, formando protuberâncias que podem prolapsar em direção à parte externa da borda anal (*hemorróidas de segundo grau*) durante a defecação, podendo ser recolocadas para dentro, pelo paciente, para seu maior conforto. Quando permanecem para fora dessa borda, tal como no caso do proverbial cacho de uvas, é possível que seu suprimento de sangue sofra uma interrupção; nesse caso, recebem a classificação de "*hemorróidas estranguladas*" ou "hemorróidas de terceiro grau", as quais são extremamente dolorosas. Eventualmente, podem assumir uma coloração púrpura escura, atrofiando-se em cerca de duas a três semanas e desaparecem, deixando apenas uma pequena prega cutânea como lembrete.

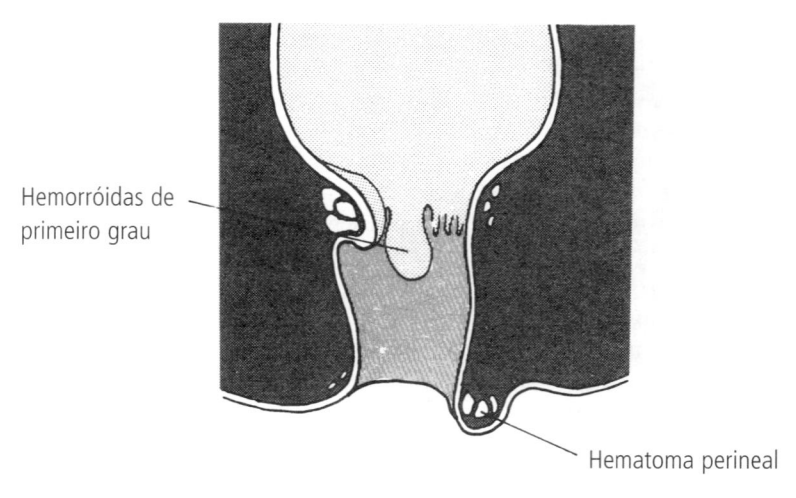

Hemorróidas de primeiro grau

Hematoma perineal

FIGURA 13.3 *Hemorróidas de primeiro grau no canal anal superior, com hematoma perineal*

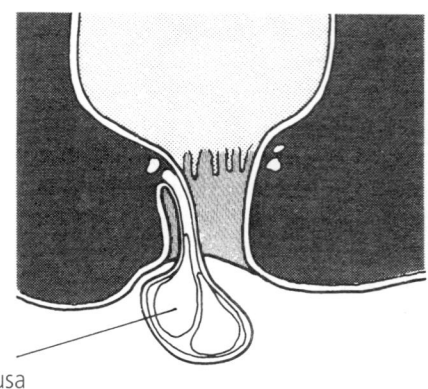

Hemorróida protusa

FIGURA 13.3 *Hemorróidas de terceiro grau*

Outras situações que afetam o ânus são às vezes confundidas com hemorróidas. São elas:

- *fissura anal*: pequena fenda, geralmente na margem posterior do ânus, que pode surgir em decorrência da passagem de fezes endurecidas e persistir durante algum tempo, provocando dor e constipação;
- *hematoma peri-anal*: surgimento repentino de pequena massa informe de coloração vermelho-cereja na borda anal após um esfor-

ço violento, muito semelhante à hemorróida, mas causada pelo súbito rompimento de uma veia. Condição dolorosa, mas que desaparece em poucos dias;

- *fístula anal*: a fístula é uma comunicação anormal entre duas superfícies mucosas; no ânus pode ocorrer em função da doença de Crohn ou, às vezes, em decorrência de um abscesso na borda anal;
- *disquesia retal*: circunstância misteriosa, caracterizada por dor súbita nevrálgica e severa no reto, no ânus ou mesmo na genitália, e que ocorre espontânea ou ocasionalmente durante o orgasmo. Persiste por alguns segundos sem nenhum efeito mórbido, mas é extremamente angustiante. Sua causa é desconhecida (do grego, *kezo*: aliviar-se, isto é, mover seus próprios intestinos).

14

FÍGADO:
DISTÚRBIOS DE PRODUÇÃO
E DE DESTRUIÇÃO

A função do fígado, a maior glândula do corpo humano, pode ser comparada à de uma enorme fábrica, em que a matéria-prima dá entrada, é processada, armazenada e, finalmente, despachada ou quebrada, com o auxílio de inúmeras enzimas. A infecção ou a destruição do fígado afetaria, assim, um número muito grande de diferentes funções, pois bloquearia suas vias de escoamento de entrada ou de saída; as doenças do fígado refletem isso provocando o aumento de seu volume (*hepatomegalia*), a destruição de suas células (*cirrose*), superabundância de bile nos distúrbios do sangue ou infecções crônicas.

HEPATOMEGALIA

Em condições normais, o fígado não é palpável, pois está muito bem-resguardado sob as costelas. Caso seja possível, indicará que algo não está correto (exceto nos casos de bebês recém-nascidos, cujo fígado trabalha o tempo todo para sintetizar as proteínas para o crescimento e destruição de células sanguíneas fetais, sendo por isso normalmente palpável). As causas comuns de seu aumento de volume são a hepatite, a cirrose ou um tumor e, ocasionalmente, certos distúrbios sanguíneos ou infecções crônicas.

A *hepatite viral aguda* é a enfermidade mais comum do fígado — e um enorme problema mundial, relacionado de maneira muito ampla a padrões de higiene e sanitários. As infecções virais que atingem o fígado podem ocorrer tanto pelo vírus Epstein-Barr como pelo citomegalovírus ou pela febre amarela; mas o termo *hepatite viral* é utilizado para designar aquela causada por um grupo de três vírus conhecidos como da hepatite A, B e "não-A, não-B" (ver adiante). Nesses três tipos os sintomas são muito semelhantes, embora haja diferenças quanto às conseqüências e o modo de transmissão.

A *Hepatite A*, que também recebe o nome de *hepatite infecciosa*, tem um período de incubação de cerca de duas a seis semanas e dissemina-se por via orofecal, especialmente entre os mais jovens; assim, pequenas epidemias da doença espalham-se, de tempos em tempos, em escolas e instituições. O período no qual a liberação do vírus é maior situa-se na semana anterior à do início da icterícia; uma vez que esta tenha tido seu começo, o indivíduo já não mais é considerado infectante, não sendo mais necessárias precauções específicas.

Em crianças novas os sintomas são, em geral, extremamente brandos e, nos países tropicais, a maioria dos adultos possui anticorpos contra o vírus sem história prévia da doença. Quando existem, os sintomas se apresentam durante poucos dias na forma de febre acompanhada de anorexia, náusea, diarréia e desconforto no abdômen superior; o volume do fígado aumenta, e este se torna sensível. Logo, mas nem sempre, aparece uma leve coloração de icterícia e as fezes assumem uma coloração pálida, mas isso raramente se prolonga por mais de uma ou duas semanas, embora o prurido da pele que às vezes o acompanha possa permanecer; a plena recuperação exige vários meses. As lesões causadas no fígado raramente são severas, mas o álcool deve ser evitado durante um ano. Em raríssimas ocasiões observa-se algum nível de gravidade e óbito em decorrência da insuficiência aguda do fígado.

A *Hepatite B* ou *hepatite sérica* dissemina-se pelo contato direto com sangue, saliva ou sêmen de pessoa infectada ou portadora, daí sua ocorrência entre pessoas dependentes de drogas por via intravenosa, homens homo ou bissexuais (por motivos semelhantes aos da Aids — ver Capítulo 2), recipientes de transfusão de sangue e, por vezes, entre dentistas e aqueles que trabalham em unidades de diálise. Tem também bastante probabilidade de ocorrer em imigrantes provenientes da África, Ásia ou Mediterrâneo e entre os que vivem em instituições para deficientes mentais.

O período de incubação é mais longo, de dois a seis meses; a doença é observada mais em homens jovens, ao contrário de crianças em idade escolar. O início é mais lento e freqüentemente se faz acompanhar de uma erupção, mas seus sintomas são mais severos que os da hepatite do tipo A. A artrite é freqüentemente observada, além de um grau considerável de icterícia; a infecção pode persistir por um longo período e alguns pacientes permanecem portadores do vírus muito tempo depois de se haverem recuperado. Para a confirmação de diagnóstico, o sangue é examinado para a busca de evidências do antígeno viral conhecido como "antígeno Austrália", em virtude de ter sido descoberto pela primeira vez no sangue de um aborígene. As perspectivas imediatas da hepatite B são boas, embora um pequeno número de pessoas desenvolvam hepatite crônica. A longo prazo, no entanto, o rompimento das células hepáticas significa a existência de uma alta incidência de cirrose ou câncer do fígado.

A *hepatite não-A* e *não-B* é a denominação, um tanto desajeitada, que simplesmente indica que até agora seu(s) agente(s) é/são desconhecido(s). É uma moléstia transportada pela água, encontrada principalmente na Índia e que apresenta um grau de severidade variável entre as duas outras.

CIRROSE

(A palavra é de origem grega, *Kivrhos*, coloração amarelo-tostada + sufixo *osis*, condição, afecção.) Designa a coloração marrom-acinzentada que o fígado adquire quando suas células são atingidas e a arquitetura original de seus delicados lóbulos é substituída por um campo de batalha de tecido fibroso, marcado por cicatrizes. Classicamente, a cirrose associa-se a um longo histórico de *alcoolismo*, mas pode aparecer também após uma *hepatite* ou como resultado de uma *insuficiência cardíaca*. Um tipo particular de cirrose, que atinge mais as mulheres, apresenta-se como resultado da lentidão do fluxo biliar, devido a um distúrbio auto-imune do tecido conjuntivo, e é denominada como *cirrose biliar primária*.

A maioria dessas causas dá início à doença, com a inflamação do fígado, que provoca seu aumento de volume de várias e diferentes maneiras; cada uma delas, quando examinada ao microscópio, apresenta uma característica patológica específica. Assim é possível que, de início, se apresente como um grande "fígado gorduroso". Mas, gradualmente, passará a contrair-se à medida que a fibrose atinja seus esforços de regeneração, terminando finalmente como um atrofiado "fígado nodular". Naturalmente, muitas de suas funções serão afetadas e, em casos extremos, podem apresentar uma falha geral: a *insuficiência hepática* ou *hepatocelular*, resultado final de vários e diferentes tipos de distúrbios hepáticos. Simplesmente, as células se apresentam em número insuficiente para levar adiante as funções do órgão; surgem, então, várias características clínicas:

- enfraquecimento, devido à incapacidade de formação de proteínas;
- ascite (do grego *askos*, bolsa, saco + sufixo *-ites*), devido ao baixo índice de proteínas plasmáticas (a presença de proteínas no plasma normalmente extrai por osmose o líquido dos tecidos);
- teleangiectasias, devido à dilatação dos capilares da pele da face e do pescoço;

- ginecomastia (aumento de volume das mamas em homens), pela incapacidade de decomposição de hormônios sexuais, particularmente os estrógenos;
- atrofia dos testículos e impotência, pelas mesmas razões;
- icterícia, dada a insuficiência no metabolismo da bilirrubina;
- hipertensão portal (ver a seguir);
- eventualmente, coma e morte devido ao acúmulo de resíduos tóxicos, especialmente amônia.

HIPERTENSÃO PORTAL

Como você deve se lembrar, o fígado recebe sangue tanto por meio da artéria hepática, que lhe supre de oxigênio, como pela veia porta, que lhe fornece os produtos da digestão, diretamente daquela parte do trato digestivo, que se situa dentro do peritônio. Quando os ramos da veia são obstruídos (como acontece tanto em função de tumor como de cirrose), a pressão retrógrada começará a provocar edema e engurgitamento dos intestinos, de maneira muito semelhante àquela pela qual a insuficiência ventricular provoca o engurgitamento dos pulmões. Isso significa que os órgãos abdominais aumentam consideravelmente de tamanho (em especial o baço, cujo aumento de volume recebe o nome de *esplenomegalia*), e assim o sangue é forçado a seguir por rotas alternativas.

Existem três dessas alternativas: a veia esofágica, na parte superior desse sistema; a hemorroidária, em sua parte inferior, e a longa veia umbilical não-funcionante, no centro. Todas elas apresentam conexões potenciais com a circulação venosa restante, podendo ser utilizadas para o redirecionamento sanguíneo de volta ao coração. Assim, o paciente que sofre de hipertensão do sistema porta começará a apresentar *hemorróidas* e *varizes esofágicas dilatadas* ou distensão das veias varicosas da porção inferior do esôfago, próximas ao esfíncter cardíaco, cuja ruptura é acompanhada de uma hemorragia volumosa e de hematêmese. Quando a veia umbilical é solicitada, observa-se um delta de veias dilatadas irradiando a partir da cicatriz umbilical, chamada de *caput Medusae* ou cabeça de Medusa.

ICTERÍCIA

Nessa situação, a pequena quantidade de bile que circula normalmente em nosso sangue aumenta, a ponto de tornar-se visível primeiramente na esclera e depois na pele. Esse aumento pode ser devido a uma dentre três razões (ver Figura 14.1):

- as células vermelhas sendo destruídas em um número maior do que o fígado é capaz de suportar. É a *icterícia hemolítica* ou *pré-hepática*;
- as células hepáticas sofreram algum dano e não conseguem conjugar os *sais biliares*;
- existe uma obstrução no ducto biliar que impede o escoamento de saída. É a *icterícia obstrutiva* ou *pós-hepática*.

A *Icterícia Hemolítica* é incomum, exceto em certos distúrbios sanguíneos, tais como: anemia falciforme, talassemia, anemia perniciosa, doença de Rhesus e malária. A icterícia raramente é muito intensa, já que o fígado é capaz de dar conta da maior parte da bilirrubina, mas a presença simultânea da anemia confere a esses pacientes a coloração característica do amarelo-limão.

A *Icterícia Hepatocelular* já foi mencionada em associação à hepatite viral, mas existem muitos outros agentes que podem causar danos às células hepáticas, principalmente o álcool e os medicamentos, tais como o paracetamol, o largactil e alguns antidepressivos, bem como venenos como fósforo e o fungo amanita. Estes, muitas vezes, têm como efeito provocar o edema dos tecidos que obstrui o escoamento de saída de toda a bile formada, situação denominada "estase biliar". Quadro semelhante ocorre na icterícia neonatal, quando o fígado, imaturo, é incapaz de conjugar grandes quantidades de bilirrubina porque suas enzimas ainda não se formaram completamente. Assim, esse processo de conjugação é por vezes auxiliado pela estimulação das enzimas na pele por meio da utilização de raios ultravioleta, que previnem o acúmulo de bilirrubina. Quando este excede um certo nível no sangue, tende a depositar-se no cérebro onde causa um tipo de lesão denominado quernícterus (*icterus* significa amarelado, e *Kera* era a deusa da destruição).

A *Icterícia Obstrutiva* surge em resultado tanto da compressão do ducto biliar por um tumor ou por cálculo biliar. À medida que o fluxo da bile é interrompido, dá-se um crescente aumento do nível de icterícia, que provoca fezes de coloração pálida, e escurecimento da urina. A bile circulante leva ao surgimento de pruridos na pele e gosto metálico na boca; e se houver presença de cálculos, serão observadas cólicas dolorosas.

Os tumores que surgem no fígado são conhecidos como hepatomas. São raros na Inglaterra, mas são os mais comuns em escala mundial. Muitos dos cânceres que se observam no Ocidente, causadores da obstrução do fluxo biliar, tendem a surgir na cabeça do pâncreas ou, mais comumente, são tumores secundários que metastatizaram a partir do cólon ou do estômago e que dilatam os vasos linfáticos à saída do ducto biliar do fígado.

Os cálculos biliares são discutidos em detalhes a seguir.

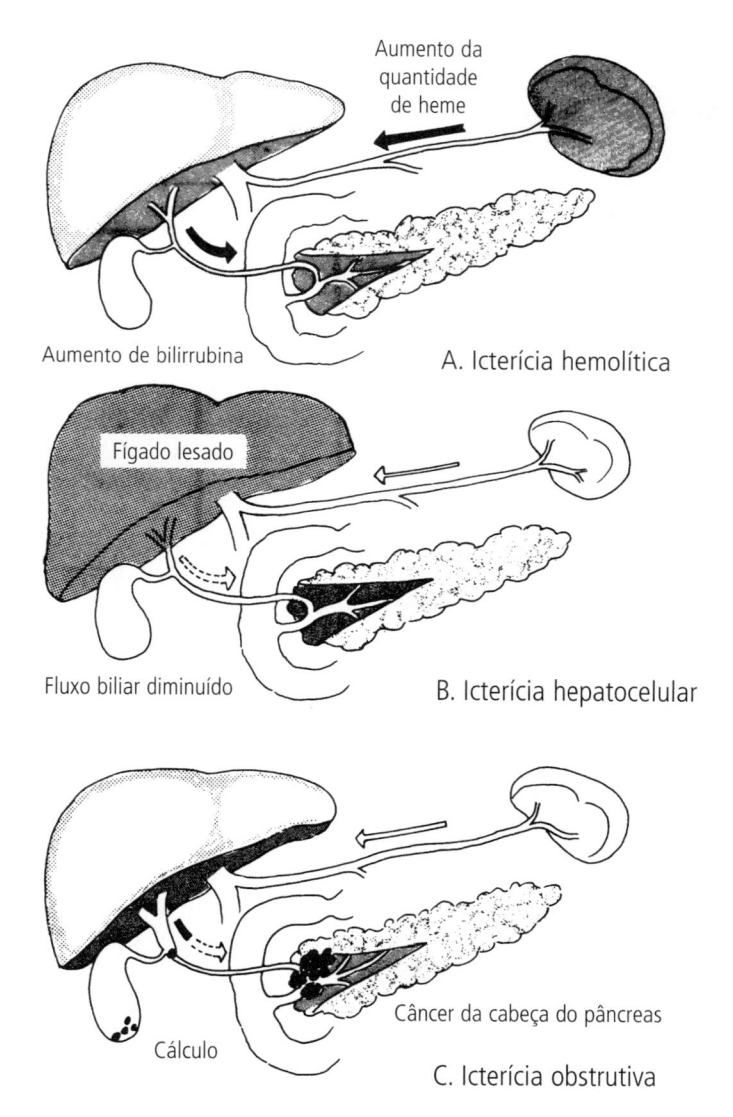

Aumento da quantidade de heme

Aumento de bilirrubina

A. Icterícia hemolítica

Fígado lesado

Fluxo biliar diminuído

B. Icterícia hepatocelular

Câncer da cabeça do pâncreas

Cálculo

C. Icterícia obstrutiva

FIGURA 14.1 *As diferentes causas da icterícia*

CÁLCULOS BILIARES

O aumento de freqüência dos cálculos biliares ocorre em função da idade, mas o faz mais rapidamente em mulheres, pois as jovens têm mais probabilidade de sofrer de colelitíase, como às vezes são chamados os cálculos, do que os homens jovens, mas a incidência, posteriormente, se equipara. Os estrógenos parecem ser um dos fatores, pois os cálculos são associados ao fato de haverem tido filhos, a diabetes e ao uso de pílulas anticoncepcionais. Existe um fundo de verdade no adágio que diz: Bela, bem-nutrida, fértil e flatulenta.* Uma dieta rica em carboidratos refinados é outro desses fatores, já que aumenta as sínteses de colesterol na bile, mas a questão sobre exatamente quais as causas dos cálculos não apresenta uma resposta simples; há mais de uma causa e, embora a maioria delas contenha o colesterol, alguns poucos desses cálculos são formados somente por pigmentos biliares.

Em razão de a principal função da vesícula ser a de concentrar a bile cerca de doze vezes, sempre existe o risco de o colesterol, o principal sal biliar, cristalizar-se formando um núcleo ao redor do qual outras substâncias podem vir a depositar-se. A maioria das pessoas que possuem cálculos na vesícula desconhece esse fato porque não apresenta nenhum sintoma. Algumas delas sentem uma vaga sensação de desconforto e flatulência, principalmente após uma refeição gordurosa, quadro esse denominado *dispepsia flatulenta*, mas isto pode acontecer também em função de outras razões, tais como uma hérnia de hiato. Uma minoria sofre conseqüências mais severas, como cólicas biliares ou colecistite.

Cólica Biliar é a designação da dor que acompanha a passagem de uma pedra em sua descida pelo ducto biliar. Isso pode acontecer quando a vesícula se contrai, após uma refeição, provocando uma dor repentina no epigástrio que se torna progressivamente pior e é acompanhada de sudorese, vômito e extrema agitação. A dor ocorre principalmente no abdômen superior, mas pode também irradiar-se para a parte inferior da escápula direita ou para a extremidade do ombro, prolongando-se por algumas horas e cessando apenas após a passagem do cálculo para o duodeno. Quando o cálculo leva mais do que algumas horas em sua passagem, a obstrução resultante da bile acarreta um grau de icterícia com coloração pálida das fezes e escurecimento da urina.

Em algumas pessoas, a pedra comprime o colo da vesícula e provoca dores após as refeições (quando esta se contrai) e também a estagnação da bile, impossibilitada de fluir. Esse estado de coisas poderá infectar a bile, o que provocará uma inflamação aguda ou colecistite. O quadro é de febre, mal-estar e sensibilidade na região do fígado, por vezes com icterícia se o ducto também se encontrar inflamado. Essa situação pode se tornar recorrente cada vez que o paciente ingerir alimentos gordurosos; eventualmente, a vesícula se tornará irregular, disfuncional e predisposta à malignidade, e, por essa razão, poderá ser removida em cirurgia de "colecistectomia".

---

* Em inglês, sem variação de gênero, respectivamente: fair, fat, fertile and flatulent. (N.T.)

TABELA 14.1	Possíveis causas de dor abdominal (Nota: A localização pode variar)

Quadro	Indicadores
Abdômen superior	
Hérnia de hiato	Epigástrica, dispepsia, azia, soluços
Úlcera gástrica	Dor após refeições, vômitos, alívio com leite
Úlcera duodenal	Dor antes de comer, flatulência, irradiação ao ombro
Cálculos	Cólicas dolorosas, flatulência, possível icterícia
Pneumonia	Tosse, febre, sinais torácicos
Infarto do miocárdio	Início súbito, sudorese, palidez, náusea
Pancreatite	Choque, febre, observação
Tumor pancreático	Dor crônica nas costas, piora ao deitar, icterícia
Abdômen inferior	
Dismenorréia	Regular, relacionada aos períodos menstruais, cólicas dolorosas
Cistite	Disúria, sangue na urina, freqüência urinária aumentada
Síndrome do cólon irritável	Padrão regular, constipação/diarréia
Endometriose	Dor nas costas anterior à menstruação, relação sexual dolorosa
Inflamações pélvicas	Secreção, uretrite, febre, talvez um DIU (Dispositivo Intra-Uterino)
Prostatite	Dor perineal, disúria, secreção uretral
Dor lateral (lado esquerdo ou direito)	
Apendicite	Ponto de McBurney, rebote, língua saburrosa
Pielonefrite	Calafrios, sensibilidade lombar, urina turva,
Dor de ovulação	Períodos regulares, breve
Cólica renal	Piora com solavancos, irradiação, hematúria
Gravidez ectópica	Início abrupto, falha menstrual, sangramento
Diverticulite	Cólicas dolorosas, constipação, idade, hemorragia
Dor central (variável)	
Início de apendicite	Cólicas dolorosas, língua saburrosa, febre, diarréia
Gastrenterite	Cólicas dolorosas, língua saburrosa, febre, diarréia
Alergia alimentar	Regularmente após certos alimentos, tipo alérgico
Adenite mesentérica	Criança, infecção do trato respiratório superior, gânglios
Doença de Crohn	Cólicas dolorosas, perda de peso, febre, anemia
Aneurisma abdominal	Dor abrupta e intensa irradiando-se para as costas, choque

15

RINS:
DISTÚRBIOS NA
EXCREÇÃO

A função predominante dos rins é manter um equilíbrio interno constante de água e minerais, eliminar resíduos e substâncias excedentes ao organismo. Sua imensa capacidade de filtragem e secreção lhe permite monitorar o volume, acidez, toxicidade e conteúdo mineral de toda a circulação a cada trinta minutos mais ou menos, porque um quinto do débito cardíaco passa pelas artérias renais. Isso significa que a função dos túbulos renais é vital; e embora tenhamos uma grande reserva, podendo mesmo sobreviver com um só rim, as doenças da substância ou parênquima podem causar danos à sua delicada filtragem em uma dentre três principais maneiras. Estas, em termos gerais, são: inflamação do filtro (*nefrite*), perfuração do filtro, que se dá por "orifícios" (*nefrose*) e pela sua total obstrução (*insuficiência renal*).

Além desse ajuste constante do sangue, duas outras funções a ele relacionadas são desempenhadas pelos rins: o controle da pressão sanguínea, por meio do hormônio renina (secretado pelas células glomerulares) e o estímulo da produção de eritrócitos (pela secreção da eritropoietina), em resposta à anoxia; a atuação inadequada desses mecanismos pode levar à hipertensão, à anemia ou mesmo à policitemia.

Para designar as doenças renais são utilizados vários termos, dos quais os principais são:

- *anúria*: ausência de débito urinário pelos rins;
- *retenção*: incapacidade de eliminar a urina presente na bexiga;
- *oligúria*: escassez de eliminação de urina pelos rins;
- *poliúria*: eliminação de grandes quantidades de urina (diurese);
- *hematúria*: presença de sangue na urina;
- *glicosúria*: excreção de glicose pela urina;

- *proteinúria*: excreção de proteínas pela urina (= albuminúria);
- *disúria*: micção dolorosa;
- *incontinência*: micção involuntária;
- *mictúria* (micção): ato de urinar;
- *estrangúria*: urgência constante de urinar, com eliminação, porém, de apenas uma ou duas gotas de urina (com presença de sangue).

GLOMERULONEFRITE AGUDA (NEFRITE)

Em 1827, Richard Bright elaborou uma descrição clássica de uma doença que ele denominou de "nefrite aguda" e que passou a ser conhecida como doença de Bright ou glomerulonefrite aguda. Bright notou que algumas pessoas, geralmente crianças, desenvolvem uma moléstia febril e apresentam face edemaciada e dores nos rins durante cerca de duas semanas após uma infecção de garganta ou crise de amigdalite. A urina é escassa (oligúria) e tanto pode apresentar-se com presença de sangue como descolorida e turva, dependendo da quantidade de hematúria. Em razão do excesso de sal e água retidos pelo organismo, há aumento da pressão sanguínea e a criança apresenta edema nas pernas e pálpebras. A maioria dessas crianças recupera-se totalmente em mais ou menos uma semana; essa recuperação se faz anunciar por diurese com poliúria acentuada, mas em algumas observa-se um período prolongado de anúria que às vezes dura quatro a seis semanas.

A partir da investigação subseqüente, parece que certas cepas de estreptococos e ocasionalmente outros organismos provocam uma reação de anticorpos por meio do sistema imunológico; esses anticorpos lesam as células de revestimento da cápsula de Bowman que possuem uma estrutura antigênica semelhante, resultando na sua inflamação. Desde a época de Bright, o advento do microscópio eletrônico possibilitou a distinção de muitos e diferentes tipos de alterações que os glomérulos sofrem; isso possibilitou uma complexa classificação da nefrite, como "proliferativa", "membranosa" etc. Mas todas têm a marca registrada de hematúria, proteinúria, edema e oligúria.

Uma particular variedade de glomerulonefrite, devida a uma reação alérgica a um agente desconhecido, é a "púrpura de Henoch-Schönlein". Essa moléstia é observada em crianças que apresentam febre alta e tendência a sangramentos dos capilares. Os sintomas, então, são: erupção purpúrica (hemorrágica) nas pernas e nádegas, com dor e inchaços nas juntas, cólicas abdominais e mesmo sangramento na bexiga, que se soma à nefrite com hematúria.

INSUFICIÊNCIA RENAL

Quando os rins se tornam insuficientes, já não são mais capazes de secretar urina; dessa forma, os três principais constituintes do sangue — água, sal e uréia — se acumulam no organismo provocando *edema*, *hipertensão* e *uremia*. A uréia, quando presente em grandes quantidades, é extremamente tóxica para o corpo humano. Antes do advento da diálise, o paciente geralmente entrava em coma urêmico ao final de cerca de uma semana, entrando em óbito no espaço de uma quinzena (muito mais rapidamente do que no caso de uma nefrite, quando os rins se mantêm por quatro semanas, mesmo nos casos mais agudos).

A *Insuficiência Renal Aguda* ocorre de modo repentino se houver uma brusca interrupção do suprimento sanguíneo. Isso pode acontecer após um ataque cardíaco, uma hemorragia aguda, uma infecção esmagadora ou uma desidratação aguda. Todos esses fatores provocam a morte de grande número de túbulos renais (necrose tubular), os quais não têm o poder de recuperar-se, causando ainda danos temporários a muitos deles. Resultado semelhante ocorre quando esses túbulos sofrem uma intoxicação por certos fármacos — especialmente por alguns antibióticos como estreptomicina, ou em função de danos por queimaduras ou lesões compressivas de grande extensão, quando são destruídas grandes quantidades de tecidos. Ocorre a anúria total e, para diminuir os índices de acúmulo de uréia, é importante que o paciente limite a taxas mínimas tanto seu consumo de proteínas como de ingestão de líquidos, para evitar ficar "inundado". Os sintomas de anorexia, náuseas, vômitos, dores de cabeça e soluços aumentam, a não ser que os níveis de uréia no sangue diminuam espontaneamente ou através da diálise.

As lesões renais causadas pelo diabetes mellitus, pela hipertensão, por infecção (pielonefrite), por doenças policísticas e, às vezes, por cálculos renais, podem levar a uma insuficiência renal mais insidiosa: trata-se da insuficiência renal crônica. Neste quadro, a excreção de urina se faz em quantidade suficiente, mas os rins perdem seu poder de concentração. Dessa forma, a urina torna-se muito diluída e tende a ocorrer à noite (noctúria). Em virtude de a produção de eritropoietina estar prejudicada, quase sempre existe também o risco de um certo grau de anemia e esse quadro mantém um ritmo de baixa constante; dessa forma, são esses os pacientes mais prováveis de transplante renal.

SÍNDROME NEFRÓTICA (NEFROSE)

Alguns pacientes de nefrite jamais se recuperam. Os glomérulos, a despeito de agrupar-se novamente depois da inflamação, permanecem "malvedados". Isto significa que as moléculas plasmáticas maiores começarão a escapar, especialmente as proteínas plasmáticas — primeiramente, as globulinas menores e depois até as albuminas maiores. Assim, a marca registrada da síndrome nefrótica é a proteinúria; o organismo pode perder quantidades muito elevadas de albumina e globulinas, cuja presença cria uma "nuvem" na urina a ponto de esta espumar no vaso sanitário. Mais grave ainda, os rins não conseguem sintetizar a albumina com a rapidez suficiente para manter-se em compasso com essas perdas, mesmo que o paciente obedeça a uma dieta com alto teor protéico: assim, o nível de proteína plasmática começa a decair. Existem duas conseqüências principais. Primeira, o paciente torna-se muito edematoso e até mesmo com ascite, porque as proteínas plasmáticas têm um papel da maior importância na manutenção da pressão osmótica sanguínea. Se sua quantidade é insuficiente, o sangue não tem força de sucção para levar de volta aos capilares a água do interior dos tecidos (você deverá recordar, de seus conhecimentos de fisiologia, que as quebras do açúcar resultam em água e CO2). Isso faz com que as células acumulem líquido em excesso e confere aos pacientes o clássico aspecto inchado. Em segundo lugar, faltam a esses pacientes imunoglobinas em quantidade suficiente para fazer frente às infecções que, portanto, são freqüentes. O quadro clínico típico é o de um indivíduo pálido, anêmico, inchado e edematoso, cuja musculatura apresenta-se diminuída em função da falta de proteína e que tende a ser vítima de repetidos episódios infecciosos. Nem todos os casos de síndrome nefrótica são conseqüência da glomerulonefrite, pois o diabetes mellitus e o lupus eritematoso sistêmico também podem causá-la, bem como os tratamentos de injeções de ouro para a artrite reumatóide.

CÁLCULOS RENAIS E OBSTRUÇÃO

As pedras (ou cálculos) são formadas de cristais de substâncias presentes na urina e que sofrem uma precipitação em virtude de a urina estar muito concentrada, como ocorre nos casos de desidratação crônica não costumeira (as tropas no Norte da África, durante a última guerra, freqüentemente, desenvolviam cálculos renais), ou pela presença de substâncias anômalas. Estas tomam a forma de sais de cálcio (que são excretados em grandes quantidades, quando o paciente se encontra imobilizado ou ingere grandes quantidades de leite), de cálculos de *ácido úrico* (que se podem formar na gota) e de *cálculos de fosfato*, na presença de uma infecção renal. Não se deve esquecer, no entanto, que em grande parte dos casos de cálculos renais não podem ser encontrados constituintes anômalos dietéticos ou urinários, embora se saiba que esses cálculos são raros em pessoas vegetarianas.

A maioria dos cálculos renais forma-se na pelve ou nos cálices renais, aumentando vagarosamente de tamanho e causando uma dor surda na região lombar que piora quando o paciente se agita. O cálculo, às vezes, alcança dimensões muito grandes, podendo ocupar toda a área da pelve renal e estendendo-se a seus cálices — o *cálculo estrelar*. Nos casos mais comuns, o cálculo possui o tamanho de uma semente de uva, descerá pelo ureter produzindo a agonia da *cólica renal*. Trata-se de uma dor intensa, aguda, que ocorre a partir da região lombar, desce pelos testículos e virilhas (as pedras são muito mais comuns em homens); provoca muita agitação nos pacientes, além de náusea, vômitos e sudorese, quando rolam ao redor da cama. A dor é contínua e periodicamente aumenta em intensidade na medida em que o cálculo é forçado um pouco mais em sua descida pelo ureter, até ser liberado na bexiga, de onde sua excreção é um pouco problemática. A urina é escassa e sangüinolenta e, por vezes, nos casos em que a obstrução persiste por alguns dias, ocorrerá uma infecção.

Em determinada época, as pedras na bexiga eram comuns na Inglaterra, provocando cistites crônicas e severas estrangúrias, como o devem saber os leitores acostumados à obra de Samuel Johnson. Parece que isso era conseqüência de infecções presentes por longo tempo (que poderiam ter se produzido em função dos estreitamentos da uretra que se seguiam aos casos não tratados de gonorréia), bem como a fatores dietéticos — o que pode explicar os casos ainda freqüentes de cálculos na bexiga em algumas partes da Ásia.

A obstrução do fluxo da urina dos rins não apenas provoca infecções como pode, quando crônica, causar a dilatação da pelve e dos cálices, o que, por sua vez, provoca a compressão sobre os túbulos; assim, a filtragem já não pode ocorrer. Este quadro denomina-se *hidronefrose* e, eventualmente, os rins se transformam num cisto que contém urina, restando pouca substância renal. Quando seu volume aumenta, os rins podem ser palpados; quase sempre observam-se sedimentos na urina e dor após a ingestão de grande quantidade de líquidos, mas o diagnóstico se estabelece pela pielografia intravenosa. Esse é o método-padrão de exame de rins e ureteres; consiste na injeção de um contraste rádio-opaco na veia, o qual os rins absorvem e excretam rapidamente; observa-se então o trato urinário enquanto se dá o processo, através de raios X, o que permite também uma avaliação de seu funcionamento. Os cálculos serão diagnosticados por meio das pequenas lacunas não preenchidas pelo contraste, em sua descida pelo ureter.

A *doença policística* é uma patologia similar, que afeta não apenas os rins, mas às vezes também o fígado e o pâncreas. Trata-se de uma condição congênita e, quando os rins são afetados, apresentam-se em toda a sua área muitos cistos, alguns dos quais podem ser muito grandes. As conseqüências dependem da quantidade de tecido renal que sofre danos em função da pressão exercida por esses cistos; caso sobrevenham insuficiência renal, hipertensão ou infecção, todas elas poderão causar a diminuição do tempo de vida do indivíduo.

INFECÇÕES URINÁRIAS

Em circunstâncias normais, a urina é estéril. Na ocorrência de infecções, estas geralmente são transmitidas por baixo, através da uretra, e se transportam para cima, especialmente no caso de mulheres, cuja uretra é curta, reta e relativamente larga. O organismo invasor geralmente é a bactéria comensal presente no intestino, a E.coli, que também se encontra na pele do períneo. Às vezes, encontra-se também, assintomaticamente, na bexiga (bacteriúria) e freqüentemente ocorre na gravidez em razão do alto índice de estrógeno circulante, que tende a dilatar as passagens urinárias.

Com mais freqüência ainda, porém, observa-se uma sensação de desconforto e micções freqüentes acompanhadas de disúria e mesmo de estrangúria, típicas da cistite. O quadro é comum especialmente na gravidez pelas razões que acabamos de citar, e algumas mulheres apresentam múltiplos episódios. Em muitas delas não se apresentam evidências de quadros infecciosos na cultura do jato médio; em vez de infecção, utiliza-se a denominação de *bexiga irritável* ou *trigonite* para esses casos. Pode ser resultante de trauma ou alergia e piorar após a relação sexual ou com o uso de roupas de tecido sintético ou desodorantes vaginais. Toda condição que provoca a estagnação do fluxo da urina predispõe a uma infecção; isso se observa geralmente na gravidez, no prostatismo e na presença de cálculos, quando a infecção tende a ascender mais e envolver os próprios rins, provocando a pielonefrite.

A **Pielonefrite Aguda**, às vezes chamada *pielite*, é uma infecção da pelve e dos tecidos renais mais profundos que pode ocorrer independentemente de uma cistite anterior, como acontece freqüentemente na gravidez. Os primeiros sintomas são: febre alta e repentina e rigor (tremor incontrolável), dor lombar e, geralmente, náuseas e vômitos. Comumente, os rins são afetados e apresenta-se diminuição urinária com vestígios de sangue e piócitos. Alguns casos afetam crianças, as quais apresentam ataques recorrentes precoces em virtude de uma anomalia congênita nas válvulas da bexiga que faz com que o fluxo da urina se escoe de volta para os rins devido ao fato de a bexiga contrair-se durante a micção, o que provoca sua dilatação e estagnação: *refluxo uretérico*.

Quando a infecção não é erradicada a contento, vagarosamente, pode penetrar no parênquima dos rins, causando áreas esparsas de fibrose e provocando o aparecimento de cicatrizes nos néfrons; com o decorrer dos anos, os rins se atrofiam, o que resulta na *pielonefrite crônica*. Os sintomas, quando existem, são poucos, à parte um estado geral deficiente de saúde, mas eventualmente a função renal é comprometida e surge hipertensão.

A **Tuberculose Renal** é uma exceção à regra geral de que a infecção se dá de baixo para cima. Esta é geralmente levada aos rins a partir de um foco nos pulmões ou nos intestinos, por meio da corrente sanguínea. Nos rins, provoca a típica caseação que se distribui pelo cálice e os bacilos da tuberculose são eliminados pela urina, causando a inflamação da bexiga e do epidídimo. No entanto, os sinais são escassos e, a não ser que a urina seja examinada para a detecção de sangue e piócitos, esta condição, embora incomum, pode passar desapercebida.

TUMORES

O trato urinário é uma área através da qual passam muitos produtos químicos em altas concentrações, alguns dos quais potencialmente carcinógenos. Assim, não é de surpreender que tanto os néfrons ou, mais freqüentemente, o revestimento da bexiga sofram transformações neoplásicas.

Os *carcinomas renais* surgem nas delicadas células das paredes dos túbulos e, gradualmente, comprimem os tecidos que os cercam antes de irromper pelas cápsulas renais ou espalhar-se via sanguínea para os mais distantes órgãos, quase sempre os pulmões ou os ossos. Seu sintoma mais precoce é quase sempre a *hematúria*, que confere à urina, quando esta não é profusa, uma coloração acinzentada; por vezes, causa o aparecimento de uma dor pesada na região lombar ou mesmo uma súbita cólica renal, decorrente de um coágulo sanguíneo. O sangramento é, caracteristicamente, de natureza intermitente e, em geral, ocorre em pessoas de mais idade. O câncer renal também é notório por causar mal-estar prolongado e febre intermitente por muitas semanas, antes de ser diagnosticado; portanto, deve sempre ser considerado como uma possibilidade, ante essas circunstâncias.

As células de transição que revestem os ureteres e a bexiga têm mais probabilidades de desenvolver alterações de caráter maligno do que seus equivalentes renais, especialmente em fumantes ou em pessoas que consomem café em grande quantidade. Surgem sob a forma de múltiplas protuberâncias verrucosas denominadas *papilomas*, geralmente em homens de meia-idade; durante seus estágios iniciais, o epitélio encontra-se instável, mas ainda não-canceroso. No entanto, é muitíssimo provável que um ou mais desses papilomas se torne eventualmente invasivo e se infiltre nas paredes da bexiga e em seus tecidos circundantes. Mais uma vez, o primeiro de seus sintomas é hematúria indolor, às vezes com aumento da freqüência urinária. Posteriormente, o tumor pode obstruir os orifícios ureterais e causar a hidronefrose de um dos rins. O tratamento convencional consiste na remoção a laser desses papilomas a cada período de poucos meses, à medida que eles surgem.

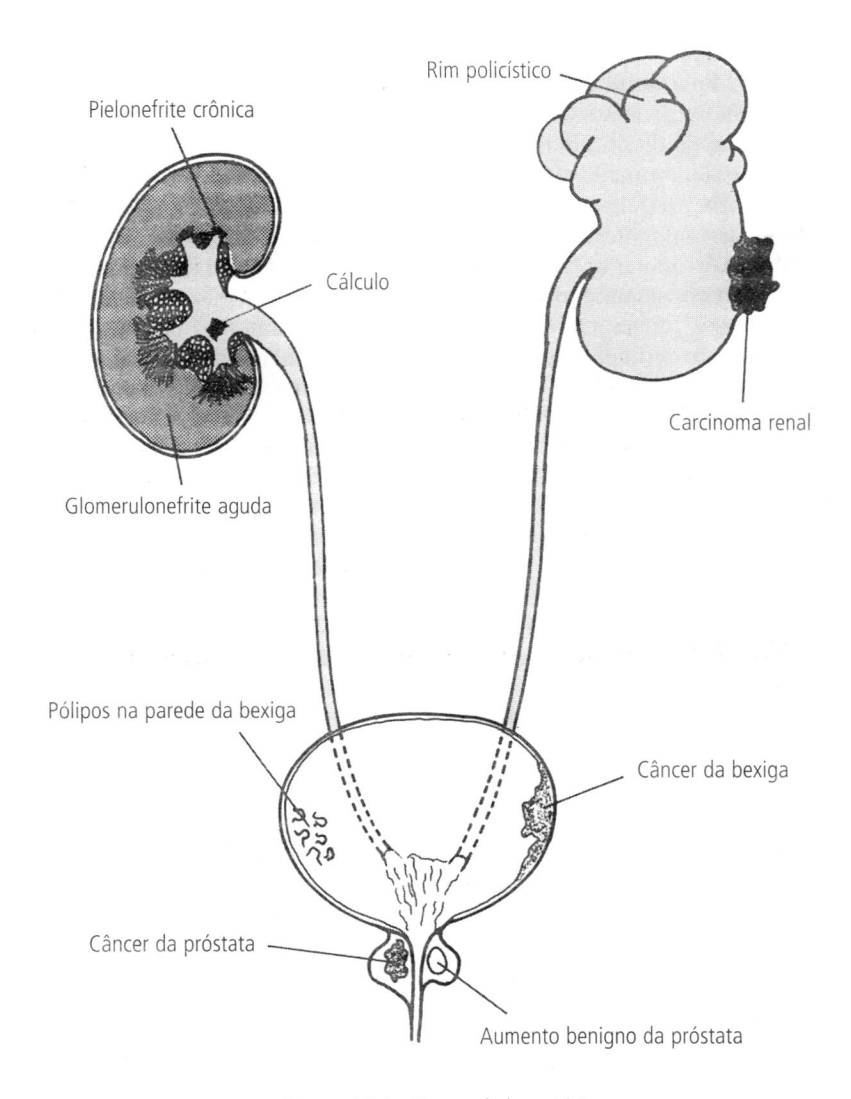

FIGURA 15.1 *Causas da hematúria*

PRÓSTATA

Esta glândula, de tamanho e formato de uma castanha, circunda completamente a uretra masculina na porção em que esta deixa a bexiga; dessa forma, está intimamente relacionada com as funções do esfíncter uretral interno. Como parte do processo de envelhecimento, começa a aumentar de volume durante a meia-idade e, portanto, tende a tornar-se de consistência mais rígida. Assim, a combinação desses dois fatores é responsável pelos sintomas do *prostatismo* ou *hipertrofia benigna*, como às vezes é denominada.

O primeiro deles consiste geralmente de uma crescente lentidão do fluxo urinário na micção, à medida que a uretra se estreita, bem como dificuldades de iniciar a micção e um certo gotejamento ao final, pois o esfíncter não consegue cerrar-se completamente. Em razão de a glândula encontrar-se freqüentemente congestionada por sangue, pode haver a ruptura de um capilar, o que provocará o aparecimento de pequena quantidade de sangue bem no início ou ao final da micção. À medida que a glândula aumenta de tamanho ocorre um espessamento da parede muscular da bexiga, com a finalidade de aumentar a pressão necessária para dar vazão à urina, mas parte da glândula, por vezes, forma uma protuberância voltada para a bexiga, criando uma válvula capaz de bloquear súbita e dramaticamente a saída da urina. Essa retenção aguda é dolorosa e embaraçosa, podendo ser aliviada com a passagem de um cateter; mas pode bem reaparecer.

TABELA 15.1 Possíveis causas do aparecimento de sangue na urina	
Quadro	Indicadores
Cistite	Dor à passagem da urina, freqüência
Indução por exercício	Episódios recorrentes em pessoas jovens
Prostatite	Uretrite, secreção
Nefrite	Febre, rosto inchado, dor lombar, infecções de garganta
Cálculos	Cólicas renais, dor renal, agitação
Aumento da próstata	Micção freqüente, jato fraco, gotejamento, idade
Pielonefrite	Febre, calafrios, dor lombar, possível gravidez
Pólipo na bexiga	Idade e sexo, indolor
Neoplasma	Idade, indolor, intermitente
Fármacos	Anticoagulantes
Rins policísticos	Dor lombar, hipertensão, sensação de cansaço

Se o problema na próstata for ignorado por longo tempo, existe também a possibilidade de a alta pressão exercida pela bexiga fazer uma compressão sobre a urina estagnada. Isso fará com que esta retorne aos rins, o que provocará sua infecção e, eventualmente, insuficiência renal. Esta é provavelmente a causa da confusão que os homens de meia-idade sofrem. Se for este o risco que se imagina, pode ser sugerida uma cirurgia de resecção da parte da próstata que obstrui a uretra, a "resecção transuretral", em vez de a remoção total da glândula, como se fazia antigamente.

O *Câncer da Próstata* também pode apresentar sintomas idênticos aos da hipertrofia benigna, devendo ser solicitada uma biópsia para fazer a diferenciação, com alguma certeza, entre os dois. Felizmente, essa forma de câncer, embora extremamente comum em idades mais avançadas, tem progressão lenta e a maioria dos que o apresentam, eventualmente, sucumbe por outras razões. Estima-se que 15% dos homens na faixa dos quarenta anos de fato o possuem, mas apenas um entre mil morre em decorrência dessa enfermidade e isso em virtude de sua metástase secundária para os ossos. Estes, normalmente, são os da coluna vertebral baixa ou às vezes um osso longo, podendo acarretar profundas dores; assim, as dores na parte inferior das costas de um homem idoso devem sempre ser vistas com suspeitas.

A *Prostatite*, por outro lado, é um quadro inflamatório que ataca homens jovens, sendo às vezes um subproduto da uretrite. Seu início geralmente é súbito, com febre e dor aguda no períneo, escroto e final da coluna. Observa-se desejo constante de urinar e dor à passagem da urina, que se apresenta turva, contendo muco e piócitos. Muitos dos casos de prostatite se relacionam com infecções por clamídia, parcialmente suscetíveis a antibióticos e, em particular, à tetraciclina, mas por vezes nenhum organismo pode ser encontrado na urina. A condição então torna-se crônica e periodicamente se faz presente, em épocas de estresse e atividade sexual.

DIURÉTICOS

Existe um grupo de medicamentos utilizados para promover a *diurese* ou aumento do fluxo urinário, para assim remover o excesso de líquido corpóreo. No entanto, se os rins são forçados a excretar mais urina do que o normal, não excretarão apenas água. Necessariamente, a ela se somarão certos minerais, mais corretamente conhecidos como *eletrólitos*, em seu fluxo; assim, estes também se perderão. Dentre eles, o principal é o potássio, importantíssimo para o funcionamento das células musculares e do coração. Sem ele, os músculos enfraquecem e os batimentos cardíacos se apresentam irregulares. O sódio, na forma de sal, é igualmente importante para o organismo. Mas, em razão de nossos rins terem evoluído ao longo de milhões de anos nas planícies da África, onde o suprimento de sal era pequeno, eles desenvolveram o hábito de depender do sódio a todo custo, portanto, sempre preferem se desfazer primeiramente do potássio. Hoje, para nós, essa situação representa uma desvantagem, pois o sal é abundantemente adicionado a tantos alimentos que o organismo não consegue livrar-se dele com facilidade e, assim, este permanece nos tecidos e no sangue.

O acúmulo de sal significa também acúmulo de água, uma vez que suas proporções devem ser as mesmas; assim, com o edema, aumentam nosso peso e nosso volume de sangue e, na mesma ciranda, aumenta nossa pressão sangüínea. Uma solução poderia ser o uso de diuréticos para excretar o líquido e, gradualmente, o sal. Mas isso também significa ter de repor o potássio que perdemos simultaneamente, senão entraremos em estado de hipocalemia (do latim, *kalium*: potássio). Mais inteligente seria reduzir a quantidade de sal que ingerimos: tarefa que não é fácil, já que este é adicionado à maior parte dos alimentos que adquirimos, principalmente para torná-los mais apetitosos. Se o edema for meramente local, não há necessidade de nos utilizarmos de diuréticos, pois o organismo simplesmente redistribuirá o excesso remanescente. Desta forma, tomar diuréticos para diminuir o inchaço dos tornozelos não faz muito sentido.

Os dois motivos patológicos de retenção generalizada de líquidos são tanto a insuficiência de albumina no sangue (para uma explicação mais ampla, ver a seção sobre Síndrome Nefrótica) como o fato de o coração não estar sendo capaz de bombear sangue adequadamente. Neste último caso, utilizar-se de diuréticos pode ser vital à sobrevivência, pois, do contrário, logo os pulmões se encherão de líquido, provocando o edema pulmonar. Portanto, os diuréticos são necessários tanto para uma ação imediata e dramática como para um tratamento de longo prazo e vagarosamente.

Alguns dos diuréticos mais poderosos atuam prevenindo a reabsorção de líquido pelos rins na alça de Henle; assim, a maior parte desse líquido é excretada. Como nessa área mais de 90% da urina filtrada é normalmente reabsorvida, esta é rápidamente perdida e os diuréticos de alça, tal como a furosemida (Lasix), apresentam o mesmo efeito que o de torcer uma esponja. Outra maneira de provocar a diurese é evitar que o hormônio ADH (hormônio antidiurético) desempenhe sua função sobre o túbulo distal. Você se lembrará, espero, que este hormônio é responsável pela modificação final da concentração da urina excretada, mas não tem nenhum efeito sobre a absorção do potássio; assim, quando se utiliza um "antagonista", tal como a espironolactona (Aldactone), não há necessidade de reposição de potássio e sua ação é mais suave.

Os diuréticos utilizados com mais freqüência, no entanto, são os que atuam sobre o túbulo distal, mas não por meio do bloqueio da atividade do hormônio antidiurético. São os do grupo tiazídico, cujos nomes mais conhecidos são a bendrofluazida, o Moduretic e o Navidrex-K (a letra K, no último, indica a adição de potássio). São de ação suave, mas devem ser ministrados geralmente pela manhã, pois agem por várias horas. Seu principal efeito indesejável é decorrente da perda de potássio resultante, pois a reposição nem sempre é confiável, sendo igualmente indesejável sua administração em demasia. Ocasionalmente, a ministração de um diurético provoca o aumento da concentração de ácido úrico no organismo, o suficiente para provocar um agudo ataque de gota. A interrupção do tratamento levará simplesmente ao agravamento do edema, mas não representa perigo a não ser às pessoas que apresentam insuficiência cardíaca, casos em que pode ocorrer um episódio de edema pulmonar.

16

HORMÔNIOS: DISTÚRBIOS DE CONTROLE

A função dos hormônios é manter a estabilidade de longo prazo dos processos orgânicos, tais como crescimento, metabolismo e sexualidade. Os ajustes mais imediatos são de responsabilidade do sistema nervoso, embora se estabeleça uma íntima relação entre ambos na glândula hipófise, o "eixo hipotalâmico-hipofisário". Isso significa que os distúrbios relativos ao sistema endócrino têm início insidioso, mas com efeitos sutis e de longo alcance sobre a maior parte dos demais órgãos. Embora cada hormônio hipofisário atue sobre um único tecido ou órgão (por vezes denominado "órgão-alvo"), os hormônios que, por sua vez, esse órgão-alvo produz desempenham uma grande variedade de atividades as quais dependem de um constante suprimento de hormônio estimulante. Assim, a maior parte das patologias é causada pelo excesso ou pela pouca produção por essas glândulas. Exceção a essa regra é o diabetes mellitus, que é o tipo mais comum de todos os distúrbios hormonais.

GLÂNDULA HIPÓFISE (PITUITÁRIA)

É regente do conjunto orquestral glandular, encontra-se a salvo, aconchegada na base do cérebro, sendo acessível ao cirurgião apenas pelos recessos superiores do nariz (do latim, *pituita*: catarro). A despeito de ter o tamanho de um amendoim, é responsável pela produção de nove hormônios, e a lesão causada a essa glândula, portanto, produz conseqüências muito importantes. Felizmente, seus distúrbios são raros, embora ocasionalmente um tumor benigno provoque excesso de secreção, e o infarto da glândula resulte em hipopituitarismo.

O *Hipopituitarismo*, às vezes chamado doença de Simmond, constitui-se na perda de secreções da hipófise anterior, geralmente em decorrência de um trauma na cabeça ou de uma hemorragia grave pós-parto (quando a glândula se encontra mais suscetível, pois está em seu ponto máximo de estimulação). Isso tem como efeito a perda de hormônios de crescimento, do desenvolvimento sexual, da pigmentação e das glândulas tireóide e supra-renais. Somando-se a isto, a perda de prolactina provoca a inibição da lactação nas mulheres que amamentam, podendo ser este o primeiro sinal desse quadro. Quando ocorre antes da puberdade, o indivíduo jamais crescerá, permanecendo como Peter Pan: pequeno e sexualmente subdesenvolvido.

O **Diabetes Insípido** é outra possível conseqüência do dano à hipófise, mas neste caso é seu lobo posterior a parte afetada, resultando na perda do hormônio antidiurético. Em condições normais, este hormônio permite aos rins conservar a água concentrando a urina. Assim, sua ausência provoca a passagem de grandes quantidades de urina muito diluída, mais de quatro galões por dia. Os principais sintomas do quadro são sede, noctúria e constipação; seu tratamento, usualmente, constitui-se em ministrar o hormônio antidiurético sob a forma de gotas nasais.

A *acromegalia* é um exemplo de excesso de produção de um hormônio hipofisário, causada pela presença de um tumor benigno em adultos. O hormônio em questão é o do crescimento e leva ao aumento de tamanho das mãos, pés e mandíbula (do grego, *acros*: extremidade), bem como dos tecidos moles. Tem como resultado um embrutecimento das feições, língua espessa, fadiga, dores contínuas localizadas constantes e sudorese aumentada. Mais ainda, o crescimento do tumor pode dar origem a dores de cabeça e pressionar o nervo óptico próximo, o que provoca deficiências visuais. Quando rara e eventualmente o quadro se apresenta em crianças, recebe a denominação de gigantismo e a criança ou o adolescente começarão a desenvolver uma estatura excepcional, se ainda estiverem em fase de crescimento. Diz-se que Golias apresentava este problema, tendo sido apenas sua deficiência visual que permitiu a David aproximar-se dele — pelo seu lado cego!

GLÂNDULA TIREÓIDE

De todas as glândulas que se encontram sob a influência da hipófise, esta é a que apresenta os mais altos índices de deficiência. Em tais casos, a glândula freqüentemente sofre um aumento de volume que forma uma protuberância lisa (*difusa*), ou em grumo (*nodular*), denominada bócio. No entanto, nem todas as formas de bócio são patológicas. Às vezes, o assim chamado "bócio fisiológico" é observado em casos de gravidez normal e em alguns adolescentes. Ocasionalmente, pode ser o resultado da falta de iodo na dieta, do consumo excessivo de repolho e vegetais similares, que interferem em sua absorção, sendo por isso denominados "goitrógenos" (geradores de bócio). Por alguma razão, a tireóide é muito sensível aos ataques de anticorpos, mesmo aqueles que o organismo produz equivocadamente contra si mesmo (doenças auto-imunes), os quais podem levá-la à produção excessiva ou insuficiente de tiroxina, que causa o hiper ou hipotireoidismo.

O *hipertiroidismo* ou *tireotoxicose* se dá quando a tireóide escapa ao controle do hormônio estimulador, produzido pela hipófise, e começa a produzir crescentes quantidades de tiroxina sob a influência de outro hormônio, o "estimulador de longa ação da tireóide", o qual atua como uma espécie de "falsificação" do primeiro, que passa a ser suprimido. O hormônio estimulador de longa ação da tireóide também provoca o aumento de bolsas de gordura na parte posterior dos olhos, daí a conhecida feição de olhos saltados ou *exoftalmia*, característica notável daquela que é denominada *doença de Graves*.

Observada com mais freqüência em mulheres jovens, que relatam crescente exaustão, nervosismo, insônia, sudorese e palpitações, esta enfermidade apresenta sintomas que facilmente poderiam ser atribuídos à ansiedade. Os crescentes níveis de energia a serem metabolizados são obtidos pelo aumento do apetite, mas as pacientes apresentam uma paradoxal perda de peso, enquanto o tremor que se observa em suas mãos deve-se à circulação acelerada, que também leva à elevação da pressão e mesmo à fibrilação atrial e à dispnéia. Aumenta também o peristaltismo, causando diarréia ou fezes normais mais freqüentes, enquanto escasseiam ou cessam os períodos menstruais. Os olhos tornam-se inflamados e ardem, podendo ocorrer visão dupla se os músculos forem afetados.

Raramente se observa um quadro tão florido e, nas pessoas mais velhas, esses sinais podem limitar-se a palpitações, à fibrilação atrial e à redução de massa muscular, sem bócio ou exoftalmia. Nessas pacientes, o problema mais freqüente consiste em um *nódulo de tireóide* pequeno e demasiado ativo, que é outra forma de hipertiroidismo.

Existem três opções convencionais de tratamento: com os antitireoidianos, pela remoção de parte da glândula (tiroidectomia) ou pela destruição, por meio do iodo radioativo. Normalmente, em primeiro lugar, é feita a tentativa com tratamento farmacológico, mas isso pode provocar a recorrência quando da suspensão do medicamento. A cirurgia é a abordagem usual e, na grande maioria dos casos, funciona. Mas, ocasionalmente, provoca o hipotiroidismo, que exige a reposição de tiroxina ou uma posterior recaída, quando pode ser recomendável o uso de iodo radioativo. Esta última forma de tratamento reserva-se apenas aos mais idosos, pois existe um pequeno risco de câncer da tireóide ou leucemia, de ocorrência muitos anos após.

O *hipotiroidismo* ou *mixedema* (do grego *myxos*, muco) pode resultar de uma insuficiência da hipófise, mas é mais comum dever-se a lesões na própria tireóide, decorrentes de inflamações, medicamentos como o lítio, remoção de parte excessiva da glândula em função da tireotoxicose ou, mais freqüentemente, por um processo auto-imune conhecido como *doença de Hashimoto*. O termo "mixedema" designa a substância mucilaginosa que é depositada sob a pele e que lhe confere a aparência inchada, amarelada, grosseira, mas que é diferente do verdadeiro edema, no qual a pele não se afunda sob pressão. Trata-se de um dos mais comuns e sutis distúrbios endócrinos, que ocorre geralmente em mulheres de meia-idade e por volta da época da menopausa. Produz fraqueza e fadiga, dores reumáticas e perda de apetite, mas não de peso, o qual, na verdade, pode aumentar.

Todas as funções orgânicas alentecem, de maneira que apresenta-se uma apatia mental e diminuição da memória, deterioração intelectual e gradual perda de eficiência, e, com freqüência, tudo isto é atribuído à idade. Em função de seus efeitos sobre o sistema nervoso, a freqüência cardíaca diminui, os reflexos são mais lentos; assim, o reflexo patelar é um indicador útil desse quadro. A presença de anemia, somada a um aumento de incidência de ateroma, pode também levar à angina. Há sensibilidade ao frio, aumento da constipação intestinal, menstruação intensa e perda de interesse sexual. O cabelo se torna mais fino e sem vida, a voz engrossa devido a depósitos de mixedema nas cordas vocais e pode ocorrer certo grau de surdez. A compressão do mixedema sobre o nervo mediano do punho pode causar a síndrome do túnel do carpo, com formigamento nos dedos e tendência a deixar cair objetos. Eventualmente, se não diagnosticada e tratada, a condição pode levar ao coma, precedido de delírios paranóicos (loucura do mixedema).

O *cretinismo* é a denominação do hipotiroidismo em recém-nascidos, nos quais a tireóide não se desenvolve. A menos que o quadro seja diagnosticado e tratado em questão de semanas, a criança se manterá para sempre de baixa estatura e mentalmente retardada (cretina). Assim, deve-se suspeitar dessa condição em todo bebê de pequena estatura, que não consegue alimentar-se bem e apresenta-se mais vagaroso e pouco ativo. Pontos a serem vistos com atenção constituem-se a compleição mais amarelada devido à presença de caroteno na pele, língua protuberante e volumosa e hérnia umbilical.

GLÂNDULAS SUPRA-RENAIS (ADRENAIS)

Essas glândulas são duplas, uma dentro da outra, cada uma formada de diferentes tecidos embrionários. Sua parte central, a medula, deriva de tecido nervoso e secreta os hormônios adrenalina e noradrenalina. Sua disfunção não é comum, com exceção dos raros casos de um tumor benigno que secreta essas substâncias em excesso, e que é denominado feocromocitoma (do grego, *phaeos*: cinzento; *chromos*: cor; *cytos*: célula). Este provoca paroxismos de suor, palpitações, dores de cabeça e hipertensão, paralelamente a um certo grau de pânico devido ao aumento da adrenalina. No entanto, é mais comum um mau funcionamento do córtex, que pode produzir o hormônio cortisona tanto em doses insuficientes quanto excessivas, o que leva ao surgimento da síndrome de Cushing ou da doença de Addison, respectivamente (embora ambas sejam raras).

A *síndrome de Cushing* constitui um conjunto de sintomas decorrentes do excesso de hormônios esteróides em circulação no organismo. Mais comumente, são de origem iatrogênica, quando se observam nas pessoas submetidas por longo tempo a tratamentos com cortisona em função de quadros de asma, artrite reumatóide ou alguma das doenças do colágeno. Também podem ser causados pela presença de tumor no córtex, o que estimula a produção em excesso de hormônios esteróides ou mesmo na hipófise, o que causa a excessiva secreção do hormônio adrenocorticotrófico.

Seja qual for a causa, os sintomas se observam primeiramente na face, que se torna arredondada e em formato de lua, enquanto a pele também se torna descolorida e avermelhada, com incidência de acne. O tronco também edemacia e aparecem estrias e equimoses muito semelhantes àquelas vistas na gravidez. Aumenta a quantidade de gordura sobre os ombros; os ossos se tornam mais finos e quebradiços, especialmente os da coluna vertebral, que começam a colapsar levando à conhecida "corcunda de búfalo". Geralmente observa-se um aumento de pressão sanguínea e, em virtude de a cortisona mobilizar a glicose das células hepáticas, dá-se a ocorrência de glicosúria.

Apenas uma minoria dos que são tratados com cortisona apresenta esta síndrome, que está associada à dosagem da droga e ao tempo de duração do tratamento. Exceto nos casos de crianças muito novas, a cortisona em creme aplicada sobre a pele não provoca efeitos internos, como também não a inalada de aerossóis em casos de asma ou ainda injetada nas articulações, em casos de artrite. No entanto, todos os que tomam esteróides sistematicamente devem retirá-los gradativamente e com cuidado, pois o córtex supra-renal estará inibido em função da ausência do hormônio adrenocorticotrófico; assim, essas pessoas dependem totalmente do suprimento externo dessa substância, suprimento este que os protege contra o risco de uma "insuficiência adrenal aguda".

A *doença de Addison* constitui-se na condição oposta à da síndrome de Cushing, porque neste caso o organismo, de fato, se encontra desprovido de hidrocortisona, necessária à proteção contra o estresse. O quadro pode se dar em conseqüência da destruição do córtex supra-renal por um tumor (incluindo-se aqui os cânceres metastáticos), pela tuberculose ou, o que é mais comum, devido a um processo auto-imune semelhante ao da doença de Hashimoto na tireóide — e, na verdade, às vezes os dois coincidem. Os sintomas são essencialmente o reverso dos do hiperadrenalismo: fraqueza, pressão sanguínea baixa, perda de peso e hipoglicemia (que eventualmente pode levar ao coma). Freqüentemente, ocorre o escurecimento da pele, com pigmentação especialmente dos mamilos e do interior das bochechas, nos casos em que a doença progride há longo tempo.

DIABETES MELLITUS

O pâncreas já foi estudado nos distúrbios digestivos, mas aqui estamos interessados na conseqüência mais comum da disfunção pancreática: o diabetes mellitus (não confundir com o diabetes insípido, distúrbio inteiramente dissociado deste). O diabetes mellitus (do latim, *mellis*: doce) ocorre em resultado da diminuição ou ausência da insulina que é fornecida pelas células beta das ilhotas de Langerhans. A completa e rápida atrofia dessas células pode ocorrer, provavelmente, em crianças e adolescentes, desencadeando abruptamente o que é chamado de "diabetes juvenil adquirido ou de tipo I".

Nas pessoas de meia-idade e idosas, no entanto, o diabetes geralmente é decorrente da quantidade insuficiente de insulina em relação ao total de tecidos a serem supridos. Desta forma, surge quando há um excesso de tecidos, isto é, na obesidade, ou quando existe uma deficiência apenas parcial do pâncreas, condição que recebe a denominação de "diabetes do adulto adquirida ou de tipo II". Obviamente, os primeiros casos exigirão insulina, a qual deve ser ministrada sob a forma de injeções porque, sendo uma proteína, é rapidamente destruída pelas secreções gástricas. O de tipo II, normalmente, tem estabilizadas suas taxas de açúcar no sangue apenas com a introdução de dieta ou pela adição de antidiabetogênicos, para estimular as células beta.

A causa da atrofia das células beta, na maioria dos casos, é desconhecida. Mas sua destruição por um processo auto-imune é altamente provável. Numa porcentagem muito pequena dos casos, o pâncreas sofre os danos provocados por um tumor ou pancreatite. Certamente, há um aumento de risco entre os parentes que apresentam a doença e entre os descendentes de judeus, o que indica um componente genético em sua etiologia.

A sintomatologia dos dois tipos é bastante diferente. O diabetes juvenil adquirido é observado menos freqüentemente, mas seu início é muito mais rápido, em poucos dias ou semanas e, na maioria das vezes,

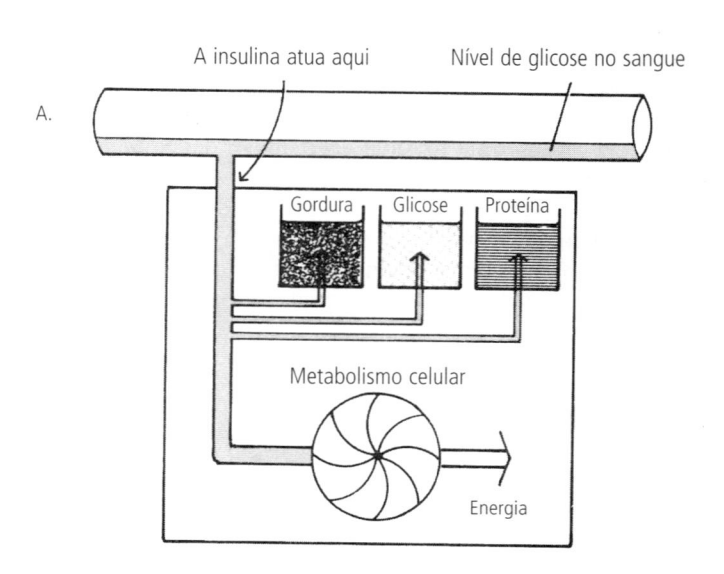

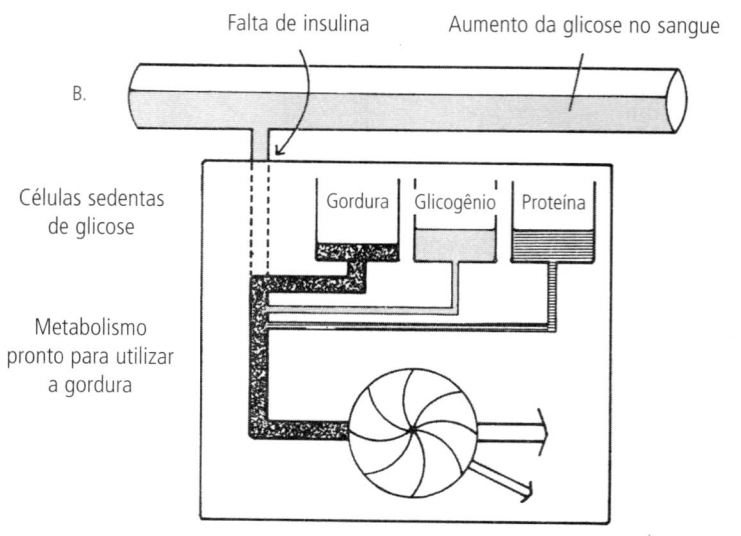

Cetonas produzidas como subproduto do metabolismo da gordura.

Figura 16.1 *Metabolismo celular da glicose em pessoas. A. Normais; B. Diabéticas*

é precipitado por uma doença ou infecção. Como um dos principais papéis da insulina é o de regular o fluxo da glicose trazida pelo sangue às células, apresenta-se uma sensação de fraqueza e perda de apetite, pois a glicose não consegue penetrar nas células e se acumula no sangue, levando à *hiperglicemia*. Quando esse acúmulo alcança um certo nível, ela já não pode mais ser retida pelos rins; é excretada pela urina, glicosúria, levando consigo grande quantidade de água, exigida para transportá-la. Dessa forma, ocorrem a *poliúria* e *noctúria*. Para compensar essa perda, o paciente sente muita *sede* e bebe mais, quase sempre desejando ingerir coisas doces, pois as células encontram-se desprovidas de açúcar. A glicosúria pode levar ao aparecimento de infecções como *cistites*, balanites e pruridos vulvares, enquanto o aumento da glicose no humor aquoso dos olhos pode causar o aumento do índice de refração e alterar a visão, provocando visão borrada e dificuldades no enfoque visual.

O súbito desaparecimento da insulina, no diabetes juvenil, significa que outros arranjos devem ser levados a efeito para suprir de energia as células; isto se faz na forma de gordura, retirada dos estoques orgânicos (ver Figura 16.1). Portanto, o paciente começa rapidamente a perder peso; mas, quando a gordura é utilizada para criar energia, também produz grandes quantidades de substâncias ácidas denominadas *cetonas* ou *corpos cetônicos*, que são tóxicos para o organismo, sendo por isso rapidamente excretados pelos pulmões e pelos rins (*cetonúria*). Quando isso acontece, o paciente geralmente sofre uma *desidratação* em função da glicosúria e da cetonúria, podendo tornar-se um tanto letárgico em virtude do acúmulo de ácidos no sangue ou mesmo eventualmente perder a consciência, no coma diabético. Para livrar-se mais rapidamente das cetonas, o centro respiratório é estimulado a respirar mais rápida e profundamente — a *fome de ar* ou "respiração de Kussmaul" — e na respiração pode-se sentir o odor de acetona. Se não receber insulina e líquidos intravenosos, a condição do paciente provavelmente se deteriorará; antes do advento da insulina, o caso era invariavelmente fatal.

Nos casos de diabéticos adultos, raramente ocorrem quadros tão dramáticos, pois alguma quantidade de insulina está presente e, na verdade, muitos pacientes não apresentam nenhum sintoma: sua condição é descoberta apenas nos exames de urina de rotina. Então, por que é importante que sua condição seja diagnosticada ou não? A resposta é que, durante um número incontável de anos, foram observadas complicações que podem ser bem reduzidas pela instituição do tratamento precoce desse quadro, e alguns casos de diabetes do tipo II podem mesmo apresentar-se de início com os sintomas das complicações. Estas incluem cãibras nas pernas, deficiências circulatórias, úlceras cutâneas, infecções, alterações da visão, formigamentos nos dedos das mãos e dos pés e queixas vagas, como apatia e cansaço.

Complicações Causadas por Diabetes

Pelo fato de o diabetes poder acompanhar o paciente pelo resto de sua vida, ocorre um acúmulo de efeitos colaterais que se apresentam no decorrer do tempo, embora possam ser minimizados por intermédio de um efetivo controle das taxas de açúcar no sangue. São eles:

- *Aterosclerose*, que ocorre muito mais freqüentemente em razão da simultânea interrupção do metabolismo da gordura nos diabéticos e do aumento dos níveis de colesterol em circulação no sangue. Isso leva à claudicação intermitente, à gangrena e a úlceras nos pés, bem como a uma grande probabilidade de ataques cardíacos, choques e hipertensão.

- *Infecções* são especialmente comuns nos diabéticos. Além das do trato urinário já mencionadas, alguns diabéticos sofrem de persistentes infecções da pele, vaginites e furúnculos, sendo também comum a tuberculose.

- *Neuropatia periférica* é um distúrbio dos nervos periféricos decorrente dos danos causados ao seu suprimento sanguíneo em função do diabetes. Os nervos sensoriais são mais comumente afetados com formigamentos (parestesia) e entorpecimento de braços e pernas, seguidos de fraqueza e paralisia. Quando os nervos autônomos são afetados, o resultado pode ser a incapacidade de ereção e a impotência ou diarréia persistente.

- *Doenças renais*. Ocorre um tipo particular de lesão nos capilares dos glomérulos de muitos diabéticos, os quais sofrem um espessamento, levando em última instância à insuficiência renal crônica e à uremia. Essa complicação pode ser observada pela presença de proteinúria persistente, na urina, mas pode levar anos até que se dê a completa insuficiência.

- *Retinopatia*. Esta é a complicação mais comum, que se apresenta em jovens diabéticos e leva à cegueira, em pequena proporção. Os capilares da retina começam a desintegrar-se e extravasam o sangue sobre o corpo vítreo, o que causa a formação de cicatrizes e distorção de imagens. Em função do estímulo, pode ter início o crescimento no corpo vítreo de novos capilares, o que mais tarde provocará a obliteração da visão. Estes são os capilares destruídos pelo laser para preservar a visão. Tanto quanto a retinopatia, a catarata é um pouco mais comum em diabéticos.

TABELA 16.1	Possíveis causas da perda de peso
Quadro	Indicadores
Depressão/ansiedade	Situação de vida estressante
Anorexia nervosa	Amenorréia, vômito induzido, constipação, perda de cabelo
Má absorção	Fibrose cística, doença celíaca, doença de Crohn, ulcerativa
Viagem	Infecção intestinal por parasitas, hepatite, má alimentação
Alcoolismo	Insônia, tremor, perda temporária de consciência, lapsos de memória
Febre crônica	Hepatite, artrite reumatóide, febre ganglionar, polimialgia reumática
Úlcera péptica	Dor, vômitos, história
Tuberculose	Tosse, suores noturnos
Diabete mellitus	Poliúria, sede, tontura, desejo de comer doces
Hipertireoidismo	Hiperatividade, calor, sudorese, diarréia, palpitações
Câncer	Geralmente apenas quando secundários, a menos que o estômago esteja envolvido
Doenças renais	Noctúria, urina espumosa, edema

Tratamento do Diabetes

O objetivo de todos os tratamentos do diabetes é manter os níveis de glicose no sangue tão normais quanto possível. Fazendo-o, evitam-se as complicações de curto e longo prazos e a pessoa pode levar uma vida normal, sujeitando-se apenas à inconveniência de ter de carregar por onde quer que vá objetos como seringas, tabletes de análise de urina e, em alguns casos, apetrechos para a análise de glicose no sangue. O método básico para a medição dos níveis de glicose no sangue de uma pessoa ainda é o exame de urina, partindo-se do princípio de que, se aí não se apresenta a glicose, não haverá então seu excesso no sangue. No entanto, nem sempre é este o caso, nem o teste pode informar ao paciente se sua taxa de glicose está diminuindo para um nível perigosamente baixo. Desta forma, hoje aplicam-se métodos mais sofisticados, tais como a observação da mudança de coloração de uma gota de sangue tirada do paciente quando aplicada sobre um papel quimicamente tratado, teste esse que fornece um resultado direto e instantâneo, podendo ser aplicado pelo próprio diabético. Em experimento, existe o "pâncreas eletrônico", que analisa os níveis de glicose no sangue e, automaticamente, injeta no paciente a dose correta.

A insulina é usualmente necessária para os casos de diabetes juvenil adquirida, que por isso recebe o nome de *diabetes insulino-dependente*. Normalmente, a insulina é injetada uma ou duas vezes ao dia, imediatamente antes de uma refeição; como diferentes tipos de insulina, em diferentes taxas, são liberados no sangue e sendo misturados numa só dose matinal, é possível suprir continuadamente o organismo durante as 24 horas seguintes, com flutuações mínimas nos níveis sanguíneos. Isso, naturalmente, depende de uma alimentação constante e regular. Em caso de falta das refeições, podem surgir problemas. Depende também de um nível regular de atividades, pois em caso de exercício físico adicional, mais glicose e mais insulina serão necessárias ao organismo. Assim, se o diabético quiser levar uma vida ativa e variada, deve estar familiarizado com os mecanismos da insulina, do tratamento e da dieta. Muito do trabalho dos médicos que atendem aos diabéticos é gasto na educação para o diabetes, na checagem dos efeitos colaterais da doença e na regulagem dos níveis de açúcar. Este último é levado a efeito de duas maneiras: pela verificação do mapa dos exames de urina diários ou semanais do paciente, ou pela análise da hemoglobina glicosilada.

Durante a vida de uma célula vermelha, a hemoglobina é exposta às flutuações dos níveis de glicose no sangue que ocorrem nesse determinado período; essa glicose liga-se especialmente à hemoglobina A1c, formando a hemoglobina glicosilada. A porcentagem de hemoglobina glicosilada no sangue, portanto, fornece uma boa medida dos níveis de glicose prevalecentes nos últimos três meses, que normalmente devem estar abaixo de 8%. Quando se apresentam mais altos do que isto, indicam que a presença da glicose no sangue tem sido constantemente alta e que o tratamento precisa ser revisto.

Alguns diabéticos, não importa quão cuidadosamente tentem controlar seus níveis de açúcar no sangue, descobrem que estes oscilam incontrolavelmente, tanto para cima como para baixo, ainda que estes regulem sua dieta e sua insulina: são denominados *diabéticos frágeis*. Isto se dá particularmente em alguns casos de gravidez, porque os hormônios sexuais provocam certa resistência à insulina. Quando o nível de glicose no sangue baixa apresentam-se os sintomas de *hipoglicemia* — sudorese, fraqueza, palpitações, tremores e, eventualmente, confusão e coma. Em uma minoria, tais eventos podem se dar de forma súbita e dramática, sendo conhecidos como *coma insulínico*. Tais episódios são mais prováveis de acontecer em casos de atraso ou falta de uma refeição, sendo também causados mesmo por quantidades mínimas de álcool. Assim, os diabéticos devem sempre ter consigo um suprimento de emergência de tabletes de glicose. Um dos problemas no tratamento de diabéticos é decidir se seu estado de inconsciência é devido ao coma diabético ou insulínico. O tratamento é completamente diferente e ministrar insulina em quantidades excessivas é muito perigoso. Assim, em caso de dúvida, é melhor ministrar glicose.

A dieta é necessária para todos os diabéticos, tanto para perder peso como para conservar os suprimentos já existentes de insulina e para equilibrar a quantidade de insulina a ser injetada. Na maior parte dos casos de diabetes do adulto, somente a dieta retirará a glicose da urina e lhes permitirá perder peso, quando necessário. Mas, algumas vezes, é necessária a ajuda das assim chamadas *drogas hipoglicêmicas*, que atuam sobre o pâncreas. Cerca de um terço dos diabéticos as tomam para estimular o pâncreas a liberar maiores quantidades de insulina. No entanto, na eventualidade de uma enfermidade aguda, como a influenza, poderão ser necessárias injeções de insulina por um certo tempo, especialmente se houver vômito.

17

Cérebro:
Distúrbios de
Comunicação

De maneira ampla, o sistema nervoso é formado por duas partes: uma área central, para o armazenamento, recuperação e coordenação da informação — o cérebro e a medula espinhal —, e um sistema nervoso periférico, formado por nervos sensoriais, motores e autônomos, que coletam as informações e executam as instruções recebidas. Os sistemas nervosos central e periférico possuem um grau considerável de sobreposição, mas em virtude de o primeiro estar contido em sua totalidade dentro dos limites ósseos do crânio e da coluna vertebral, é vulnerável às pressões que ali podem surgir, pois dispõe de pouco espaço para expandir-se. Neste capítulo serão discutidos os distúrbios que afetam o sistema nervoso central, dos quais os principais são os problemas vasculares, as infecções, os tumores, os distúrbios funcionais como enxaqueca e epilepsia e vários tipos de degeneração.

DERRAME CEREBRAL

O termo, muito apropriadamente, designa uma condição cerebral que se caracteriza por seu abrupto estabelecimento, difusão e, freqüentemente, devastadores efeitos. O nome deriva da velha palavra *apoplexia*, que vem do grego e significa "ser atacado e vencido". O termo médico corrente, *acidente cerebral-vascular*, indica que sua base patológica subjacente é um distúrbio vascular. O cérebro demanda a maior parte do débito cardíaco, por ser especialmente vulnerável à falta de oxigênio. É muito bem suprido por dois pares de artérias, ligadas em sua base, onde formam o círculo de Willis. Este arranjo permite que o fluxo sanguíneo seja restaurado em caso de falha de uma artéria e, a partir deste círculo, inúmeros de seus ramos penetram no cérebro. No entanto, estes são particularmente sujeitos à aterosclerose e suas acompanhantes: *hemorragia*, *embolia* e *trombose*.

Dependendo da artéria específica que tenha sido afetada, os sintomas de um derrame variam de forma ampla e podem cobrir um grande leque, desde perturbações visuais e tontura, à paralisia, confusão e anestesia. Em virtude da decussação das fibras nervosas, toda fraqueza ou anestesia se fará mostrar no lado do corpo oposto àquele em que ocorreu o derrame e a natureza dos sintomas dará uma pista para a localização da lesão cerebral. Por exemplo, quando todo um lado do corpo encontra-se paralisado — *hemiplegia* — é provável que a área infartada tenha sido aquela suprida pela artéria cerebral média; quando é a artéria posterior a envolvida, será o seu lobo occipital e, conseqüentemente, a visão a área afetada.

A rapidez e o modo como se apresentam os sintomas também são uma chave quanto à natureza da patologia subjacente. Os derrames, na maioria das vezes, ocorrem à noite, quando o fluxo é mais lento e propenso à trombose. Não é incomum uma pessoa idosa acordar apresentando os sintomas, e já houve época em que as mulheres jovens que usavam contraceptivos orais, com maiores quantidades de estrógeno do que os que hoje são utilizados, também se encontravam em alto risco. Quando ocorre um acidente vascular-cerebral durante a prática de exercícios — especialmente em alguém que é sabidamente hipertenso — é quase certo ser decorrente de hemorragia em uma de suas artérias cerebrais. Isso também pode ocorrer exteriormente ao cérebro, nas meninges (ver a seguir). Ocasionalmente, um derrame "evolui" durante vários dias, havendo um progressivo aumento disfuncional.

Então, quem está em risco de sofrê-los? De longe, a possibilidade de derrames recai mais sobre mulheres do que em homens, particularmente entre aquelas que sofrem de hipertensão ou diabetes ou, na verdade, de qualquer condição que predisponha à aterosclerose, tal como fumo e hipercolesterolemia familiar. A incidência em pessoas maiores de 65 anos é relativamente alta, cerca de uma em quinhentas, o que torna esta a causa mais comum de óbitos, atrás das moléstias coronárias cardíacas e do câncer. No entanto, uma em cada três pessoas que sofrem um derrame se recupera mais ou menos completamente com o tempo. Dessa forma, os prognósticos não são de nenhum modo uniformemente limitados. Ocasionalmente, pessoas jovens também se encontram na margem de risco de um acidente vascular-cerebral em virtude de hipertensão de fundo maligno ou mesmo de um tumor.

Quando a causa é um êmbolo, este mais freqüentemente surgirá em uma área de aterosclerose que pode estar localizada à distância do cérebro, ou na parede cardíaca, seguindo-se a um infarto (trombo mural). Quando o êmbolo é pequeno ou composto apenas de plaquetas, pode ser rapidamente quebrado pelo fluxo do sangue; assim, os sintomas apresentam-se apenas transitoriamente e o episódio é classificado como *acidente isquêmico transitório*. Tais acidentes, às vezes, provocam um episódio passageiro de confusão ou inconsciência ou podem envolver o córtex visual, levando ao sintoma de *amaurose* (cegueira temporária), que consiste na sensação de que uma cortina é puxada sobre o campo visual. Por vezes, pode haver hemiplegia ou *disfasia* (perda da fala) temporária, que dura horas ou semanas, após as quais o paciente se recupera. O acidente isquêmico transitório é, na maioria das vezes, um sinal avançado de que um acidente de maior amplitude pode ocorrer em poucos meses.

Nem toda isquemia cerebral resulta em acidentes porque, se o fluxo sanguíneo for demasiadamente gradual, como às vezes é o caso, o cérebro progressivamente sofrerá uma atrofia que o levará a uma perda generalizada de função intelectual e de memória. Essa *aterosclerose cerebral difusa* se reflete em graus crescentes de *demência* e pode ser indicada por um comprometimento emocional e apatia. Como causa da demência senil, é muito menos comum que o mal de Alzheimer (ver a seguir), mas às vezes pode ser difícil distinguir uma da outra.

HEMORRAGIA SUBARACNÓIDE

Assim como pode ocorrer uma hemorragia dentro dos tecidos cerebrais, na forma da hemorragia intracerebral que acabamos de mencionar, assim também ela pode ocorrer sob ou entre os tecidos que recobrem o cérebro, as meninges, sendo conhecida como subaracnóide, subdural ou extradural, dependendo de sua exata localização.

A mais comum dentre elas é a *hemorragia subaracnóide*, quando o sangue extravasa no espaço localizado abaixo da camada aracnóide, normalmente ocupado pelo líquido cefalorraquidiano — geralmente em decorrência da ruptura de uma anomalia congênita no círculo de Willis e que toma a forma do *aneurisma saculado*. O compositor Mendelssohn faleceu aos 38 anos de idade, exatamente por isto, tal como sua irmã, seu pai e seu avô. É de se notar que ele tenha se queixado de intensas dores de cabeça durante meses antes de sua morte, enquanto o aneurisma, lentamente, provocava a hemorragia. Este é seu principal sintoma, descrito como rigidez no pescoço, que às vezes aparece subitamente fazendo-se acompanhar por fotofobia, náusea, tontura e mesmo perda de consciência. Os jovens e as pessoas de meia-idade são mais especialmente afetados, mais freqüentemente as mulheres, e as que apresentam hipertensão são as mais suscetíveis. Quando houver dúvidas sobre seu diagnóstico, o exame do líquido cefalorraquidiano através de punção lombar mostrará a presença de sangue no líquido. Se necessário, o exame por raios X dos

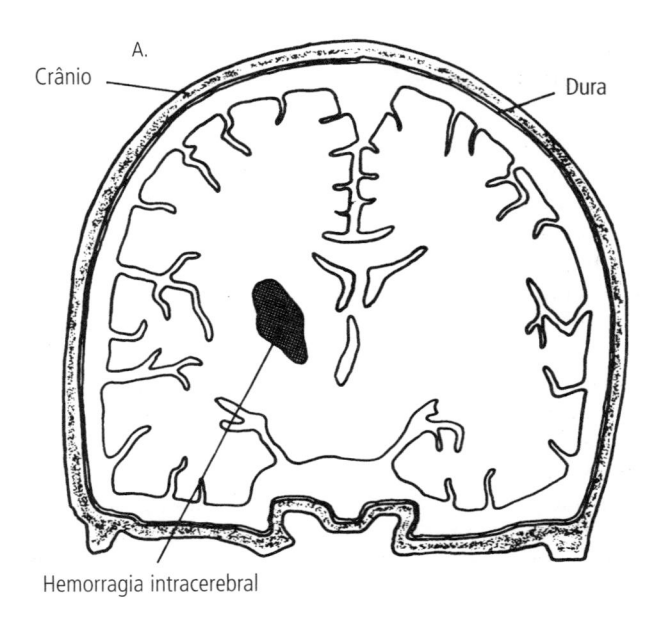

Crânio

A.

Dura

Hemorragia intracerebral

B.

Dura

Aracnóide

Compressão dos ventrículos

Hemorragia subaracnóide

Figura 17.1 *Corte do cérebro, mostrando: A. Hemorragia intracerebral (derrame); B. Hemorragia subaracnóide*

vasos cerebrais com meio de contraste (angiografia) mostrará a exata posição da hemorragia, que pode exigir uma operação para seu estancamento.

A *hemorragia subdural*, como o nome indica, apresenta-se sob a dura, observando-se, na maior parte dos casos, em pessoas muito jovens e idosos. Prematuros são sujeitos à sua ocorrência, pois neles o crânio é ainda relativamente mole e permite que ocorram lesões nas veias que cruzam o espaço subdural. Essas crianças podem ter seu cérebro permanentemente danificado em virtude de tal ocorrência e esta é uma razão pela qual se usa o fórceps — para a proteção da cabeça contra as compressões que podem ocorrer durante o parto. Em idosos, a hemorragia subdural pode seguir-se a uma pancada branda na cabeça, podendo passar-se várias semanas até que os sintomas se manifestem plenamente. Há uma vagarosa hemorragia que, gradualmente, passa a comprimir os tecidos do cérebro provocando sonolência, fraqueza, confusão e dores de cabeça, fatores que podem ser atribuídos à senilidade, enquanto se esquece a pancada original. Pode ser necessária uma cirurgia para remoção do acúmulo de coágulo, eliminando-se assim a pressão e restaurando-se a normalidade.

A *hemorragia extradural* decorre de uma lesão na cabeça que provoca o rompimento dos vasos mais externos. Causa uma hemorragia substancial e apresenta sintomas logo após a lesão. Estes variarão de acordo com a gravidade do trauma: os mais brandos consistirão de dor de cabeça intensa, náusea e vômitos, podendo às vezes evoluir rapidamente para um quadro de perda de consciência ou coma profundo. É esta a condição que deve ser associada à pessoa que pode parecer estar bêbada e que se tenha envolvido numa briga ou acidente de automóvel, mas que, no entanto, pode ter apenas algumas horas de vida se não for submetida a um tratamento cirúrgico.

MENINGITE

O sistema nervoso central, em condições normais, encontra-se bem isolado quanto à maior parte das infecções porque possui uma barreira sob a forma das meninges. A única via de acesso disponível a corrente sanguínea, a não ser em casos de fratura craniana. Das infecções que afetam o cérebro, a meningite é a mais comum, mas os tecidos mais profundos podem ser atingidos na encefalite e, por vezes, uma infecção localizada pode expandir-se como um abscesso localizado em alguma estrutura próxima, tal como o ouvido médio.

A *Meningite*, que consiste de uma infecção do líquido cefalorraquidiano com inflamação das meninges, tanto pode ser de origem viral quanto bacteriana (ou, muito raramente, amebiana). A palavra *meningismo* é usada para designar a característica rigidez da nuca, que é um de seus traços, visto também nos casos de hemorragia subaracnóide e em crianças com febre alta, tal como na amigdalite. A meningite é mais comum em crianças e a grande maioria dos casos é de origem viral, particularmente o da caxumba e das enteroviroses. A meningite bacteriana é freqüentemente meningocócica e ocorre sob a forma de epidemias que atacam principalmente partes da África, onde pode ser disseminada por insetos. Na Inglaterra, a meningite meningocócica é disseminada através de gotículas provenientes da tosse, na maior parte dos casos a partir de portadores assintomáticos, os quais constituem cerca de 10% da população. Crianças novas não apresentam nenhuma imunidade contra a doença e, quando suscetíveis a ela, podem incubá-la em suas vias nasais por alguns dias antes que esta se espalhe, pela via sanguínea, a outras partes do corpo.

A disseminação por *septicemia* é súbita e às vezes avassaladora, eventualmente provocando extensa hemorragia cutânea, com coma e geralmente óbito em 24 horas: é esta a forma da doença que conferiu à meningite sua fama amedrontadora. A grande maioria dos casos tem um avanço menos rápido, porém, e apresenta febre, dor de cabeça, pescoço rígido, fotofobia e, em seguida, erupção róseo-avermelhada nas nádegas e coxas. Em crianças mais novas o diagnóstico pode ser especialmente difícil porque os sintomas lhes são menos específicos. A única maneira de exclusão dessa possibilidade é a retirada de certa quantidade de líquido cefalorraquidiano por punção lombar. Os possíveis caminhos que o curso da doença pode tomar são ilustrados na Tabela 17.1.

Recentemente, apareceram em cena outras formas de meningite, tais como aquelas causadas por outras bactérias: em particular a E.coli, estreptococo e Listeria. *Listeria* é um bacilo muito comum, que pode ser encontrado no solo, na água, nos alimentos (especialmente no queijo cremoso) e, às vezes, sob a forma de comensal vaginal. A listeriose pode causar danos ao feto, quando contraída pela mãe durante a gravidez. O caso, na maior parte das vezes, não é reconhecido, pois a mãe pode apresentar apenas uma enfermidade branda, ao passo que o bebê pode contrair pneumonia por volta da época do nascimento ou meningite, algumas semanas após.

Outra forma incomum de meningite é a tuberculosa, observada em crianças subnutridas mas, felizmente, já não mais comum na Inglaterra. Seu início é lento e insidioso, mas progride inexoravelmente, deixando um espesso exsudato sobre as meninges, o que provoca intensa dor de cabeça e paralisia. A disseminação ocorre através da corrente sanguínea, geralmente se originando logo após o estabelecimento de seu foco primário, nos pulmões e antes que algum sintoma ali se apresente.

A *encefalite* é quase invariavelmente uma infecção viral que pode acompanhar muitas das enfermidades virais mais comuns, tais como in-

| TABELA 17.1 | Possíveis conseqüências decorrentes de infecção por meningococo |

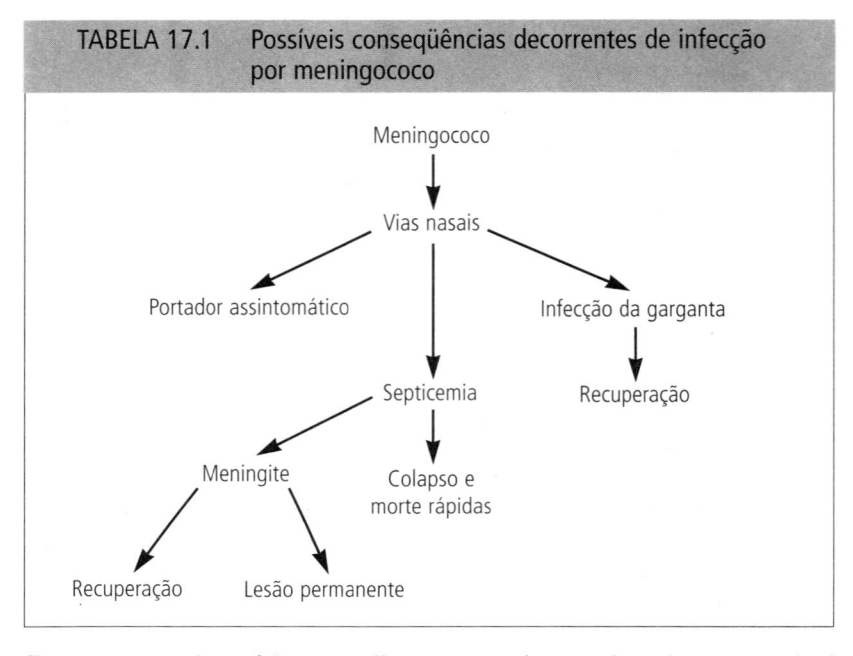

fluenza, caxumba e febre ganglionar, em cujos quadros é a responsável por intensa dor de cabeça e entorpecimento. Ocasionalmente, no entanto, essa condição evolui para outros sintomas, tais como ataques, paralisia ou coma, podendo provocar danos permanentes. Alguns casos de mal de Parkinson são atribuídos a um prévio ataque pelo vírus da encefalite letárgica, do qual houve uma pandemia mundial logo após a Primeira Grande Guerra. Mais recentemente, foi notada uma forma de encefalite que ocorre em pacientes de Aids e provoca sintomas cerebrais que fazem parte de seu quadro terminal (ver Capítulo 2).

O *abscesso cerebral* é um tipo de infecção que não é visto freqüentemente e que é causado pela disseminação local de infecção através do crânio. Origina-se de um foco geralmente no ouvido médio ou seios da face ou, por vezes, de um ponto mais distante de origem sanguínea. À medida que se expande, o abscesso provoca sintomas de pressão, tais como dor de cabeça, náuseas e vômitos, fazendo-se também acompanhar de febre e, posteriormente, de paralisia ou enfraquecimento.

ENCEFALOMIELITE MIÁLGICA

Poucas moléstias têm sido tão mal-entendidas ou sejam tão malignas como esta, talvez porque tão freqüentemente se assemelhe a outras condições e porque, até agora, existem poucos testes que possam "provar" seu diagnóstico. Tal como o nome sugere, seus sintomas mais iniciais são dor muscular e rigidez, bem como uma profunda fadiga, que é quase universal. O fato de esses efeitos serem sentidos mais intensamente por aqueles que eram mais ativos, assim como sua prevalência em jovens, em especial os que se encontram entre os dez e trinta anos de idade, levou a que se lhe desse o nome, bastante infeliz, de "gripe yuppie".

Hoje acredita-se que a encefalomielite miálgica seja uma variante da encefalite viral, que ocorre tanto esporadicamente como sob a forma de epidemias. Uma das mais célebres dessas epidemias é a que atacou a equipe (mas não os pacientes) do Royal Free Hospital, em 1955. As alegações subseqüentes, de "histeria coletiva", ligaram-na a uma suposição injusta de que se tratava de um quadro psicossomático, mas hoje existem evidências suficientes para incriminar o vírus. As seqüelas psicológicas (especialmente a depressão, muito comum) e as síndromes de pânico são seu resultado, mais que sua causa. Outras características da doença são gânglios aumentados, dor de cabeça persistente, insensibilidade e parestesia das extremidades ("anestesia de luva e meia"), contração muscular e infecção de garganta. Menos comuns são febre, respiração breve e diarréia, podendo haver dor torácica passível de mimetizar um ataque cardíaco.

Após uma ou duas semanas da presença dos sintomas agudos, segue-se um período de prolongada recuperação, muito variável: pode ir de um a mais de trinta anos. Durante esse tempo, observam-se grande fadiga muscular, sendo que o menor esforço é recompensado com profunda exaustão e incapacidade de concentração, de forma que até mesmo a leitura torna-se difícil. Repouso absoluto, portanto, é essencial, embora a insônia seja freqüentemente um problema. Algumas pessoas crêem estar sendo afetadas por um alimento em particular, que poderia exacerbar os sintomas e aprendem a evitá-lo. De todas as formas, ocorre uma variação diária e até mensal desses sintomas; por exemplo, em mulheres que tendem a apresentar uma recaída pré-menstrual.

As pesquisas médicas sobre a encefalomielite miálgica tendem em duas direções: a metabólica e a viral. Em virtude de o pâncreas ter um papel vital na manutenção dos níveis de glicose (e, portanto, sobre a energia interna) e, em razão de muitos dos que são afetados pela doença apresentarem quadros periódicos de hipoglicemia, muitos sintomas após as refeições, é possível que este órgão seja um alvo para a lesão. Se esta é decorrente de um assalto viral direto ou se dá indiretamente, por intermédio de uma patologia auto-imune, trata-se de uma questão que até o momento permanece em aberto. Outra possibilidade metabólica é que os danos neurológicos afetam o equilíbrio de certos neurotransmissores, o que provoca anomalias no metabolismo muscular quando em exercício.

O que parece certo é que a fase inicial da doença é resultado de um processo infeccioso, provavelmente associado tanto ao vírus Coxsackie (outra cepa é responsável pela doença de Bornholm) quanto ao vírus da pólio, pois foram observados anticorpos de ambos no sangue dos pacientes. É possível que, em certos indivíduos, um deles cause danos ao sistema imunológico o qual, por sua vez, leva ao mau funcionamento do metabolismo orgânico. Não é incomum, para várias manifestações virais, provocar a "fadiga pós-viral" e a encefalomielite miálgica pode constituir uma versão extremada desse fato.

DOR DE CABEÇA

Por mais estranho que pareça, no cérebro em si não existem receptores sensoriais. Desta forma, esse sintoma, extremamente comum, é quase sempre causado pela pressão sobre as meninges ou por tensão muscular de uma patologia intracerebral, mas é obviamente importante excluir esta última. As assim chamadas "dores de cabeça por tensão" são resultado da contração muscular na nuca (proveniente de retração e medo) ou no couro cabeludo e ao redor dos olhos (desgosto e tristeza). Caracterizam-se, assim, por serem sentidas como uma forma de tensão na nuca ou nos olhos que aumenta no decorrer do dia, mas que, geralmente, alivia com o sono.

A *enxaqueca* é uma forma muito comum de dor de cabeça, e a suscetibilidade a ela é de ordem familiar. Aqui, porém, o termo designa especificamente a dor de cabeça causada por alterações no tamanho dos vasos cerebrais. Pode originar-se de estresse ou alterações hormonais que ocorrem próximas à menstruação, pelo uso de pílulas anticoncepcionais ou em seguida ao consumo de certos alimentos, em particular leite, ovos, queijo, chocolate, laranjas, tomates, álcool e alguns aditivos, tais como a tartrazina.

Os sintomas da enxaqueca são muito conhecidos pelos que sofrem dessa afecção. As crises começam com visão distorcida e lampejos de luz, linhas coloridas em ziguezague, que percorrem o campo de visão (*espectro de fortificação*), *dificuldades em focar* e *fotofobia*. Esses sintomas são causados por uma contração inicial das veias no córtex cerebral, os quais depois se expandem, causando a sensação característica de latejamento e explosões de dor que perduram às vezes por horas. Quando o ataque é intenso, pode haver também formigamentos e entorpecimentos, freqüentemente ao redor da boca, mas que às vezes atingem um membro, podendo mesmo causar uma paralisia temporária. A dor geralmente tem início de um lado da cabeça (hemicrânia), fazendo-se acompanhar de náusea, vômitos e, às vezes, diarréia.

Existem certas variações da enxaqueca clássica, que incluem as *dores de cabeça em salva*, de intensidade típica; consistem de dores nevrálgicas ao redor dos olhos e ocorrem em forma agrupada a cada poucas semanas ou meses, desaparecendo por completo nos intervalos. Freqüentemente, são acompanhadas por vermelhidão dos olhos e lacrimejamento e, eventualmente, alguma secreção nasal. Algumas crianças apresentam dores abdominais recorrentes e vômitos, que têm certa semelhança com a enxaqueca, sendo por isso conhecida como *enxaqueca abdominal*. Seguramente, há maior incidência de enxaquecas na fase adulta.

O tratamento ortodoxo do distúrbio consiste de medicamentos que contêm ergotamina, droga que provoca a constrição dos vasos, contra-atacando a dilatação que a dor de cabeça produz e, às vezes, com a adição de um antiemético. Essas drogas são por vezes oferecidas em forma de supositórios para maior rapidez de sua ação, mas seu excesso pode provocar o fenômeno de Raynaud (ver Capítulo 10).

O *aumento da pressão intracraniana* é o termo utilizado para designar um quadro que resulta de várias causas, tais como *hipertensão maligna* e presença de *tumores* e *abscessos* no cérebro. Leva à característica dor occipital que é pior pela manhã, ao levantar-se, mas tende a melhorar pela postura em pé, no decorrer do dia. Trata-se de uma dor persistente, que piora com o esforço, com a inclinação do corpo ou com a tosse, a qual aumenta a pressão do líquor. Freqüentemente, é acompanhada por vômitos súbitos, sem náusea, devido à estimulação direta do centro de vômito. Pode também ser acompanhada de distúrbios visuais ou diplopia e tontura em função da pressão sobre áreas sensoriais. No caso de tumores intracranianos, pode haver a ocorrência de ataques epilépticos. Tipo semelhante de dor causada por irritação das meninges, como já foi observado na meningite e, também, em seguida à punção lombar, dada a súbita baixa da pressão do líquor.

Nem todas as dores de cabeça são efeito da estimulação das meninges ou vasculares; deve-se ter em mente a possibilidade de essa dor ser resultante de uma estrutura próxima, particularmente dos olhos, seios da face, nervos cranianos e coluna cervical. O *glaucoma* consiste de uma dor incomum, indefinível, que se espalha pela cabeça, pelo rosto ou mesmo pelo abdômen. A maior parte das *sinusites* exibe sensibilidade da área que lhe é relevante, enquanto a neuralgia de nervos cranianos é característica. A *nevralgia do trigêmeo* é a mais comum, sendo menos freqüente a do nervo glossofaríngeo. A dor é súbita, intensa e lancinante. Na maior parte dos casos seu estímulo provém da mastigação ou do toque sobre a área afetada e se irradia sobre a área servida pela parte inferior do nervo trigêmeo. Seu nome alternativo é *Tique Doloroso*; trata-se de condição que afeta pessoas idosas, exceto quando se apresenta como sintoma precoce da esclerose múltipla, que raramente afeta os jovens. A dor na divisão superior do nervo é geralmente a primeira evidência de herpes zoster e esta é sua localização preferida.

TABELA 17.2 Possíveis causas da dor de cabeça

Quadro	Indicadores
Tensão/ansiedade	Semelhante a uma faixa, piora nas manhãs
Depressão	Frontal, lacrimejante, por perdas
Pirexial	Especialmente por infecção viral
Desidratação	Especialmente se induzida por álcool
Hipoglicemia	Às vezes associada às refeições
Enxaqueca	Distúrbios visuais, náusea, fotofobia
Pós-traumática	História de concussão
Meningite	Repentina, febre, fotofobia, enrijecimento da nuca
Dor de cabeça em salva	História, pode haver lacrimejamento
Espondilose cervical	Occipital, associada ao movimento
Hipertensão	Apenas em casos graves
Arterite temporal	Idade, perda de peso, mal-estar, comprometimento da visão
Aumento da pressão intracraniana	Vômitos, fotofobia, contínua e intensa
Doença de Paget	Aumento do tamanho do crânio
Por medicamentos	Xaropes para a tosse, Indocid, pílulas anticoncepcionais, digital
Extracraniana	Glaucoma, sinusite, nevralgia do trigêmeo

EPILEPSIA

No cérebro existem cem milhões de células nervosas, cada qual podendo ser "ligada" ou "desligada". Portanto, não é de surpreender que, às vezes, uma dessas células se superexcite e envie uma onda de impulsos que atinja várias áreas, de efeito devastador. Os sinais que provoca são os de um corpo que foi tomado por alguma força externa. Por isso a epilepsia tem esse nome, que vem do grego, *eplepsía*, e significa "convulsão". Em sentido estrito, epilepsia é mais um sintoma do que uma doença — a palavra não dá uma pista sobre a patologia que lhe é subjacente, sendo mera designação. Os vários tipos de epilepsia simplesmente indicam sua origem e curso dos impulsos elétricos envolvidos.

A maioria dentre nós já experimentou uma contração muscular ocasional, conhecida como *mioclonia*. Essas contrações envolvem os músculos das pálpebras, da face ou do polegar. Às vezes, justamente no momento de nos deixarmos levar pelo sono, todo o corpo pode ser sacudido por um movimento brusco involuntário. Isso ocorre porque alguns neurônios perdem a inibição normal da descarga do impulso e, como o córtex consagra proporcionalmente mais neurônios motores para o controle da face e das mãos, existem mais possibilidades de que estes sejam seus locais de origem. Se a descarga ocorresse sobre o lobo temporal, o resultado seria um fenômeno mais subjetivo, tal como o que será descrito agora.

Cerca de uma entre duzentas pessoas sofrem de alguma forma progressiva de epilepsia, que exige tratamento, havendo a tendência de ser um mal de ordem familiar. Muitas pessoas, no entanto, têm apenas um derrame num determinado momento de suas vidas, especialmente na infância, quando o sistema nervoso central é mais facilmente estimulado. Mas devemos ser cuidadosos ao utilizar o termo "epiléptico" quando nos referimos a esses indivíduos, porque essa é uma qualificação que uma pessoa dificilmente perde; e, uma vez iniciado o tratamento por medicamentos, pode haver relutância em descontinuá-lo.

Em todas as formas repetitivas de ataque sempre existe um grupo de células anômalas que se responsabiliza pela descarga paroxística; a forma pela qual esses ataques ocorrem dependerá primeiro da localização dessas células e, segundo, do curso e do padrão segundo o qual se propaga a descarga. Quando seu foco se limita à parte do cérebro onde tem origem, diz-se ter havido um *ataque epiléptico parcial*, do qual a epilepsia do *lobo temporal* é um exemplo. Por vezes, os limites externos desse ataque parcial atingirão as estruturas mais profundas do cérebro, sendo seguido pelo surgimento de um *ataque epiléptico generalizado*, que é o que caracteriza a epilepsia de tipo *grande mal* (ver a seguir). O terceiro tipo é aquele no qual a descarga se inicia na parte central do cérebro, disseminando-se até afetar a consciência. A perda de consciência pode ser rápida (*pequeno mal*) ou durar algum tempo, como em alguns tipos do grande mal. Cada um desses tipos de ataques pode exibir ou não uma descarga anormal quando avaliados através de eletroencefalograma (EEG) no intervalo dos episódios, podendo este fato servir como evidência para a elaboração do diagnóstico.

Quando a epilepsia surge pela primeira vez em um adulto é sempre suspeita da existência de algum quadro subjacente, como tumor ou abscesso. Às vezes, a causa subjacente é óbvia, como nos casos de derrames, meningites ou traumas na cabeça; problemas como alcoolismo e uso de drogas estão relacionados à incidência muito maior de epilepsia. Crianças, principalmente prematuras, podem ser portadoras de epilepsia à época do nascimento por hipoglicemia ou anoxia e, às vezes, por excessiva quantidade de cálcio na alimentação precoce, com leite de vaca. Na criança, as convulsões febris são muito comuns durante um resfriado ou outros estados febris, mencionados em mais detalhes adiante, paralelamente à maioria dos tipos de epilepsia.

A epilepsia do tipo *grande mal* é uma forma de ataque epiléptico generalizado, na qual se observa perda temporária de consciência. Pode surgir tanto sob a forma de extensão de um ataque parcial (caso no qual a primeira fase terá maior relevo) como também pode surgir, novamente, a partir de um ataque generalizado primário. As convulsões podem repetir-se várias vezes num só dia e geralmente apresentam quatro estágios separados, mas consecutivos:

- *A aura*. A pessoa terá uma premonição de que um ataque está para ocorrer; esse estágio surge como uma alteração de humor alguns dias antes do ataque ou como uma sensação definida apenas poucos segundos ou minutos antes do ataque. Pode ser um odor, um som, um formigamento ou mesmo uma sensação de *déjà vu* (de ter estado anteriormente naquele lugar), mas será sempre a mesma em todas as ocasiões.
- *Fase tônica*. Quando ocorre a perda de consciência e a pessoa subitamente contrai os músculos e se enrijece, freqüentemente com um grito ou com um grunhido. Cai ao chão e pára temporariamente de respirar, tornando-se levemente azulada. Pode morder tanto os lábios como a língua ou, eventualmente, liberar a urina.
- *Fase clônica*. Segue-se à fase anterior e consiste de movimentos bruscos e convulsivos (*clonus*) por todo o corpo; dura alguns minutos e é acompanhada por respiração profunda e estertorosa, por vezes com salivação espumosa.
- *Fase de relaxamento*. Quando sobrevém um estado de estupor, confusão e muita sonolência, ao qual se segue o gradual retorno à consciência total e, freqüentemente, acompanhado de dores de cabeça.

Quando demora a sair da fase clônica e o paciente continua se contorcendo (situação às vezes observada em estados de síndrome de abstinência ou traumas na cabeça), o quadro recebe a denominação de estado de *mal epiléptico* (cf. estado de mal asmático), exigindo tratamento de urgência para evitar danos neurológicos permanentes.

O *pequeno mal* é uma forma branda de epilepsia, vista na maior parte dos casos em crianças, com súbitos lapsos de lucidez, de muito curta duração: apenas questão de segundos. Isso significa que podem facilmente passar desapercebidos, pois seu início e término são abruptos e a postura se mantém inalterada. A criança pode ter vários ataques breves num dia, nos quais ela interrompe o que está fazendo, dirige o olhar para baixo, pode fazer trejeitos ou ter batimentos nas pálpebras, continuando depois a se dedicar ao que estava fazendo. No mais das vezes, o quadro associa-se à mioclonia ao despertar matinal, apresentando muitas contorções e quebrando louças à mesa do café. O pequeno mal geralmente é superado na adolescência, embora possa assumir mais tarde a forma do grande mal.

A *epilepsia psicomotora* ou do *lobo temporal*, como o nome sugere, localiza-se no lobo temporal, no qual se coordenam a memória e algumas sensações. Surgem então distúrbios mais nos conteúdos da consciência do que nela própria, o que resulta numa grande variedade de formas que os ataques podem apresentar. Podem haver alucinações auditivas, de paladar ou visuais, como também estados semelhantes aos oníricos, quando se exibem atos automatizados ou atípicos e mesmo comportamentos antisociais, que depois são completamente esquecidos.

As *convulsões febris* consistem de ataques muito comuns, observados nas crianças de até cinco anos vitimadas por doença febril. São representadas por um súbito aumento de sensibilidade que leva à excitação do cérebro, havendo freqüentemente um histórico de ataques similares na família. Os pais podem estar seguros de que esses ataques raramente levam a quadros persistentes de epilepsia e que os ataques não tendem a ser perigosos a menos que se tornem contínuos. No entanto, é importante excluir qualquer outra condição subjacente, especialmente a meningite.

O *tratamento medicamentoso* da epilepsia às vezes é uma decisão difícil pela simples razão de que, uma vez iniciado, existe uma forte possibilidade de se ter de continuá-lo por um longo tempo, senão pela vida toda. Dito isto, o poder de controle sobre os ataques é essencial, porque mesmo a ocorrência de um ou dois por ano causa problemas de trabalho, de relacionamento social e, talvez, mais importante, quanto à capacidade de dirigir. A lei inglesa estipula que os epilépticos não podem dirigir a não ser nos casos em que não tenham sofrido ataques, quando acordados, por um período de dois anos. Isto tem implicações sobre qualquer tentativa de interrupção de uso de drogas antiepilépticas.

A função dessas drogas é diminuir a excitabilidade dos neurônios e auxiliar o funcionamento das vias inibitórias do sistema nervoso central. O fenobarbital de curta ação tem sido usado há muitos anos, mas tem a desvantagem de tornar os adultos muito sonolentos, e as crianças hiperativas. Por isso, já não é mais uma droga de primeira opção, embora possa ser muito eficaz em casos mais resistentes. Os benzodiazepínicos têm seu valor comprovado nos casos de epilepsia no lugar dos tranqüilizantes: o diazepam (Valium) é uma droga muito segura e eficaz, tanto para as convulsões febris infantis como para estados epilépticos, sendo ministrada por via intravenosa ou retal.

As drogas de longa duração mais conhecidas são a fenitoína (Hidantal) e o valproato de sódio (Epellin), mas, para que assegurem um nível sanguíneo adequado, devem ser tomadas com muita regularidade. Infelizmente, ambas apresentam resultados indesejados. A fenitoína, quando tomada por um espaço de tempo longo, provoca edema e hipertrofia das gengivas ao lado de acne e problemas de pele, de maneira que, se possível, deve ter seu uso evitado por adolescentes. O Epellin é muito eficaz na maior parte dos casos de grande mal, mas pode provocar sonolência e tontura, e algumas pessoas notam um aumento de perda de cabelos.

ESCLEROSE MÚLTIPLA

As fibras nervosas do cérebro e da medula espinhal são envolvidas por uma bainha de substância gordurosa denominada mielina, sem a qual não podem conduzir impulsos tanto sensoriais como motores. A esclerose múltipla ou, como já foi chamada, disseminada, é uma enfermidade que se caracteriza pela *desmielinização* dos nervos de maneira mais ou menos aleatória. Assim, seus sintomas são correspondentemente variáveis, o que dificulta seu diagnóstico. Na medida em que as áreas de desmielinização se recuperam dá-se a correspondente atrofia ou esclerose dos nervos que foram mais afetados, enquanto outros retomam suas funções. Dessa forma, a doença continua de modo compassado, com episódios agudos seguidos de recuperação parcial, mas, normalmente, é progressiva. No entanto, é o caso de uma doença que varia muito tanto em duração como em taxa de deterioração, dependendo, de certo modo, de qual das funções orgânicas é mais afetada. A maioria dos que sofrem de esclerose múltipla pode ter esperanças de completar sua expectativa de vida normal e, seguramente, mais da metade sobrevive trinta anos ou mais, contando-se a partir da data do diagnóstico da doença.

A maneira como a esclerose múltipla se distribui mundialmente é curiosa. Alguns povos, como os chineses, japoneses e esquimós são virtualmente imunes a ela; os que vivem próximos ao Equador encontram-se relativamente livres da mesma, o que pode levar a pensar tratar-se de alguma possível predisposição genética. A Grã-Bretanha tem uma das mais altas taxas de incidência da moléstia, enquanto os habitantes de Orkneys e Shetlands as têm cinco vezes mais, sendo os seus os mais altos índices mundiais. Essa incidência em nichos da doença parece dar suporte a uma causa infecciosa e a presença de anticorpos contra vários tipos de vírus no líquor indicam isso. Nenhum tipo específico foi implicado, mas é muito possível que esta seja resultante de uma reação alterada do tecido cerebral frente a um vírus comum, tal como o do sarampo ou da herpes, precipitada por fatores genéticos e imunológicos.

A primeira ocorrência da doença geralmente se dá entre jovens e pessoas de meia-idade, mais em mulheres do que em homens e, na Inglaterra, alcança o número de duas mil vítimas. Os primeiros sintomas são variáveis (os mais comuns deles são listados a seguir). Seu ataque inicial é seguido invariavelmente de remissão, que pode ser permanente, com recuperação completa do paciente. Essa remissão perdura por um espaço variável de tempo (cerca de 2 anos em média), mas na ocorrência de uma recaída outros sintomas se apresentarão. Em alguns poucos pacientes, e principalmente se a esclerose múltipla tem início com a neurite óptica (ver a seguir), a condição tem uma evolução relativamente benigna e tem fim após uma ou duas recaídas. Existem muitos relatos de remissões de longo prazo, de modo que a pessoa jamais deve perder a esperança, mesmo apresentando a doença há anos.

Os sintomas iniciais mais comumente observados são:

- entorpecimento ou insensibilidade temporária de uma parte do corpo, que dura poucos dias e depois desaparece. Pode ser afetado todo um membro ou apenas uma pequena área dele, podendo ser seguida de um aumento de sensibilidade;
- fraqueza em uma das mãos ou pé, o que provocará uma inabitual inabilidade ou tendência a tropeçar facilmente. Algumas vezes isso se fará sentir após a prática de exercícios pesados ou banhos quentes;
- sensações estranhas, como imagens distorcidas do próprio corpo, sensação de flutuação ou de que a própria cabeça está desligada do resto do corpo;
- profunda fadiga e dificuldade de lembrar-se das coisas;
- instabilidade ou vacilação (ataxia) em todo o corpo, devidas ao comprometimento do cerebelo, às vezes acompanhadas de náusea ou vômitos;
- visão borrada, devida ao comprometimento do nervo óptico (*neurite óptica* ou *retrobulbar*);
- visão dupla devida aos danos causados aos nervos que suprem a musculatura extrínseca dos olhos;
- fala ininteligível (*disartria*), com sílabas tipicamente saltadas;
- tinido e perda de equilíbrio.

A história típica é o desaparecimento parcial ou completo dos primeiros sintomas após uma ou duas semanas, os quais às vezes nunca reaparecem; mas, com maior freqüência, recorrem meses depois, de modo semelhante e com traços adicionais. Estes podem incluir:

- dificuldades de urinar (retenção) ou incontinência urinária;
- dores lancinantes na região lombar;
- espasmos dolorosos nos membros;
- alterações emocionais: tanto depressão como, mais freqüentemente, um certo grau de euforia.

Os principais problemas, a longo prazo, das vítimas de esclerose múltipla são a perda do controle sobre a bexiga, que leva ao aparecimento de infecções urinárias, a dificuldade de caminhar, que pode significar terem de usar cadeiras de rodas e, eventualmente, paralisia total. O óbito, quando ocorre, deve-se a infecções pulmonares ou renais resultantes da imobilidade.

DOENÇA DE PARKINSON

Em 1817 o dr. Parkinson descreveu um quadro comumente observado em idosos e que se caracterizava por rigidez e tremores, ao qual denominou de *paralisia agitans* ou paralisia de "tremores finos". Trata-se de um dos quadros neurológicos mais freqüentes, observado em cerca de um em cada quatrocentos indivíduos da população acima dos 65 anos. É causada por uma diminuição da quantidade do neurotransmissor *dopamina* encontrada nos *gânglios basais*, área cerebral responsável pela coordenação motora. A maior parte dos casos deve-se tanto à aterosclerose como a algumas alterações degenerativas desconhecidas, mas, muito ocasionalmente, em jovens, o distúrbio é resultante de envenenamento ou encefalite. Uma condição muito semelhante se dá como efeito colateral do tratamento medicamentoso da esquizofrenia.

Os aspectos clínicos do distúrbio enquadram-se em duas categorias principais: *tremor* e *rigidez*. O primeiro constitui-se uma característica típica, apresentando-se na forma de tremores não intensos, grosseiros e regulares dos dedos e membros, e que produz um peculiar movimento involuntário de fricção dos dedos polegar e indicador, como se estes estivessem enrolando algo. Esse movimento desaparece durante os movimentos voluntários e retorna com o descanso, sendo por isso denominado *tremor de repouso*.

No entanto, o tremor é o aspecto menos incapacitante dessa moléstia. Mais problemática é a rigidez e a limitação de movimentos que se podem desenvolver e que provocam dificuldades em iniciar atividades tais como caminhar, embora uma vez iniciada uma ação repetitiva, esta possa ser mantida, mas de forma rígida e desajeitada. Essa rigidez, além de ser dolorosa, provoca dificuldades em atos como os de abotoar a roupa, amarrar os sapatos, escrever, balançar os braços ao caminhar e até mesmo falar de modo pausado e claro. Ocorre um alentecimento de todos os movimentos e a expressão facial torna-se rígida como uma máscara: os olhos raramente piscam e a marcha torna-se arrastada com tendência a tropeços. Outras características às vezes observadas são salivação excessiva, cansaço e depressão.

Normalmente, distinguir o tremor de Parkinson de outros tipos de tremores não é muito difícil. Aquele causado por ansiedade e hipertireoidismo é mais rápido e o assim chamado "tremor senil" é contínuo e por igual, sendo mais um tipo de "agitação". Os tremores que se originam de distúrbios cerebelares, além de causarem a ataxia, pioram com o movimento voluntário em vez de melhorar (*tremor intencional*). Quando o braço ou a perna de um portador do mal de Parkinson são movidos passivamente, a combinação de tremor e rigidez provoca o característico "fenômeno da roda denteada", mas às vezes esse tremor não se apresenta e a rigidez no andar é descrita como "rigidez do cano de chumbo", porque o membro subitamente "obedece", quando vence a rigidez.

O tratamento do mal de Parkinson depende da reposição da dopamina que falta por meio de comprimidos de L-dopa, que melhora a rigidez mas tem um efeito menos marcante sobre o tremor. Na maior parte dos casos, a droga é ministrada conjuntamente com outra, que inibe a enzima do cérebro responsável pela quebra da dopamina (Sinemet, Madopar). Infelizmente, essas drogas provocam efeitos colaterais como náusea, vômitos e, algumas vezes, arritmia cardíaca, podendo também ter sua eficácia diminuída após mais ou menos dois anos.

MAL DE ALZHEIMER

Por volta dos vinte anos, as células de nosso cérebro começam a morrer numa taxa cada dia mais elevada — e não são substituídas. Felizmente, possuímos um número tão grande delas que o efeito disso não se faz sentir e, até bem depois da meia-idade, a experiência mais que contrabalança essa perda. No entanto, existe um ponto a partir do qual as faculdades tais como a da memória começam a se deteriorar. As pessoas idosas costumam esquecer-se de coisas recentes e lembrar-se de grande número de detalhes do passado. Uma minoria perde outras faculdades mentais como intelecto e capacidade de reconhecer; nesses casos, diz-se que a pessoa desenvolveu *demência senil* ou, se esta ocorre numa idade mais precoce, *demência pré-senil*.

Como a maioria dos demais órgãos, a insuficiência cerebral às vezes se dá pela falta de suprimento sanguíneo devido à aterosclerose generalizada, seguida pela atrofia cerebral; em outros casos, a demência classifica-se no tipo conhecido como demência de infartos múltiplos na qual múltiplos e pequenos derrames, gradualmente, provocam a diminuição das funções do córtex, durante um período de meses, até que ocorre a perda crítica de 10% de tecidos e os sintomas se tornam manifestos. A grande maioria desses casos, porém, apresenta-se na forma da degeneração que foi pela primeira vez descrita por um clínico alemão, em 1907, e que por isso levou seu nome — o mal de Alzheimer. Essa enfermidade alcançou um papel muito importante entre os idosos, pois sua população cresceu proporcionalmente ao aumento dos índices de longevidade. Existem, atualmente, no Reino Unido, 75 mil casos da doença, com uma em cada cinco pessoas de mais de oitenta anos afetadas até certo grau por ela. Isso sobrecarrega tremendamente o atendimento de saúde, contribuindo também para seu posicionamento em quarto lugar dentre as mais altas taxas de mortalidade (depois das doenças cardíacas, câncer e ataques).

Os primeiros sintomas são sutis e podem apresentar-se apenas como uma piora da já esperada diminuição da memória em função da idade. É comum a desorientação, podendo haver perda do reconhecimento de familiares — comportamento que pode ser apropriado a determinadas situações —, e mesmo da capacidade de diferençar entre dia e noite. Freqüentemente, apresenta-se uma importante mudança na personalidade: a pessoa pode tornar-se emocionalmente instável e transformar-se, de amável, a agressiva e abusiva. Todas essas mudanças tornam difícil o relacionamento com esses pacientes e, como estes se tornam incapazes de dar conta de administrar seus lares, alguns tipos de cuidados são essenciais. Na fase terminal, podem perder todos os seus contatos com o mundo que os cerca e tornar-se totalmente dependentes para vestir-se, alimentar-se e proteger-se.

As alterações cerebrais descritas por Alzheimer nos tecidos eram de duas ordens. A primeira delas consistia no espessamento anormal dos terminais nervosos no córtex, que passavam a apresentar placas de proteínas; a segunda apontava para o acentuado emaranhamento das fibras nervosas — de fato, quanto maior fosse esse enredamento, maior seria a demência. Hoje existem algumas evidências, não-conclusivas, de que o centro do emaranhamento é o excesso de alumínio e este foi responsabilizado pela doença. É verdade que as pessoas submetidas à diálise renal e que apresentam um aumento nos níveis de alumínio têm maiores probabilidades de sofrer do mal de Alzheimer, como também há evidências de que a rede de distribuição da doença coincide com a quantidade de alumínio existente na água. Mas a resposta final para o mal de Alzheimer ainda está para ser descoberta e ainda se faz necessária muita pesquisa neste campo.

18

Nervos:
Distúrbios das Sensações
e de Movimentos

A interrupção, pressão ou dano sobre os nervos periféricos podem causar dor ou enfraquecimento nas partes do corpo servidas por eles e, embora exista uma considerável sobreposição entre os nervos do sistema nervoso central, mesmo assim sua distinção pode ser útil. Em geral, quando o arco reflexo encontra-se intacto, o que é medido pelo reflexo tendinoso, é pouco provável que os nervos periféricos tenham sido envolvidos, e esta é uma das principais utilidades do teste.

SÍNDROMES COMPRESSIVAS

Existem muitas partes do corpo que os nervos percorrem limitados a espaços restritos. Assim, estão sujeitos a compressões provenientes de estruturas próximas, tais como ossos, ligamentos ou tecidos fibrosos. Essas "síndromes compressivas", como são chamadas, são muito comuns e duas delas, a *ciática* e a *síndrome do túnel do carpo*, já foram descritas.

Denomina-se *neuralgia braquial* a dor que se apresenta no braço quando o nervo é distendido por carregarmos muito peso ou devido à sua compressão pelo deslocamento dos discos das vértebras cervicais. Os sintomas iniciais são *paraestesias* (picadas e formigamentos) que descem pelo braço, seguidas de dor aguda e enfraquecimento dos músculos das mãos, com tendência a deixar cair o que seguramos. As dores podem ser desencadeadas quando flexionamos o pescoço ou viramos a cabeça e freqüentemente haverá sensibilidade na região do disco afetado.

Às vezes, indivíduos muito pesados, depois de caminharem ou permanecerem em pé por algum tempo, podem sentir dor na parte dianteira da coxa. Isso se deve à compressão do nervo cutâneo lateral da coxa, por onde ele passa sob o ligamento inguinal, e o quadro recebe o nome de "meralgia paraestética".

Outra região da perna na qual os nervos são suscetíveis à compressão é a situada logo abaixo da cabeça da fíbula, por uma batida, ou nas pessoas que se ajoelham de pernas cruzadas, tendo uma delas dobrada sob o corpo. Isso provoca o entorpecimento da parte superior do pé ou mesmo fraqueza ou dorsiflexão do tornozelo, o conhecido "pé caído".

NEUROPATIA PERIFÉRICA

Os nervos periféricos também são suscetíveis a doenças difusas, decorrentes da interferência dos vasos sanguíneos que os suprem, ou da intoxicação direta por drogas ou toxinas e, em algumas circunstâncias, por alergia. Geralmente, a neuropatia é secundária a alguma condição já estabelecida, tais como o diabetes mellitus, o alcoolismo ou alguma deficiência vitamínica, casos em que ela surge na forma de dores "nevrálgicas" e com fraqueza muscular nos membros, denominada "polineurite". Por vezes apenas um nervo é afetado, o que resulta em "mononeurite", mais comumente observada em diabéticos.

Uma forma importante de polineurite é conhecida como *síndrome de Guillain-Barre*. Essa enfermidade, ocasionalmente, segue-se à imunização ou infecção viral aguda como febre ganglionar, sarampo ou infecções herpéticas, manifestando-se cerca de duas semanas após o quadro de origem. Um aumento generalizado dessa síndrome seguiu-se ao programa de imunização contra a influenza, nos Estados Unidos, em 1976. Os sintomas apresentam-se rapidamente, em geral no espaço de poucas horas, com formigamentos e amortecimentos inicialmente nas mãos e nos pés (sintomas de "luvas e meias"), progredindo depois pelos membros e tronco. Os músculos enfraquecem e tornam-se muito sensíveis. Se o ataque for intenso, pode ser necessária respiração assistida, durante a fase aguda, embora o paciente permaneça plenamente consciente, pois os centros mais superiores não são atingidos. Depois de várias semanas tem início a lenta recuperação, que pode exigir seis meses ou mais para completar-se, raramente deixando incapacidade residual. A causa mais provável desse estranho mal é uma reação alérgica tanto ao vírus quanto à imunização.

ESPINHA BÍFIDA

Quando o embrião se desenvolve, em suas primeiras semanas, suas vértebras e medula espinhal formam-se através da invaginação da camada mais externa dos tecidos que se fundem para se transformar no "tubo neural". No caso da espinha bífida ocorrem graus variáveis de *"defeito do tubo neural*". Nesse quadro, os tecidos não conseguem fundir-se, de forma que ou somente a vértebra permanece dividida (caso da espinha bífida oculta) ou toda a medula espinhal permanece exposta, recoberta somente por uma membrana fina, e os nervos são atrofiados.

Cerca de um em setecentos bebês nasce com um certo grau de espinha bífida, suficiente para afetar suas funções. Recentemente, se tornou possível seu diagnóstico preciso antes do parto, por intermédio da coleta de uma amostra do líquido amniótico e do exame de uma proteína que o tubo secreta quando exposto, a *alfa-fetoproteína*. Esta não apenas se faz presente em grandes quantidades na bolsa amniótica, como também circula no sangue materno, o que possibilita uma boa estimativa de defeito do tubo neural. A região lombo-sacral é a que apresenta maiores probabilidades de ser afetada, e cerca de uma em cada seis pessoas apresenta algum tipo de evidência de um discreto defeito de fusão vertebral, provada por uma pequena depressão na base da coluna, preenchida por um tufo de pêlos.

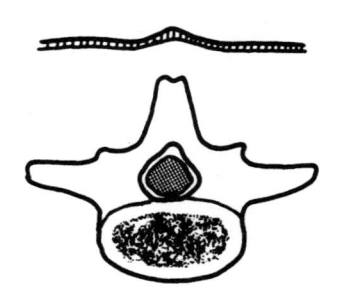

Desenvolvimento normal

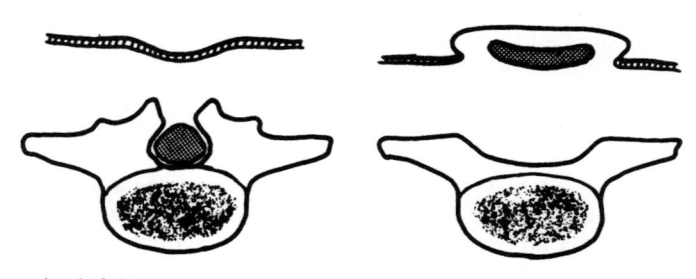

Espinha bífida oculta (assintomática)   Espinha bífida grave

Figura 18.1 *Corte vertebral mostrando o posicionamento da medula nos quadros de defeitos do tubo neural*

Já foram sugeridas muitas causas possíveis da espinha bífida. Variam desde o sarampo até o consumo de batatas verdes na gravidez, mas nenhuma delas mostrou-se substancial após uma investigação mais acurada. Estudos recentes, no entanto, indicaram que uma deficiência vitamínica pouco antes e durante a gravidez pode ser um de seus fatores, sendo recomendáveis suplementos vitamínicos à mulher durante as primeiras oito semanas de gestação. Mães que tenham tomado a medicação antiepiléptica (Epellin) podem encontrar-se no grupo de alto risco.

Quando a criança nasce com um quadro severo de espinha bífida, as partes mais afetadas são as pernas e a bexiga. Mais tarde, a bexiga apresenta fraqueza muscular e ausência de controle do esfíncter, que leva tanto à retenção quanto à incontinência urinárias, e a freqüentes infecções. Pode haver diminuição da sensibilidade nas pernas, com conseqüentes lesões cutâneas e subseqüentes ulcerações. Em homens, é possível que surja a impotência, pelo comprometimento dos nervos que comandam a ereção, sendo esta uma causa a ser considerada quando da investigação dessa patologia.

Se a espinha bífida é grande e exposta a céu aberto ao nascimento, imediatamente deve-se decidir quanto à cirurgia para fechá-la, caso contrário, existe risco de ocorrência de infecções na medula e meningite. Muitas crianças com esse grau de anomalia podem também apresentar hidrocefalia a ela associada em função da obstrução do aqueduto que dá início aos ventrículos cerebrais.

PARALISIA DE BELL

Este quadro afeta o sétimo nervo craniano, que inerva os músculos da expressão facial e o paladar. O nervo percorre o interior de um canal estreito até o ponto onde emerge do ouvido médio. Quando às vezes este é exposto a uma corrente de ar por um longo período, ou como conseqüência de uma infecção do ouvido médio, o nervo sofre uma irritação e inflama. Por não poder expandir-se, o edema impedirá que os impulsos desçam pela face, a qual, conseqüentemente, ficará paralisada de um lado. Assim, o supercílio cai e a pessoa não consegue fechar a pálpebra, que se enrola sobre si mesma, nem poderá franzir o cenho ou sorrir. A boca se arqueia, o que pode provocar baba, e apresenta lacrimejamento do olho afetado pelo enfraquecimento palpebral. Às vezes observa-se uma certa perda do sentido do paladar. Como o músculo estapédico do ouvido, que normalmente amortece os sons mais altos, encontra-se fora de ação, os sons podem se tornar mais intensos. Quase metade das vítimas da paralisia de Bell recupera-se completamente em cerca de seis semanas e a maior parte das que não o conseguem permanece apenas com uma deficiência mínima.

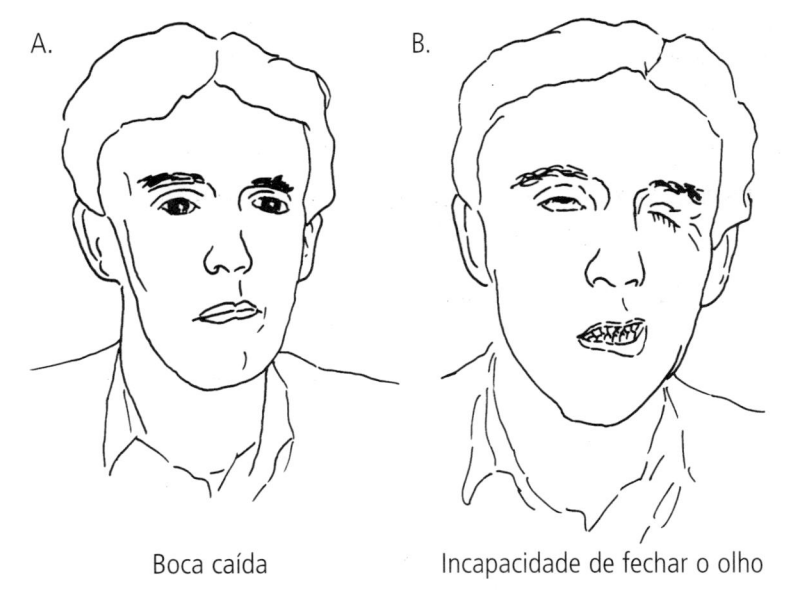

Boca caída   Incapacidade de fechar o olho

FIGURA 18.2 *Lado direito afetado por Paralisia de Bell. A. Face relaxada; B. Crispada*

POLIOMIELITE

Desde que foi levado a efeito o programa de imunização no Reino Unido, no início dos anos 50, a poliomielite tornou-se uma doença rara no país. Mas ainda assume caráter endêmico na maioria dos países do Terceiro Mundo e, virtualmente, todas as crianças tiveram contato com o vírus. Este geralmente é transmitido por via orofecal, de maneira muito semelhante à da hepatite A. Mas além dessa via, um caso ativo de poliomielite, quando ocasionalmente apresenta sintomas semelhantes aos da gripe, pode transmitir o vírus por infecção por meio das gotículas que são expelidas.

As pessoas infectadas geralmente não apresentam nenhum sintoma e não têm consciência de que foram atingidas por uma doença potencialmente letal. Mas cerca de um em cada dez desses indivíduos apresenta tosse e febre discreta e uma em cada cinqüenta contrai meningite, da qual geralmente resulta algum grau de paralisia. Estes últimos apresentam os sinais clássicos de meningite: enrijecimento da nuca, dores de cabeça e fotofobia, que progridem para espasmos dolorosos nos membros, os quais, então, tornam-se parcialmente paralisados. A paralisia ocorre em virtude da destruição das células do corno anterior da medula pelo vírus, é flácida, mas sem perda da sensibilidade. Em casos mais severos, a parte superior da espinha também é atingida, com paralisação da deglutição, da respiração e da fala, o que acarreta um alto índice de mortalidade. Se o paciente sobrevive, a paralisia melhora especialmente com a ajuda de um tratamento fisioterápico adequado. No entanto, alguma atrofia e fraqueza muscular pode permanecer no membro atingido.

TABELA 18.1 Mostrando as conseqüências da infecção pelo vírus da poliomielite

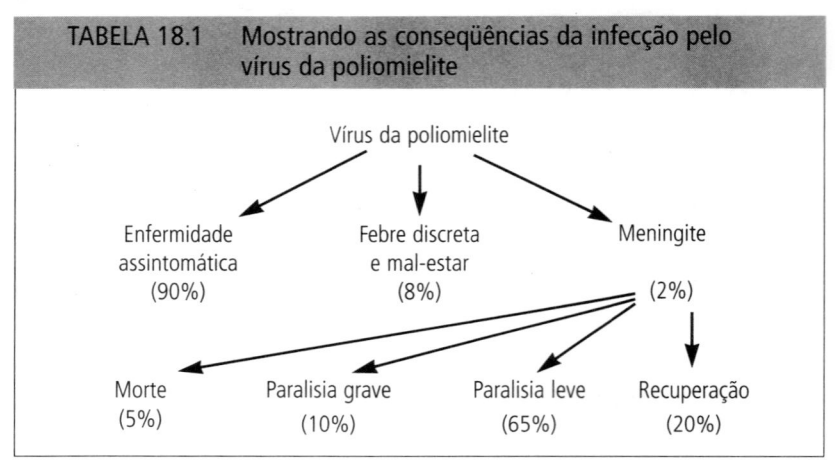

Em virtude da prevalência do vírus entre as populações de países não-imunizados, é altamente provável que os que viajam a essas regiões tenham contato com a doença; nesses casos, a imunização deve ser seriamente considerada. Esta se obtém geralmente por meio de uma formulação muito atenuada do vírus, na vacina Sabin, ministrada por via oral. Em virtude de ser composta por vírus vivos, existe um risco muito pequeno, estimado em um entre quatro milhões, de se desenvolver um quadro de paralisia de intensidade variável e em poucas semanas. Isto pode ser evitado pela vacinação tríplice da vacina Salk, que é um preparo com o vírus morto.

19

OLHOS:
DISTÚRBIOS
VISUAIS

A visão é o sentido que permite que nos projetemos às mais longas distâncias, literalmente, para além das estrelas, fazendo uso de certas freqüências de radiação eletromagnética que denominamos luz. Por este sentido podemos perceber o perigo a uma distância muito maior que a permitida pelo som ou pelo tato. No entanto, este sentido apresenta duas desvantagens: a fonte deve estar situada em sua linha de visão direta e deve refletir a luz em grau suficiente — o que significa que, durante o período do crepúsculo, deve operar um mecanismo um pouco diferente. Pelo fato de as ondas luminosas não se projetarem em ângulos, nossos olhos precisam ser extremamente móveis. A melhor solução encontrada foi o sistema de bola e soquete: assim, em condições normais, o olho constitui-se uma esfera perfeita. Para que possa manter a forma esférica de seu globo, o olho deve ser pressurizado internamente por um líquido, e essa pressão é resguardada por uma forte cobertura externa — a esclera (do grego, *skléros*: duro). Esta camada resiste bem a traumas e infecções, de maneira que esses problemas se restringem aos tecidos que circundam a parte externa do globo ocular e apenas ocasionalmente o olho em si é afetado.

Para permitir a entrada da luz, a parte frontal da esclera, a córnea, deve ser completamente transparente. Isso significa que ela é desprovida de capilares que lhe forneçam alimentos, que devem ser providos pelas glândulas lacrimais e pelo humor aquoso da câmara anterior. Os danos causados tanto a um como a outro desses mecanismos têm como efeito a perda da transparência. Mais ainda: a córnea deve ser muito bem protegida e essa função é preenchida tanto por uma membrana muito sensível, a conjuntiva, que a recobre, como também pelas pálpebras, que se fecham num ato reflexo diante de qualquer eventual ameaça. Finalmente, em virtude de a luz refletida dos objetos ser divergente, esta deve ser concentrada na área sensível à luz (a retina), por meio de um mecanismo de foco (o cristalino), caso contrário enxergaríamos o mundo como através de um buraco de fechadura. Naturalmente, os cristalinos invertem a imagem sobre a tela; assim, de fato, vemos o mundo de cabeça para baixo e deixamos para nosso córtex occipital a tarefa de endireitá-lo novamente.

Num aparato tão imensamente complexo, é surpreendente que tão poucos elementos possam falhar, com exceção do mecanismo de foco, para o qual podemos precisar de ajuda. Os defeitos que mais ocorrem localizam-se nas pálpebras e no aparelho lacrimal, às vezes na membrana das conjuntivas e, menos freqüentemente, na córnea. Na parte interna do globo ocular, à parte erros de refração, o problema usual diz respeito às mudanças que a idade provoca no cristalino — cataratas, distúrbios de pressurização, glaucoma e, menos freqüentemente, problemas de retina e de nervos. Finalmente, deve ser lembrado que os olhos operam como um par e que cada um vê um objeto de um ângulo ligeiramente diferente. As falhas que se apresentam quanto a isto resultam no estrabismo, mais freqüentemente observado em crianças.

PROBLEMAS LACRIMAIS

Os problemas lacrimais podem ser observados no período logo após o nascimento, em crianças que sofrem de *olho grudento*, causado por um estreitamento do ducto lacrimal, no ponto em que este cruza o osso orbital, logo abaixo do olho. Muito freqüentemente, o ducto apresenta-se imaturo, não se desenvolvendo completamente senão após muitos meses, período durante o qual as lágrimas afloram e escorrem pela face. Durante a noite, formam um lago estagnante que espessa com a evaporação. Desta forma, ao acordar as pálpebras encontram-se incrustradas, presas uma à outra e, por vezes, levemente infeccionadas. O tratamento consiste em banhá-las para retirar as crostas, massageando suavemente o ducto lacrimal, bem abaixo do canto interno do olho. É raro que este necessite de sonda ou de injeções a não ser nos casos em que o quadro não se resolva espontaneamente, num período de três a quatro meses. Ocasionalmente, pode haver a ocorrência de quadro semelhante em adultos, o que provoca os sintomas da epífora — lágrimas que escorrem pela face.

Outra causa de epífora, que geralmente afeta idosos, é a incapacidade que apresenta a entrada do ducto lacrimal para aproximar-se do globo ocular. O quadro é causado tanto pela atrofia dos tecidos da pálpebra inferior como pelo seu deslocamento em função de um cisto meibomiano (q.v.), e os olhos apresentam suas bordas avermelhadas. Essa alteração da pálpebra é conhecida como *ectrópio*, e sua condição oposta, ou *entrópio*, provoca resultados similares que permitem aos cílios abrasar a conjuntiva.

No orifício logo abaixo da face interna do olho está localizado o saco lacrimal, reservatório de lágrimas que às vezes pode tornar-se foco de uma infecção. Surge, então, um cisto volumoso, inflamado, conhecido como "dacriocistite" (do grego, *dacryos*: lágrima), sobre o qual a pressão provocará o vazamento de pus a partir do ponto sobre a pálpebra inferior e lacrimejamento.

A *síndrome de Sjögren* consiste num quadro de atrofia das glândulas lacrimais que provoca a perda gradual de suas secreções, provocando prurido, sensação de irritação e inflamações recorrentes da conjuntiva. Inicia-se geralmente na meia-idade e afeta principalmente mulheres no período da menopausa, podendo estar associada à artrite reumatóide ou outro distúrbio do tecido conjuntivo. Por vezes, ocorre também o ressecamento das glândulas salivares, com boca seca e inflamação da língua.

PÁLPEBRAS

As pálpebras são cobertas, em sua parte frontal, por uma fina camada de pele. Assim, são propensas a inúmeras afecções de pele, principalmente alergias e eczema. Mais adiante localiza-se a membrana conjuntival, a qual inflama nos casos de conjuntivite (q.v.). Em sua parte central, as pálpebras são firmadas por uma placa de tecido conjuntivo — o tarso. É aqui que podem surgir os cistos tarsais, das pequenas glândulas internas do tarso conhecidas como glândulas meibomianas e cuja função é secretar o líquido sebáceo que lubrifica as pálpebras.

Os *cistos meibomianos* ou tarsais não são verdadeiros cistos, causados pelo bloqueio de um ducto. Devem-se ao aumento de tecido glandular que ocorre em conseqüência de uma irritação crônica ou uma infecção e tendem a manifestar-se em conjunto. A glândula torna-se inflamada, quando recebe a denominação de "calázio" (do grego, dim. de *chalaza*: terçol), que se torna proeminente principalmente quando a pálpebra é evertida para ser examinada; os pacientes podem queixar-se de lacrimejamento e irritação no globo ocular. Às vezes esses cistos são agudamente inflamados e secretam pus, mas permitem sua diferenciação do terçol (ver adiante) por sua localização na metade superior da pálpebra.

O *terçol* ou *hordéolo* (do latim, *hordéolus*: grão no olho, dim. de *hordeum*: cevada) é uma infecção da raiz de um cílio, daí sua localização sempre na borda da pálpebra, provocando uma tumefação inflamada acompanhada de uma ponta amarelada. Na maior parte dos casos, os terçóis contêm estafilococos e podem ter uma aparência muito semelhante às infecções cutâneas como furúnculos.

A *blefarite* (do grego, *blepharo* + sufixo G. -*itis*: inflamação) é uma inflamação crônica das bordas das pálpebras que se tornam avermelhadas, descamativas e por vezes levemente inchadas ou mesmo ulceradas. Esta condição encontra-se entre pessoas predispostas à caspa ou à seborréia, e tende a ocasionar infecções recorrentes inclusive de terçóis. As crostas gordurosas aderem aos cílios e podem ser removidas com banhos de bicarbonato de sódio a 5% dissolvidos em água quente. Ocasionalmente, a blefarite mais extensa pode ser decorrente de alergia a cosméticos ou por contágio no olho.

A *ptose* (do grego, *ptosis*: queda) é o termo que se dá à queda da pálpebra superior devido à paralisia de seus músculos, na maior parte dos casos de origem congênita. Em pessoas idosas, a assim chamada "ptose senil" é devida simplesmente à queda dos tecidos, que sofrem uma atrofia. A repentina manifestação de ptose é mais significativa e deve-se tanto à paralisia do terceiro nervo craniano como dos nervos simpáticos do pescoço (geralmente em função de um carcinoma brônquico). Este último leva à tríade de sintomas conhecida como *síndrome de Horner*, combinação de ptose, afundamento do olho e constrição da pupila. Naturalmente, quando os nervos simpáticos são estimulados as pálpebras farão o oposto e se retrairão, o que ajuda a provocar os quadros de olhos esbugalhados vistos nos casos de hipertireoidismo.

A *miastenia grave* é uma doença caracterizada por fraqueza muscular generalizada. Trata-se de uma moléstia auto-imune clássica, na qual os suprimentos do neurotransmissor acetilcolina, que conduz os impulsos nervosos pelas junções neuromusculares, se depletam. Todos os músculos são afetados em algum grau, mas sua principal característica é a ptose bilateral. As pálpebras caem progressivamente no decorrer do dia, seguindo-se o enfraquecimento dos demais músculos.

Uma manifestação cutânea que ocorre preferencialmente nas pálpebras é o *xantelasma* (do grego, *xanth* + G. -*elasma*: placa de metal batido). Trata-se de placas espessas, amareladas, cerosas, que surgem nas pálpebras superiores ou inferiores e próximas ao canto interno do olho. Significam a presença de excesso de colesterol no sangue, sendo por isso observadas nas pessoas portadoras de hipercolesterolemia de origem genética e também em alguns diabéticos.

CONJUNTIVAS

A conjuntiva é uma membrana que reveste a face interior das pálpebras e também recobre a área frontal do olho. Assim, quando os olhos se

A. Ectrópio

B. Entrópio

C. Cisto meibomiano

D. Terçol

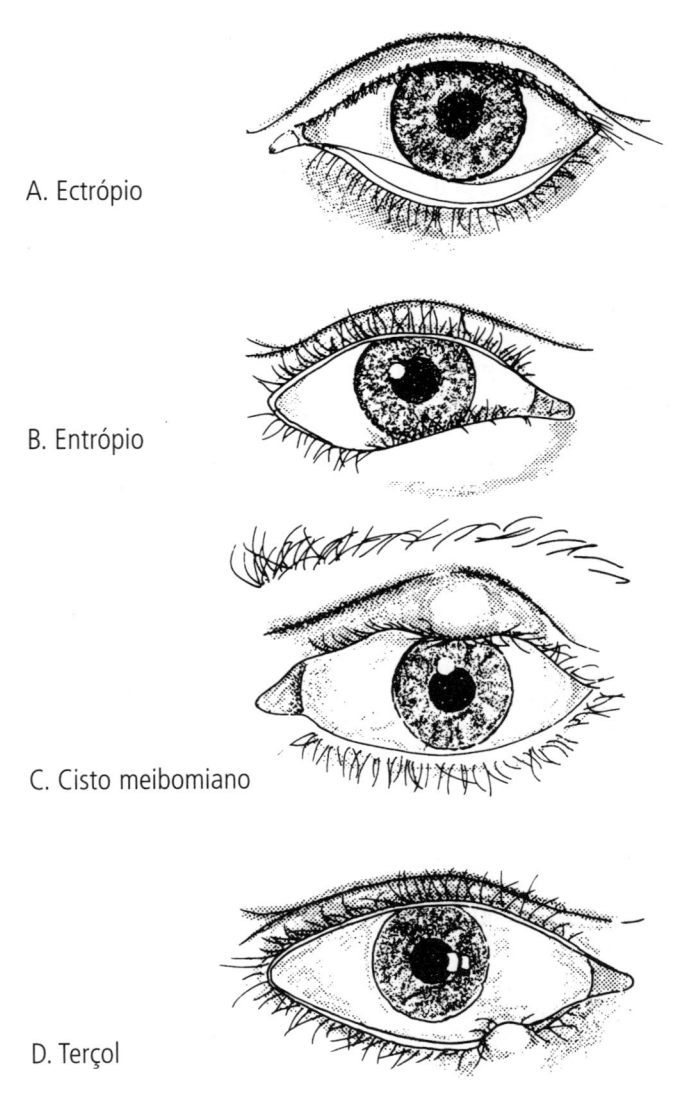

FIGURA 19.1 *Distúrbios da pálpebra*

fecham, ela forma um saco completo que contém as lágrimas. Pode inflamar devido à sua exposição à poeira, às infecções e às substâncias alergenas como pólen, dando origem a vários tipos de conjuntivites. Uma condição freqüentemente observada das conjuntivas é a *hemorragia subconjuntival*, que se segue a uma ruptura espontânea de um dos capilares e que estende uma camada de sangue sobre a esclera branca que desfigura o olho em geral, por uma semana ou duas, mas sem significado patológico.

A *conjuntivite aguda* é mais comumente devida a uma infecção por bactéria. Quando atinge apenas um dos olhos, indica que sua causa provável consiste na presença de um corpo estranho. A esclera apresenta-se rosada ou avermelhada e inflamada, principalmente na parte periférica; da mesma forma, a conjuntiva tarsal e a epífora podem ser proeminentes. Por vezes observa-se muito edema, condição conhecida como "quemose", podendo haver secreção purulenta a unir as pálpebras, ao lado de partículas mucopurulentas observadas sob as pálpebras. A visão permanece essencialmente normal e a pupila, de formato normal, reage à luz.

Quando esse quadro apresenta-se em recém-nascidos, deve-se considerar a probabilidade de ser decorrente da gonorréia neonatal; a assim chamada oftalmia de neonato é uma infecção virulenta que pode levar à cegueira quando não tratada de modo adequado. No entanto, é rara atualmente, e a maior parte dos casos de conjuntivite neonatal está relacionada a infecções por clamídia, sendo denominadas "conjuntivite de inclusão", devido à forma pela qual a clamídia se inclui na parte interna das células. A mãe geralmente apresenta uma infecção venérea. Essa forma da doença é às vezes adquirida por adultos ao se banharem em piscinas e parece estar se tornando mais comum.

O *tracoma* é também uma conjuntivite por clamídia, rara na Inglaterra, mas em escala mundial é a causa mais comum da cegueira. Ocasionalmente, observam-se casos da doença entre imigrantes provenientes do Oriente Médio e do Extremo Oriente, manifestando-se como conjuntivites crônicas.

A *conjuntivite viral* ocorre em escolas e outras comunidades, sob a forma de epidemias localizadas, de "olho avermelhado", com febre baixa e aumento de volume dos gânglios pré-auriculares em frente ao ouvido. Há uma coloração rosada sobre a esclera e o olho lacrimeja consideravelmente, mas o quadro perdura por apenas alguns dias, resolvendo-se geralmente de forma espontânea.

A *conjuntivite alérgica*, em regra, não é difícil de ser diferenciada de uma causa infecciosa; produz uma secreção clara, aquosa, com muito prurido. Assume duas formas: a primeira delas é a febre do feno, que ocorre nos meses de verão, acompanhada de espirros e catarro. Menos comumente pode ocorrer um caso de alergia diferente, mais localizada, que envolve apenas a conjuntiva tarsal e que é conhecida como *catarro primaveril*, pois se manifesta nessa estação. A parte interna das pálpebras apresenta-se muito inchada e semelhante a pedras arredondadas de pavimentação que são bastante alarmantes, com grandes protuberâncias pruriginosas e secreção viscosa característica.

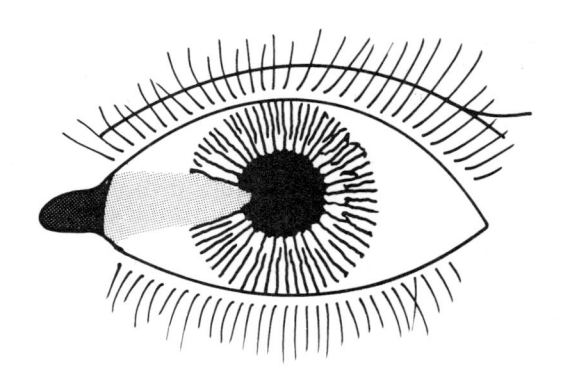

O *pterígio* (do grego, *pterygion*, qualquer coisa como uma asa, dim. de *pteryx*, asa) é por vezes observado no lado nasal do globo ocular, cruzando a esclera na forma de uma invasão triangular opaca. Trata-se de uma alteração degenerativa da conjuntiva que ocorre mais em países de clima seco e quente e acredita-se que os raios ultravioleta sejam um fator causal. A não ser nos casos em que cresçam o suficiente para invadir a córnea, possui relevância apenas cosmética e não tem nenhum efeito sobre a visão.

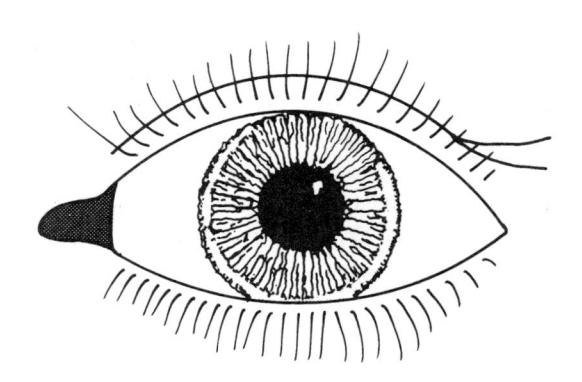

FIGURA 19.2B *Halo senil*

CÓRNEA

A lesão observada mais freqüentemente sobre a córnea é o crescente ou círculo de material lipídico, mais espesso na parte superior ou inferior e que recebe a denominação de *halo senil*. Separa-se da margem da córnea por uma fina estria de córnea limpa e de coloração acinzentada. Quando observada em pessoas jovens geralmente significa a presença de quantidades excessivas de lipídio no sangue, sendo, portanto, associada a uma patologia vascular, mas a enfermidade nunca se estende próxima ao centro o suficiente para afetar a visão.

TABELA 19.1 Possíveis causas de dores no olho

Quadro	Indicadores
Conjuntivite	Olhos avermelhados, conjuntiva úmida, geralmente bilateral
Corpo estranho	Eclosão súbita, espasmos da pálpebra
Terçol	Visível na raiz do cílio
Blefarite	Erupção na pálpebra, pode ser de contato
Entrópio	A pálpebra se volta para dentro, lacrimejamento
Cisto meibomiano	Somente se infectado
Sinusite	Sobre ou abaixo do olho, sensível à pressão
Úlcera dendrítica	Dor intensa, diminuição da visão, dificuldade de foco
Glaucoma	Halos ao redor de focos de luz, distúrbios na visão, pupila ovalada
Irite	Padrão central de eritema, distúrbios na visão
Dacriocistite	Inflamação sob o olho, aumento de volume
Arterite temporal	Idade, sintomas generalizados, sensibilidade na artéria
Acne rosácea	Desconforto brando, episclerite, erupção na face
Neurite óptica	Profundo desconforto, piora com os movimentos do olho principalmente quando se voltam para cima

Denomina-se *ceratite* a inflamação da córnea geralmente causada por vírus, pois, com exceção do gonococo, as bactérias somente chegam a invadir o epitélio corneano quando este já sofreu algum dano. É por esta razão que as abrasões da córnea exigem constante exame: para evitar que se transformem em úlcera. A córnea também sofre em virtude de seu ressecamento, como pode ocorrer na síndrome de Sjogren, no tracoma e na exoftalmia decorrente da tireotoxicose, quando as pálpebras não podem unir-se. A acne rosácea pode acarretar a ceratite, mas desaparece quando a pele se recupera.

A *ceratite por herpes simplex* é uma forma de inflamação da córnea devida a gripe ou resfriado, que assume o formato de pequenos pontos do tamanho de cabeças de alfinete ou de uma úlcera de forma irregular e ramificada, daí a denominação *dendrítica* (do grego, *dendritis*: que se relaciona a uma árvore). Inútil dizer que o quadro é extremamente doloroso, apresentando fotofobia e avermelhamento da esclera e certa alteração da visão. A *herpes simplex* ou *zoster* também pode manifestar-se na córnea, quando afeta o nervo oftálmico e surgem erupções em forma de vesículas na testa e nas áreas laterais do nariz. As pessoas idosas são as mais afetadas e o quadro se faz preceder ou às vezes é seguido de uma dor nevrálgica ao longo do trajeto do nervo, que pode ser muito intensa e persistente. Em ambas as formas de ceratite, quando se dá a formação de úlceras profundas na córnea ocorre a inflamação da câmara anterior e da íris. O pus pode gravitar formando um nível na parte inferior da câmara anterior — o hipópio, que faz com que a íris se torne edemaciada e tomada de sangue — a *irite aguda* (por vezes também denominada iridociclite).

TRATO UVEAL

A Figura 19.4 mostra a área da íris, do corpo ciliar e coróide, os quais são contíguos a uma outra área, a da "úvea" ou "trato uveal" (do latim, *uva*: uva). A inflamação recebe a denominação de uveíte, que passou a ser virtualmente sinônimo de "iridociclite" e "coroidite"; três expressões podem ser usadas indiferentemente.

Como a úvea está localizada dentro do globo ocular, a maioria dos casos de uveíte não é de origem infecciosa, mas de fundo alérgico ou auto-imune. Parece que as células da íris são extremamente sensíveis aos antígenos e, caso algum destes se mostre no sangue (como se dá nos quadros crônicos mencionados abaixo), os tecidos reagem inflamando e inchando. Dessa forma, a uveíte caracteriza-se por uma dor profunda, latejante no olho, totalmente ao contrário das dores agudas que marcam os quadros de ceratite. Há um certo avermelhamento do olho, em regra apenas na borda da córnea e não envolvendo o total do saco conjuntival. Observa-se também a importante constrição da pupila e isto, lamentavelmente, significa que a íris congestionada tende a aderir ao cristalino que se encontra imediatamente por trás dela, através do exsudato; a alteração dos contornos da íris que ocorre por conta dessa adesão recebe o nome de "sinéquia" (do grego, *synecheia*: continuidade, junto). Esta é a razão da utilização de gotas de atropina para que as pupilas se dilatem e assim prevenir a ocorrência dessas adesões.

As condições mais associadas à uveíte são a artrite reumatóide, a sarcoidose, a espondilite anquilosante, a síndrome de Reiter, o lúpus eri-

255

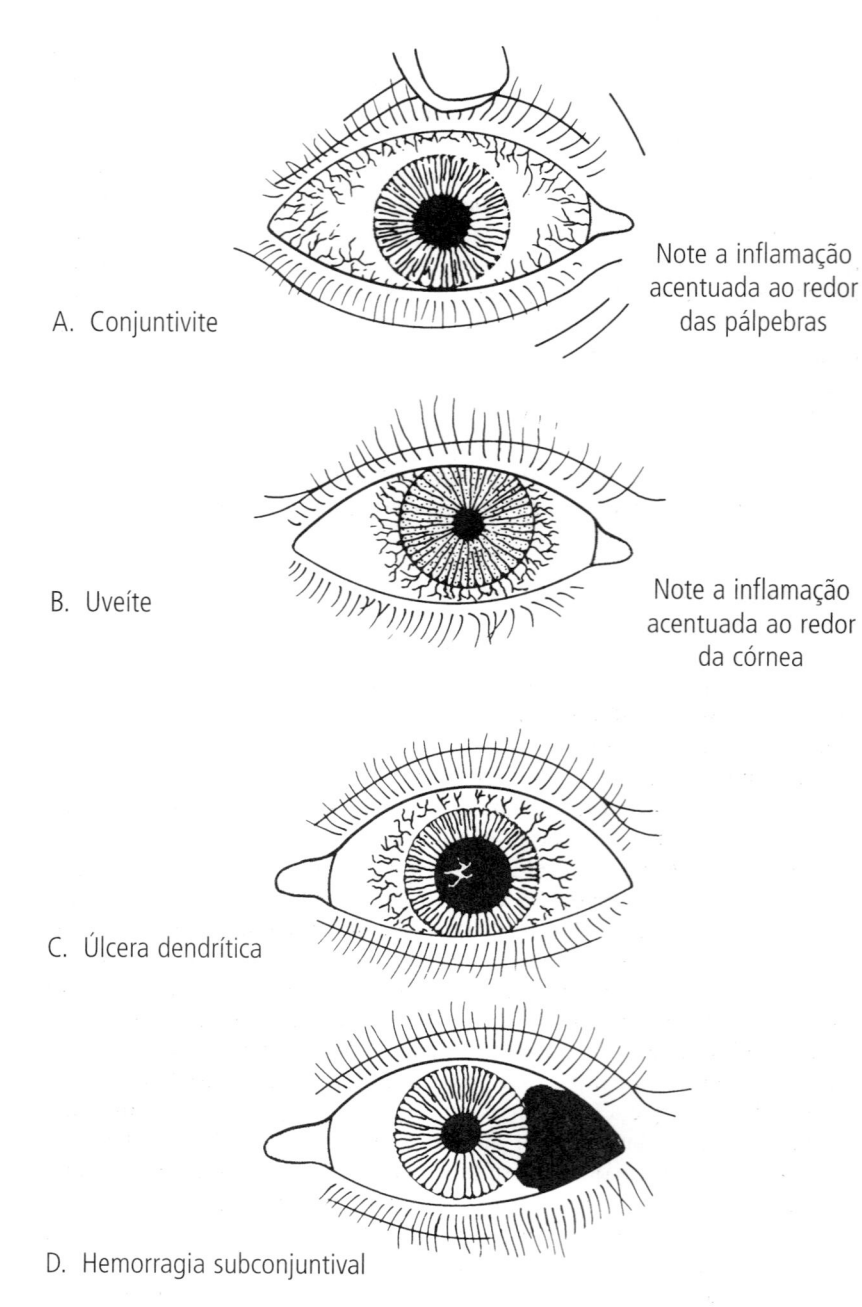

A. Conjuntivite — Note a inflamação acentuada ao redor das pálpebras

B. Uveíte — Note a inflamação acentuada ao redor da córnea

C. Úlcera dendrítica

D. Hemorragia subconjuntival

Figura 19.3 *Causas comuns de olho vermelho*

tematoso e a doença de Behcet. Esta última é uma condição bastante incomum, mas muito desgastante e dolorosa, de origem desconhecida e que afeta mais os jovens do sexo masculino, os quais, além da irite, apresentam ulcerações na boca e nos genitais.

GLAUCOMA

A pressão interna do olho deve ser finamente balanceada: o suficiente para manter o formato arredondado do globo ocular e não tão intensa a ponto de impedir a entrada de sangue para nutrir a retina. Quando esse equilíbrio excede os níveis considerados normais (cerca de 20 mmHg de tonômetro), a retina torna-se isquêmica, desencadeando o quadro conhecido como glaucoma. Este se desenvolve em função da obstrução do escoamento do humor aquoso, por vezes pelo fato de o formato do olho

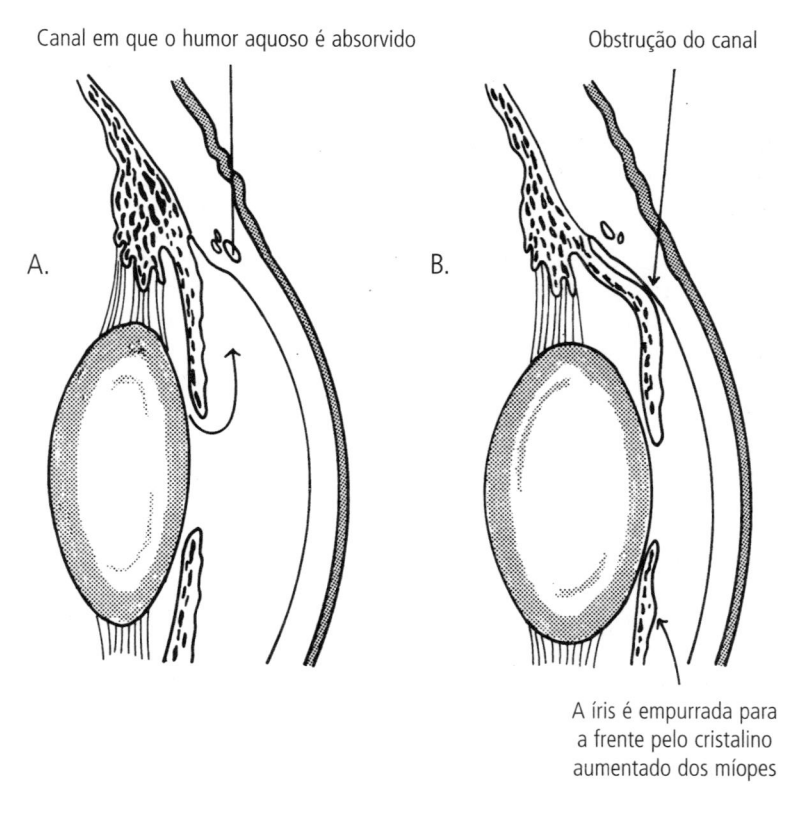

Canal em que o humor aquoso é absorvido

Obstrução do canal

A.

B.

A íris é empurrada para a frente pelo cristalino aumentado dos míopes

FIGURA 19.4 *Circulação do humor aquoso em A. olho normal; B. no glaucoma agudo*

permitir aos cristalinos empurrarem a íris para a frente (*glaucoma de ângulo fechado* ou *agudo*), mas, freqüentemente, por nenhuma razão óbvia (*glaucoma de ângulo aberto* ou *crônico*). Às vezes, este pode apresentar-se secundariamente a casos de uveítes que provocam a obstrução dos canais de drenagem pelo acúmulo de resíduos inflamatórios.

O *glaucoma agudo* ocorre particularmente em mulheres entre cinqüenta e sessenta anos de idade. Deve-se ao estreitamento do ângulo da câmara anterior, que se dá em função de o tamanho do cristalino ser grande demais para um olho relativamente pequeno; a paciente geralmente se torna hipermétrope, devendo utilizar-se de óculos de lentes grossas. Os ataques são repentinos — após as pupilas terem dilatado e fechado seu ângulo conjuntamente —, freqüentemente à noite, e se caracterizam por visão borrada, dores de cabeça e surgem halos coloridos ao redor dos focos de luz. São recorrentes e tornam-se mais severos até haver uma intensa congestão do olho e sérios danos visuais. O tratamento ortodoxo envolve a remoção de pequenas partes da íris de cada olho (iridectomia periférica), para permitir que o humor seja excretado diretamente pelo canal de drenagem.

O *glaucoma crônico*, também conhecido por glaucoma simples, é mais insidioso em sua forma de abordagem, apresentando-se, na maior parte dos casos, em pessoas idosas. Surge em olhos de todos os formatos e tamanhos, sendo desconhecida sua causa exata. Pode ocasionar dores de cabeça brandas, mas, na maioria dos pacientes, sua única evidência consiste na perda gradual do campo externo de visão, quadro conhecido como escotoma, que pode passar desapercebido durante várias semanas. É por esta razão que, nesta faixa etária, é desejável o exame regular dos olhos e a medição de sua pressão por um clínico. Quando examinada ao oftalmoscópio, a retina apresenta uma depressão em forma de xícara sobre o disco óptico, na área em que seu arco apresenta seu ponto mais fraco. O tratamento-padrão utiliza gotas de pilocarpina ou adrenalina para estimular a drenagem ou gotas de betabloqueadores para diminuir a produção do humor.

CATARATA

A denominação provém da palavra grega que significa "amaldiçoado" e ilustra o horror que os pacientes sentem ante a opacidade do cristalino, prenúncio da última das sete idades do homem (e mulheres, porque atinge por igual a ambos os sexos). A idade na qual tem início a assim chamada "catarata senil" é determinada em função de influências genéticas, o mesmo ocorrendo quanto à velocidade na qual ela progride.

A catarata é causada pela coagulação das proteínas do cristalino em função da idade, que se dá de forma muito semelhante àquela pela qual a albumina do ovo coagula em função do aquecimento. De início, a opacidade se apresenta ao redor da borda do cristalino como degraus em forma de cunha, com áreas mais claras entre si. Na verdade, o quadro tem início no começo da meia-idade, mas não temos consciência do fato devido a que parte do cristalino é coberta pela íris e a acuidade visual apresenta seu ponto máximo na parte central do mesmo. Eventualmente, esses degraus convergem para seu eixo, quando passam a obscurecer a visão central; para ler, a pessoa passa a necessitar de livros que ofereçam letras grandes e nenhum tipo de óculos pode auxiliá-la. Paralelamente à difusão central, as opacidades espalham-se das camadas internas do cristalino às externas (o cristalino é composto de camadas, como as de uma cebola). Enquanto não atinge o córtex, a catarata não "se completa", sendo, portanto, tecnicamente mais difícil de ser extraída. Quando se torna madura, começa a desintegrar-se, dando origem a complicações. Este é seu ponto ótimo de remoção, o que nem sempre é compreendido pelos pacientes, que acreditam que sua visão será espetacularmente restaurada com a passada do bisturi. A tendência mais recente é a inserção de pequenos cristalinos de plástico em substituição aos naturais, com a utilização de óculos, quando necessário, para mudar a distância focal. Às vezes isto não é possível; usam-se então lentes de contato e óculos espessos, os quais têm a desvantagem de aumentar todos os objetos e causar distorções de visão.

O processo de hidratação e coagulação que ocasiona o surgimento da catarata, sob certas circunstâncias, pode ser acelerado. O diabetes, as terapias a longo prazo com esteróides, os raios infravermelhos e traumas podem causar a catarata precoce. A catarata congênita pode ocorrer na presença de rubéola e na síndrome de Down.

DISTÚRBIOS NA RETINA

Como qualquer outro tecido, a retina pode ser atingida por uma variedade de patologias: edema, isquemia, degeneração, descolamentos e até mesmo infecções. No entanto, em razão de seu papel central como receptor sensorial, responde à mínima provocação informando-nos imediatamente.

As alterações quanto ao suprimento de sangue na retina surgem principalmente em função dos quadros de *diabetes* e *hipertensão*, que provocam hemorragias dos vasos que se localizam na região posterior do "fundo" do olho e o surgimento de edema na retina (*papiledema*), embora ele seja visível somente através do oftalmoscópio. Na Inglaterra, a causa mais comum dos casos de cegueira é resultante da assim chamada *retinopatia diabética*, que é um misto de desnutrição, hemorragia e exsudação de gordura, principalmente ao redor da mácula onde se localiza a visão central; portanto, os danos causados são de grau máximo. Mais ainda, a retina isquêmica reage promovendo o crescimento de novos vasos no humor vítreo, o que só piora o quadro. É para a destruição desses vasos que os diabéticos se submetem a tratamentos a laser.

Degeneração macular senil é o nome que se dá à atrofia das células da mácula da retina, que às vezes atinge pessoas idosas e que leva ao escotoma central, afetando a área de leitura do olho. Condição levemente semelhante, embora proveniente de causa totalmente diferente e que afeta grupos etários mais jovens, é a *retinite pigmentosa*, tendência herdada à degeneração e pigmentação dos cones e ainda mais dos bastonetes. Tem início na infância, como cegueira noturna, leva à gradual visão tubular e, na meia-idade, à cegueira total devida à completa degeneração da mácula.

O *descolamento da retina*, na verdade, consiste da separação de suas duas camadas tanto à ocorrência de laceração (que permite que o derrame do humor vítreo levante de seu leito sua camada interior, como se observa no diabetes) como em função de um golpe repentino sofrido pelo olho; ou também em virtude da adesão de sua camada interna ao corpo vítreo, o qual a retrai produzindo a clássica reação da retina: *flashes* de luz. Estes últimos são um sinal de que está para ocorrer um descolamento, podendo ser distinguido daqueles causados pela enxaqueca porque sempre se dão exatamente no mesmo lugar. Quando ocorrem, os descolamentos não provocam nenhuma dor, mas parece que começa a descer uma cortina sobre o campo de visão dos pacientes à medida que se dá a perda da retina; esta necessita ser recolocada delicadamente em seu lugar, provavelmente sendo fixada com o uso criterioso da coagulação a laser.

As *moscas volantes* constituem também um fenômeno diferente. Tratam-se de partículas de colágeno e outros detritos que flutuam no corpo vítreo. Podem ser observadas pelo sujeito contra um fundo de luz e pelo clínico munido de um oftalmoscópio. A não ser que apareçam subitamente em grande número, não são patológicas, mas devem ser diferenciadas dos *flashes* de luz indicadores de um provável descolamento que vimos de mencionar.

ESTRABISMO

O desenvolvimento normal de um recém-nascido permite que ele aprenda a focalizar o olhar sobre um objeto em poucas semanas. Para tanto, é preciso que tenha desenvolvido a visão macular. Durante o processo de aprendizado os olhos vagueiam, independentes um do outro, mas logo aprendem que, operando simultaneamente como um par, são capazes de avaliar a distância de um objeto: dessa forma, surge a visão binocular.

Mas o que acontece quando um olho apresenta mais dificuldades de visão do que o outro, seja por um defeito de refração de seu cristalino, seja por uma razão patológica mais séria? Nesses casos, o olho terá mais dificuldade em focar sobre um objeto e, mesmo que o consiga, a imagem recairá sobre o lugar errado, dando origem à visão dupla que simplesmente confunde a criança. Então, o cérebro, automaticamente, suprime essa falsa imagem e o olho em questão torna-se preguiçoso ou *amblíope* (do grego, *amblys*: obscuro) e, gradualmente, deixa de atuar por completo. No decorrer dos anos a supressão continua até que, por volta dos cinco anos de idade, torna-se permanente e a visão da criança é monocular. Mais ainda, o olho ambliópico não se vê compelido a seguir seu colega na direção de seu olhar; transforma-se assim em motivo de embaraço social para seu possuidor que descobre, conforme ele cresce, que pessoas erradas (as quais ele não pode ver) respondem às suas questões.

Até que o olho ambliópico finalmente desista, a criança pode ver os objetos com qualquer dos olhos — fixação alternada —, mas não "se livrará do estrabismo", como alguns acreditam. Para estimular o olho mais fraco a desenvolver a visão macular, é necessário cobrir-se o olho bom com um tapa-olho ou, até mesmo, se a imagem cai sobre uma área muito externa à mácula, proceder-se à correção cirúrgica dos músculos do olho.

O estrabismo repentino em adultos pode ser devido a danos causados à inervação dos músculos extrínsecos do olho, geralmente em função do diabetes, da esclerose múltipla ou, ocasionalmente, por compressão do nervo por um tumor ou aneurisma. Esses fatores ocasionarão a diplopia durante alguns poucos dias, até ocorrer a supressão da imagem falsa. O estrabismo pode ocorrer igualmente nos casos de perda de visão de um dos olhos, quando então este não terá objeto sobre o qual fixar-se para manter uma posição estável.

20

OUVIDOS: DISTÚRBIOS DE AUDIÇÃO E DE EQUILÍBRIO

O ouvido é o órgão tanto da audição quanto do equilíbrio — dois de nossos sentidos mais importantes — e encontra-se bem protegido por estar profundamente localizado no interior do osso temporal. Isso significa que apenas seu canal externo e a membrana timpânica podem ser examinados com facilidade e as funções dos ouvidos médio e interno devem ser avaliadas a partir de testes especiais. O exame da membrana timpânica é realizado por meio do otoscópio (auroscópio), facilitado quando o canal é direcionado pelo tracionamento delicado da orelha para cima e para trás.

OUVIDO EXTERNO

O pavilhão auricular é um funil rudimentar para ondas sonoras, de pouca utilidade para os seres humanos e que consiste simplesmente de cartilagem recoberta de pele, embora algumas poucas pessoas retenham vestígios de músculos que lhes permitem movê-lo. Na dobra situada além da aurícula localizam-se inúmeras glândulas sebáceas que secretam uma substância oleosa; esta área constitui-se num campo favorável à formação de cistos sebáceos. A hélice, que forma a parte superior do pavilhão em portadores de gota, ocasionalmente, contém tofo ou apresenta-se desfigurada em virtude das constantes contusões sofridas pelos que praticam o boxe, situações em que são denominadas como "orelhas em couve-flor". A parte externa do canal auditivo contém glândulas que secretam uma substância oleosa similar, a qual se solidifica com o tempo formando a cera; sua coloração depende de sua maturidade e da quantidade de água que contém em sua composição. O organismo de certos indivíduos produz mais cera que o de outros, sendo de se notar que as pílulas anticoncepcionais reduzem a quantidade de sua secreção. Ela possui características de proteção que asseguram a não-infiltração da água e exterminam bactérias devido à sua natureza ácida: as pessoas que apresentam quantidades insuficientes dessa substância tendem a sofrer episódios repetidos de infecção do canal auditivo.

Muitos dos problemas que atacam o canal auditivo externo são da pele que o reveste. Os eczemas que se localizam em lugares úmidos geralmente apresentam-se nesta região devido à sua temperatura, causando uma supuração crônica, pruriginosa e, às vezes, algumas vesículas. A região pode apresentar infecções periódicas (principalmente quando sofre a abrasão de objetos utilizados para a limpeza da cera do ouvido); torna-se então dolorosa e ainda mais em face de um furúnculo que venha a causar sua obstrução. A *otite externa* tende a surgir principalmente em decorrência da prática da natação em águas poluídas, quando pode haver a penetração de fungos que provocam uma secreção cremosa e esbranquiçada. Quando se trata de crianças, deve-se considerar a possibilidade da presença de um corpo estranho, pois é local favorito para o depósito de objetos de pequenas dimensões.

MEMBRANA TIMPÂNICA (TÍMPANO)

O *tímpano*, ou *membrana timpânica*, é uma membrana oval e semitransparente, de diâmetro equivalente a uma ervilha grande localizada ao final de um canal de cerca de 2,5 cm. Em condições normais, apresenta uma delicada coloração cinza-pérola que, quando inflamada, transforma-se em vermelho forte e, posteriormente, em púrpura escuro. Isso acontece com infecções que atinjem o ouvido médio ou após a natação, mergulho ou viagens de avião, por causa das diferenças de pressão sobre as diversas partes da membrana timpânica, quadro conhecido como *barotrauma*. Durante o vôo, a pressurização geralmente é mais baixa que o normal, o que causa a saída de uma certa quantidade de ar das trompas de Eustáquio. Quando toca o solo, a pressão volta ao normal, mas se o ar não consegue voltar às trompas em virtude da presença de catarro, a membrana timpânica se abaulará para trás podendo provocar dores intensas paralelamente à surdez e vertigens que perduram por várias horas.

A perfuração da membrana timpânica é quase sempre resultado de infecções que afetam o ouvido médio (ver a seguir). Quando ocorrem na parte inferior da membrana e não são muito intensas, geralmente curam-se em pouco tempo, sem deixar vestígios. Enquanto persistem secretam um líquido purulento aquoso e pouco espesso, mas, como raramente provocam complicações, são chamadas de perfurações "seguras". Às vezes, alguns poucos indivíduos desenvolvem um grande orifício, como resultado de danos causados por rajadas de vento, casos que podem requerer um transplante para sua recuperação.

Quando a perfuração se localiza na parte superior da membrana timpânica denomina-se "perfuração não-segura", pois tais lesões tendem a tornar-se crônicas e, gradualmente, provocar o desgaste das estruturas ósseas subjacentes, principalmente os ossículos e o mastóide. Quando persiste por um longo período de tempo, a infecção provoca a formação de uma massa de tecido granulomatoso denominada "colesteatoma", que exsuda uma supuração profusa e fétida. Essa situação facilita o aparecimento de abscessos e infecções localizadas na parte interna do osso temporal e que resultam em cirurgia. Assim, tais casos de perfuração devem ser tratados com grande seriedade.

OUVIDO MÉDIO

A *otite do ouvido médio* é uma das queixas infantis mais comuns, que tende a ocorrer sempre que se dá uma obstrução da extremidade inferior da trompa de Eustáquio, em virtude da presença de catarro ou aumento de volume das adenóides. Quando ocorre um resfriado, gripe ou outra infecção no trato respiratório superior, esta freqüentemente progride de forma ascendente, atingindo o ouvido médio e provocando dores de natureza lancinante ou latejante. As secreções se tornam infectadas por estafilococo ou estreptococo e a membrana timpânica aparece protuberante em função da pressão exercida pelo pus, podendo vir a romper, o que provoca a diminuição da dor. Quando não ocorre a perfuração, a membrana timpânica se refaz de maneira muito rápida em cerca de uma semana; a partir daí passa a apresentar, durante certo tempo, uma aparência escamosa, mais parecida a um calçamento malfeito.

As complicações decorrentes da otite média geralmente implicam sua ampliação para as áreas vizinhas. Embora incomuns, é preciso tê-las em mente, pois são potencialmente perigosas.

- A *mastoidite* é uma das mais conhecidas e ocorre, repentinamente, quando a infecção se estende nos espaços das cavidades do mastóide localizadas atrás do ouvido. O osso torna-se sensível à pressão (isso sempre deve ser avaliado); apresenta aumento de volume e a aurícula é impulsionada para a frente mais que sua contraparte oposta, quando observada de frente. Quando toda uma série de antibióticos apropriados para infecções de ouvido não produz efeitos, a mastoidite pode estar sendo mascarada e formando-se vagarosamente, provocando dores crescentes.

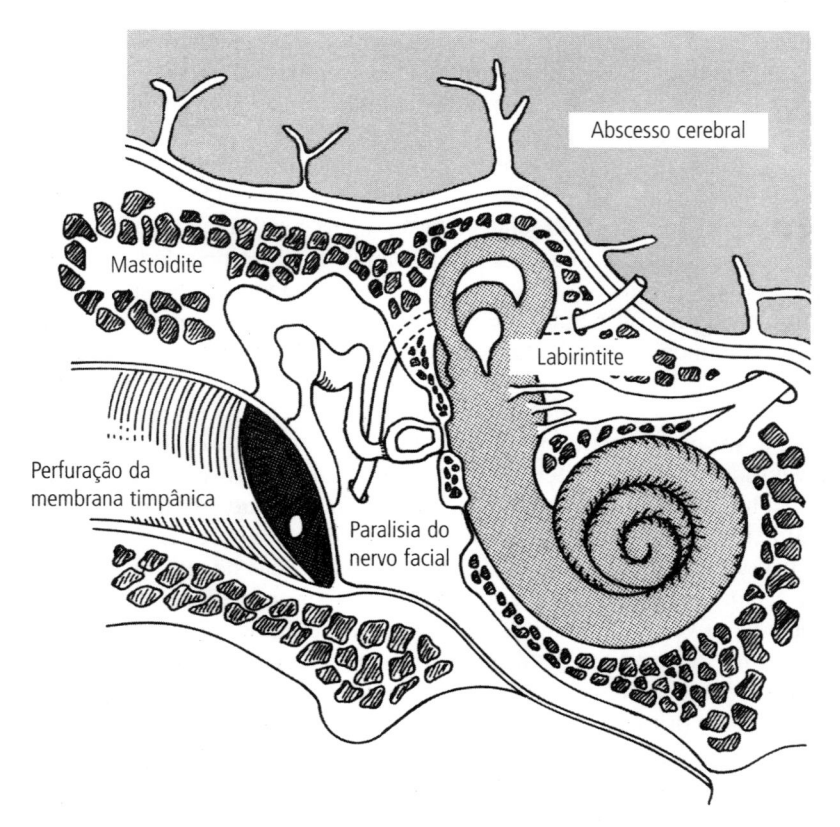

Figura 20.1 *Complicações decorrentes de otite média*

- A disseminação ascendente da infecção, em raros casos, pode alcançar o temporal e atingir as meninges, provocando meningite ou abscessos cerebrais. O paciente mostrar-se-á gravemente enfermo e comatoso.
- O nervo facial percorre as trompas de Eustáquio. Assim, os danos sofridos por ele nessa área podem se manifestar como uma paralisia de Bell (ver Capítulo 18).
- O possível comprometimento do ouvido interno se manifesta por vertigens e vômitos comuns à *labirintite*.

A *otite média serosa* é um quadro já conhecido, que vem sendo diagnosticado com muita freqüência. Uma em cada duzentas crianças, por ano, é operada para a inserção de tubinhos ou tubos de ventilação. Os ossículos podem vibrar livremente porque as trompas de Eustáquio, por intermédio da abertura de sua terminação inferior, se enchem de ar a cada vez que engolimos. No entanto, quando as trompas se enchem de fluido, ocorre o comprometimento gradual da audição; o desenvolvimento da fala e da linguagem se perde em uma idade crítica. O ouvido médio, que é revestido por uma membrana mucosa, normalmente secreta uma pequena quantidade de muco. Quando este não pode ser drenado, gradualmente se torna espesso até tomar a cor e a consistência de cola. Como a extremidade inferior da trompa pode ser obstruída com tanta facilidade pelo aumento do adenóide, passa a haver acúmulo de pressão negativa no ouvido médio, que é responsável pela sucção do muco das glândulas. Houve uma época em que este era removido, na esperança de aliviar os sintomas. Atualmente, descobriu-se que é menos traumático simplesmente diminuir o vácuo na outra parte, enxertando-se pequenos tubos na membrana timpânica denominados tubos de ventilação, que permitem que o ar entre e que os ossículos vibrem livremente. Esses pequenos tubos, semelhantes à metade de uma ervilha, geralmente permanecem no lugar por cerca de seis meses até sua rejeição espontânea. Cerca de uma dentre cinco crianças deverá ter o dreno reinserido; durante o tempo em que permanecer com ele deve usar protetores de ouvidos para nadar e não praticar mergulho.

A *otosclerose* é um distúrbio de ordem genética que afeta os ossículos do ouvido médio, principalmente os últimos da cadeia, os estribos. O osso torna-se primeiramente esponjoso e depois endurece (esclerose), cimentando-se à janela oval localizada atrás; ocorre, assim, um impedimento às vibrações, principalmente as de freqüência mais alta. Outra de suas conseqüências é que o reflexo estapédico, de início, reage com muita força e, como a função desse pequeno músculo é atuar como "amortecedor" de sons altos, estes passam a ser excluídos; desta forma, a fala é melhor ouvida quando se estabelece sobre um fundo de ruído (paracusia).

A perda auditiva que se segue é geralmente bilateral e notada primeiramente em adultos jovens entre os vinte e trinta anos de idade, tornando-se progressivamente pior na meia-idade, quando requer tratamento mais específico do que apenas aquele propiciado pelos apoios auditivos. Nas mulheres a surdez pode apresentar uma piora súbita durante a gravidez ou quando utilizam pílulas anticoncepcionais; como em ambos os sexos observam-se pequenas vertigens, o quadro pode ser confundido com a doença de Menière. O tratamento ortodoxo abrange a remoção dos estribos e sua substituição por um pequeno pistão de plástico, que oferece à maioria dos pacientes uma melhora substancial. Existem também evidências de que pequenas doses de fluoreto de cálcio estabilizam o osso e ajudam a interromper sua deterioração.

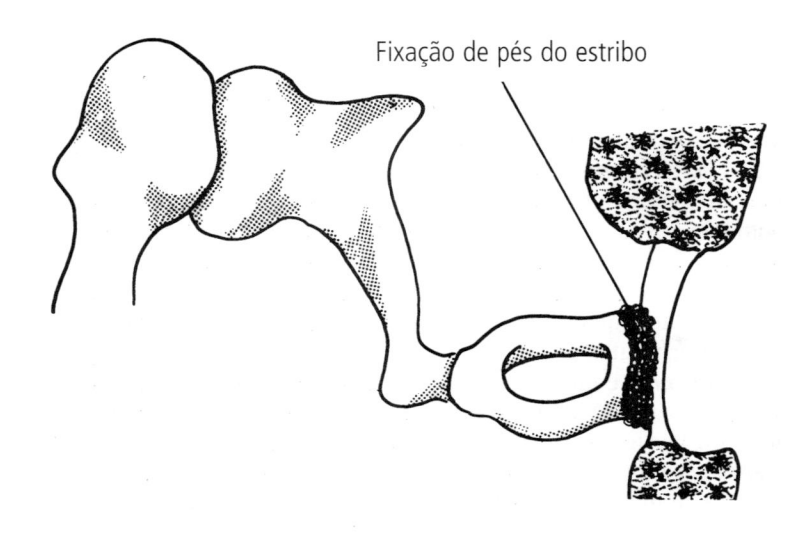

Fixação de pés do estribo

Figura 20.2 *Otosclerose*

OUVIDO INTERNO

Em razão de a cóclea e o labirinto vestibular serem tão próximos e compartilharem o nervo vestibulococlear, o sintoma da surdez, ou tinido, freqüentemente é acompanhado por vertigens. Isso é principalmente observado na *doença de Menière*, na qual ocorre um súbito aumento da pressão interna do labirinto por razões que não são claras. O resultado é que, periodicamente, apresentam-se distorções do labirinto e episódios de vertigem e náusea, tinido e perdas variáveis de audição, paralelamente a uma sensação de pressão nos ouvidos. Os ataques variam de freqüência de um em poucos meses a um por semana, podendo acumular-se no decorrer dos anos, mas entre esses episódios o paciente se vê relativamente livre de sintomas.

Um ataque único freqüentemente se instala de modo muito repentino e pode durar de poucas horas a vários dias, confinando o paciente ao leito em função das vertigens. Ao lado desses sintomas, alguns pacientes notam também um aumento da surdez ao longo dos anos, nos períodos que separam os ataques agudos, principalmente em relação a notas mais graves e também um certo grau de tinido. Por alguma razão, as pessoas de pele clara e olhos azuis parecem apresentar a doença de Menière mais precocemente, em geral, entre os trinta e sessenta anos de idade.

VERTIGENS

A sensação de girar, freqüentemente descrita como tontura ou tonteira, não é sintoma incomum em outros distúrbios, mas pode ocorrer sozinha. A *vertigem postural benigna* é aquela que ocorre quando a cabeça se encontra numa certa posição, tal como quando nos barbeamos, aparentemente porque certas células capilares na ampola são facilmente estimuláveis. Pessoas idosas são particularmente vulneráveis a esse tipo de vertigem, mas esta é geralmente do tipo fatigável, isto é, desaparece em poucos minutos, quando a pessoa reposiciona a cabeça e estará livre de sintomas por muitas horas.

A *labirintite* é uma conseqüência ocasional da gripe ou de outro tipo de infecção viral. O labirinto inflama e transmite a falsa informação que resulta em vertigens que pioram com a movimentação da cabeça. Pode causar náusea intensa e vômitos passíveis de perdurar por muitos dias ou mais, mas sempre desaparece sem conseqüências sérias.

SURDEZ

De várias maneiras a perda da audição é mais trágica do que a da visão, pois enquanto o cego se encontra isolado das coisas, a pessoa surda se isola das pessoas e, conseqüentemente, se torna muito solitária. Nosso órgão de Corti apresenta uma tendência a se deteriorar com o passar dos anos, sendo suas células periféricas — as que são sensíveis às notas mais agudas — as que se vão em primeiro lugar. Esta *presbiacusia*, como é chamada a surdez devida à idade (do latim *presby* + do grego *akousis*, audição), também sofre a contribuição de um crescente espessamento da membrana timpânica, que reduz a amplitude sonora em geral.

Em termos gerais, existem dois tipos de surdez: a que ocorre na cadeia de condução que atravessa os ouvidos externo e médio (*surdez de condução*) e aquela que se origina na cóclea, no nervo coclear ou mesmo no cérebro: a *surdez de percepção* ou *neurossensorial*. Esta última é muito menos suscetível ao tratamento devido à sua patologia, enquanto que a surdez de condução, se nada mais puder ser feito, no mínimo, pode ser auxiliada por um tipo de prótese auditiva, pois esta permite a ampliação do som através do próprio osso temporal.

A causa mais comum da surdez de condução é a cera formada pelas glândulas ceruminosas da pele, que protegem o canal auditivo contra as impurezas e contra a umidade, e que normalmente é limpo por si mesmo. O organismo de algumas pessoas produz grandes quantidades de cera e seus ouvidos podem necessitar de lavagens regulares. Já mencionamos ocorrências, tais como a da otite média, da otite média serosa e da otosclerose, como causas tanto de diminuição de audição como de surdez. Quando um dos ouvidos se encontra bloqueado para a condução sonora, o corpo se torna incapaz de localizar a origem do som, pois, para que possa fazê-lo com precisão, deve basear-se nas diferenças mínimas de tempo necessárias para que o som alcance os dois ouvidos.

A origem mais comum da surdez de percepção é o trauma acústico, especialmente das altas freqüências, como as que se observam em muitas bandas de *rock* e na indústria. A deterioração provocada é gradual mas inexorável; a mensuração da audição por intermédio da audiometria poderá fornecer uma estimativa adiantada quanto ao problema, indicando a típica alteração do agudo que se dá em resposta às freqüências altas, por volta dos 4 kHz. Até um certo limite, o grau de surdez depende da duração do tempo de exposição ao ruído, mais o tempo dispensado para a sua recuperação. O ruído contínuo, tal como o que se observa em algumas situações de trabalho, é especialmente prejudicial. Quanto mais alto, maior o espaço de tempo necessário para a recuperação. Os indivíduos que lutavam nos campos de batalha, antigamente, passavam vários dias incapacitados para ouvir até mesmo o som de sua própria voz.

TINIDO

A surdez e o tinido podem andar de mãos dadas. O tinido é a resposta do órgão de Corti, localizado na cóclea, a algum tipo de estímulo como inflamação ou pressão, enquanto a surdez de percepção é a incapacidade de reação a esse estímulo. O tinido é um distúrbio comum e freqüentemente angustiante, percebido como um ruído contínuo na cabeça, variando de um assobio de alta intensidade e altura a uma vibração profunda e estrondosa. Ocasionalmente, apresenta-se em resultado da passagem do sangue pelas artérias vizinhas à área temporal, podendo originar-se dos níveis elevados de pressão ou de anemia. Mas a grande maioria dos casos, dos quais existem cem mil no Reino Unido, não apresenta nenhuma causa óbvia.

Descobriu-se que certas drogas, especialmente os antibióticos como a estreptomicina, podem levar tanto ao tinido como à surdez e que tanto a aspirina como o quinino provocam o aparecimento de sons de campainha no ouvido. O tinido pode apresentar-se em decorrência de uma batida na cabeça, da exposição a níveis excessivos de ruído, da intoxicação por chumbo ou como um sintoma da doença de Menière ou da otosclerose. Acredita-se que a arteriosclerose da artéria que supre a cóclea pode provocar a deterioração do órgão e o aparecimento de tinido em algumas pessoas. Existe também uma teoria segundo a qual esse quadro resulta de correntes mínimas lançadas na região através do mercúrio de obturações dentárias e algumas pessoas encontraram alívio com a remoção de suas obturações.

Paradoxalmente, os aparelhos auditivos podem ajudar a controlar os sintomas, pois permitem que maior volume de som estimule a cóclea, levando o tinido para segundo plano. De modo similar, pode ser utilizado um mascarador capaz de gerar freqüências sonoras em padrão igual às do tinido; isso pode até mesmo suprimir completamente o ruído por algumas horas, sendo por isto mais útil seu uso à noite, ao deitar-se, assegurando-se, dessa forma, uma boa noite de sono.

GLOSSÁRIO DE TERMOS MÉDICOS E HOMEOPÁTICOS

(Os asteriscos indicam que os termos não são mais utilizados em linguagem corrente.)

ABSCESSO – Acúmulo localizado de pus
ACALÁSIA – Incapacidade do órgão em relaxar
ACIDOSE – Excesso de acidez no sangue
ACLORÍDRIA – Ausência de ácido no estômago
ADENITE – Inflamação de uma glândula
ADENOMA – Tumor benigno em tecido glandular
AFASIA – Incapacidade de formulação de palavras, no cérebro
AFONIA – Incapacidade de converter os pensamentos em palavras
AFTOSA – Dolorosa e ulcerada (geralmente, a boca)
AGUE* – Febre intermitente
ALBUMINÚRIA – Presença de albumina na urina
AMAUROSE – Cegueira transitória
AMBLIOPIA – Imprecisão da visão
AMENORRÉIA – Ausência de menstruação
ANAFILÁTICO – Reação alérgica generalizada e grave
ANALGESIA – Ausência de dor
ANASARCA* – Edema generalizado
ANCILOSE – Fusão óssea
Angio- – Relativo aos vasos sanguíneos
ANOREXIA – Ausência de apetite
ANOXIA – Insuficiência de oxigênio no sangue
ANTICORPO – Substância específica produzida pelo organismo como forma
    de reação a um antígeno
ANÚRIA – Não-eliminação de urina
ARRITMIA – Anormalidade do ritmo cardíaco
ARTRALGIA – Dores nas articulações, não necessariamente com aumento de
    volume

ARTROPATIA – Enfermidade das articulações, não necessariamente dolorosa
ASCITE – Acúmulo de líquido na cavidade peritoneal
ASTENIA* – Fraqueza generalizada
ATAXIA – Desequilíbrio, cambaleio
ATENUADO – O que se tornou menos pernicioso
ATOPIA – Forma de hipersensibilidade
ATROFIA – Definhamento, perda de tamanho e de função

BACTERIÚRIA – Presença de bactérias na urina
BALANITE – Inflamação das glândulas do pênis
BALAROPOSTITE – O mesmo que balanite, mas abrangendo a pele do
  prepúcio
BENIGNO – Inocente, não-ameaçador à vida
BLEFARITE – Inflamação da pálpebra
BÓCIO – Aumento da tireóide
BOLHA – Ampola de grande dimensão
BORBORIGMOS – Ruídos causados por peristaltismo
BRADICARDIA – Batimentos cardíacos diminuídos
BUBO* – Gânglio sifilítico, na virilha
BULIMIA – Excesso patológico de apetite

CALÁZIO – Inflamação do cisto meibomiano das pálpebras
CÁLCULO – Pedra no rins
CAQUEXIA – Estado extremo de desnutrição
CARCINÓGENO – Substância capaz de produzir câncer
CATAMENIA* – Menstruação
CELULITE – Inflamação do tecido celular
CERATITE – Inflamação da córnea
CETONÚRIA – Presença de cetona na urina
CIANOSE – Coloração para o azul do sangue, devido ao aumento de CO2
CIFOSE – Costas em corcova
CILINDROS – Exsudatos dos túbulos renais observados na urina
CIRRO – Tipo de carcinoma caracterizado por endurecimento
CISTO – Bolsa que contém fluido
-cito – Tipo de célula
CLIMATÉRICAS – Alterações que acompanham a menopausa
CLONO/CLÔNICO – Movimentos alternados de contração e relaxamento
  muscular
CLOROSE* – Deficiência de ferro, na puberdade
COARCTAÇÃO – Estreitamento
COILONÍQUIA – Unhas em formato de colher
CONDILOMAS – Verrugas venéreas
CONTÁGIO – Transmitido por contato
CORDÉIA – Ereção involuntária dolorosa, observada nos quadros de gonor-
  réia
CORÉIA – Movimentos involuntários de contorção

CÓRTEX – Parte ou camada externa de um órgão
CREPITAÇÃO – Estalidos

DACRIOCISTITE – Inflamação da glândula lacrimal
DEMÊNCIA – Deterioração das faculdades mentais
DERMOGRAFIA – Reação visível da pele ao toque ou à pressão
DIAFORESE* – Perspiração excessiva
DIÁLISE – Separação de uma substância através de uma membrana porosa
DIÁSTOLE – Fase de relaxamento cardíaco
DIÁTESE* – Predisposição constitucional
DIPLOPIA – Visão dupla
Dis- – Insuficiência ou disfunção
DISARTRIA – Dificuldade de pronunciar palavras
DISFASIA – Dificuldade cerebral de estruturar a fala
DISLEXIA – Dificuldade de leitura
DISMENORRÉIA – Menstruação dolorosa
DISPEPSIA – Dificuldades digestivas
DISPNÉIA – Falta de ar com respiração curta
DISTROFIA – Desenvolvimento defeituoso
DISÚRIA – Micção com dor ou dificuldade
DIURESE – Secreção excessiva de urina
DROPSIA – Edema generalizado

ECLAMPSIA – Ataque epilético associado à gravidez
ECTEMA – Área de infecção localizada da pele, que se recupera com for-
   mação de cicatrizes
-ectomia – Remoção através de cirurgia
EDEMA – Extravasamento líquido nos tecidos
EFUSÃO – Extravasamento de líquido numa cavidade
EMBOLIA – Obstrução de um vaso sanguíneo por qualquer forma de material,
   sólido ou gasoso
EMÉTICO – Substância que induz ao vômito
-emia – Relativo ao sangue
EMPIEMA – Acúmulo de pus na cavidade de um órgão
ENDOTÉLIO – Revestimento interno
ENFISEMA – Distensão dos tecidos, geralmente dos pulmões
ENURESE – Urinar na cama
EPISTAXE – Sangramento nasal
EPITÉLIO – Revestimento externo
EQUIMOSE – Pequena mancha de natureza hemorrágica sob a pele
ERITEMA – Vermelhidão
ERUCTAÇÃO – Arroto
ESCLEROSE – Endurecimento
ESPLENOMEGALIA – Aumento de volume do baço
ESPONDILOSE – Quadro que envolve as vértebras
ESTEATORRÉIA – Fezes gordurosas, de alimentos não digeridos

ESTENOSE – Estreitamento
ESTOMA – Abertura, boca
ESTRABISMO – Vesguice
ETIOLOGIA – Causa de uma doença

FEBRÍCULA* – Febre discreta, leve
FEDOR – Mau cheiro
FIBRILAÇÃO – Batimentos cardíacos irregulares provocados por superestimulação do miocárdio
FIBROMA – Tumor benigno no tecido fibroso
FIBROSE – Formação de tecido fibroso
FIMOSE – Excesso do prepúcio
FÍSTULA – Conexão patológica entre duas superfícies epiteliais
FLATULÊNCIA – Presença de gases nos intestinos
FORMIGAMENTO* – Sensação que aparenta como se formigas se movimentassem sobre a pele

GÂNGLIO – Agrupamento de células nervosas, externas ao sistema nervoso central/cisto em uma articulação
GANGRENA – Morte dos tecidos, geralmente em decorrência de suprimento sanguíneo inadequado
GENGIVITE – Inflamação das gengivas
GLICOGÊNIO – Forma pela qual o carboidrato é armazenado no fígado e músculos
GLOSSAL – Relativo à língua
GOMA – Lesões presentes na sífilis terciária
GRANULOMA – Agrupamento de células nas inflamações crônicas

HALITOSE – Mau hálito
HEMATÊMESE – Vômito de sangue
HEMATÚRIA – Sangue na urina
HEMICRANIA – Dor que afeta apenas um lado da cabeça
HEMIPARESIA – Enfraquecimento de um lado do corpo
HEMIPLEGIA – Paralisia de um lado do corpo
HEMÓLISE – Desnutrição de eritrócitos com liberação de hemoglobina
HEMOPTISE – Tosse com sangue
HEMOSTASIA – Coagulação do sangue
HEPATOMEGALIA – Aumento do volume do fígado
Hetero- – Diferente
HIDROCELE – Acúmulo de líquido no escroto
Hiper- – Excessivo
Hipo- – Insuficiente
HIPOCÔNDRIO – Parte lateral do abdômen localizada sob as costelas
HISTOLOGIA – Estudo dos tecidos
Homo- – Mesmo
HORDÉOLO – Terçol

IATROGÊNICO – Induzido por médico
ICOR* – Secreção fina, aquosa, de uma úlcera
ICTÉRICO – Com excesso de bile no sangue
ICTERUS – Relativo à icterícia
IDIOPÁTICO – De origem desconhecida
ÍNCUBO* – Pesadelo
INFARTO – Morte parcial ou total de um órgão decorrente de ausência de circulação
Inter- – Entre
INTERTRIGO – Erupção observada pelo contato entre duas superfícies
Iso- – Igual
ISQUEMIA – Insuficiência de suprimento sanguíneo necessário à manutenção da função em sua totalidade
-ite – Sufixo que designa a inflamação de um órgão ou tecido

JACTAÇÃO – Extrema agitação

LAPAROSCOPIA – Exame da parte interna do abdômen
LAPAROTOMIA – Cirurgia que envolve a abertura da cavidade abdominal
LESÃO – Alteração localizada e patológica de um tecido
Leuco- – Branco
LEUCOCITOSE – Aumento da quantidade de leucócitos presentes no sangue
LEUCOPENIA – Diminuição da quantidade de leucócitos presentes no sangue
LIENTÉRICO* – Presença de alimentos não-digeridos nas fezes
LINFOMA – Tumor no tecido linfático
LIPOMA – Tumor benigno dos tecidos gordurosos
LISE – Dissolução
LÚMEN – Orifício da parte interna de um órgão ou vaso

Macro- – Grande
MÁCULA – Lesão plana da pele
MARASMO – Desnutrição grave da primeira infância, "falência de desenvolvimento"
MEATO – Canal, abertura
MELENA – Eliminação de sangue digerido e de coloração escura, pelas fezes
MENTAGRA* – Sicose de barba
METÁSTASE – Disseminação de uma enfermidade de uma parte do corpo para outra
MICÇÃO – Ato de urinar
Micro- – Pequeno
MIDRIÁTICO – Droga que produz a dilatação das pupilas
MIELÓIDE – Referente à medula óssea ou espinhal
MILIAR – Afecção disseminada, semelhante a sementes de milho miúdo
Mio- – Músculo
MIOPIA – Visão curta
MIOSITE – Inflamação muscular

MIÓTICO – Droga que produz a constrição das pupilas
MORFOLOGIA – Forma
MOSCA VOLANTE – Flutuações internas no olho
MURAL – Relativo a parede ou superfície

NECROSE – Morte dos tecidos
NEOPLASMA – Crescimento anormal de um tecido ou órgão
NEURALGIA – Dores no trajeto nervoso
NEURASTENIA* – Fraqueza generalizada
NEVO – Tumor benigno dos vasos sanguíneos na pele
NISTAGMO – Tremor rápido e involuntário do globo ocular

OLIGO – Insuficiente, pouco
OLIGÚRIA – Excreção de quantidades muito pequenas de urina
OMENTO – Tecido gorduroso na cavidade abdominal
ONANISMO* – Masturbação
OOFORITE – Inflamação dos ovários
OPISTÓTONO – Arqueamento das costas
ORQUITE – Inflamação dos testículos
Orto- – Apropriado, ereto
ORTOPNÉIA – Dificuldade de respirar quando em posição deitada de costas
-ose – Estado, condição
-ostomia – Fazer uma abertura
OTALGIA – Dor no ouvido
-otomia – Cortar, dividir
OTORRÉIA – Secreção do ouvido
OZENA* – Secreção de úlcera nasal

PANARÍCIO – Infecção do leito ungueal
PAPILEDEMA – Edema do disco óptico
PÁPULA – Lesão cutânea em relevo
PARAPLEGIA – Paralisia de ambas as pernas
PARONÍQUIA – Inflamação do leito ungueal, panarício
PAROXISMO – Sintoma explosivo
PEDUNCULADO – Que possui haste
PERÍNEO – Área entre as pernas
PETÉQUIA – Pequenas equimoses ou hemorragias na pele
PIELITE – Infecção da pelve renal
PIREXIA – Febre
PIROSE* – Azia
PLEURODINIA – Dor que afeta os músculos intercostais
PLEXO – Rede
Poli- – Muitos
PRESBIACUSIA – Surdez em idade avançada
PRESBIOPIA – Incapacidade de ver de perto, devido à idade avançada
PRIAPISMO – Ereção dolorosa, involuntária e continuada

PROCTITE – Inflamação do reto
PRÓDROMOS – Sintomas transitórios que precedem a manifestação da
doença
PÚRPURA – Erupção caracterizada por equimoses disseminadas
PÚSTULA – Pequenos acúmulos de pus sob a pele

QUEMOSE – Edema da conjuntiva ocular

Retro- – Atrás
RIGOR – Tremor intenso
RONQUEIRA – Som ofegante que se faz ouvir no tórax

SERPIGINOSO – Irregular (úlcera)
SÍNCOPE – Desmaio
SÍNDROME – Conjunto de sintomas
SINOVITE – Inflamação da membrana sinovial das articulações
SÍSTOLE – Fase de contração cardíaca
SOPRO – Som provocado pelo sangue em casos de estreitamento ou desvio de
vasos. Ou, no coração, por defeito de válvula
SUPURAR – Formar pus

Taqui- – Rápido
TAQUICARDIA – Batimentos cardíacos rápidos
TENESMO – Tentativa dolorosa e ineficaz de esvaziar a bexiga
TENOSINOVITE – Inflamação da bainha do tendão
TINIDO – Som de campainha nos ouvidos
TÍSICA – Tuberculose
TORCICOLO – Espasmo do músculo esternocleidomastóideo, que provoca o
enrijecimento do pescoço
TROMBOSE – Coágulo sanguíneo

ÚLCERA – Lesão cutânea ou mucosa com perda de tecido
UNHEIRO – Panarício, inflamação da parte lateral da unha
UREMIA – Excesso de uréia no sangue
URTICÁRIA – Reação vascular pruriginosa
ÚVEA – Área dos olhos que inclui a coróide, a íris e os corpos ciliares

VARIZES – Veias tortuosas e dilatadas
VERGÃO – Erupção causada por pancada ou chicotada
VESÍCULA – Pequena bolha sobre a pele
VÍSCERAS – Órgãos internos
VOLVO – Oclusão intestinal causada por torção

ÍNDICE REMISSIVO

CADASTRO PARA MALA-DIRETA

Recorte ou reproduza esta ficha de cadastro, envie completamente preenchida por correio ou fax, e receba informações atualizadas sobre nossos livros.

Nome:

Endereço: ☐ Res. ☐ Coml. Empresa: Bairro:

CEP: - Cidade: Estado: Tel.: ( )

Fax: ( ) E-mail: Data de nascimento:

Profissão: Professor? ☐ Sim ☐ Não Disciplina:

1. Você compra livros:

☐ Livrarias ☐ Feiras
☐ Telefone ☐ Correios
☐ Internet ☐ Outros. Especificar:

2. Onde você comprou este livro?

3. Você busca informações para adquirir livros:

☐ Jornais ☐ Amigos
☐ Revistas ☐ Internet
☐ Professores ☐ Outros. Especificar:

4. Áreas de interesse:

☐ Psicologia ☐ Comportamento
☐ Crescimento Interior ☐ Saúde
☐ Astrologia ☐ Vivências, Depoimentos

5. Nestas áreas, alguma sugestão para novos títulos?

6. Gostaria de receber o catálogo da editora? ☐ Sim ☐ Não

7. Gostaria de receber o Ágora Notícias? ☐ Sim ☐ Não

Indique um amigo que gostaria de receber a nossa mala-direta

Nome:

Endereço: ☐ Res. ☐ Coml. Empresa: Bairro:

CEP: - Cidade: Estado: Tel.: ( )

Fax: ( ) E-mail: Data de nascimento:

Profissão: Professor? ☐ Sim ☐ Não Disciplina:

Editora Ágora
Rua Itapicuru, 613 7º andar 05006-000 São Paulo - SP Brasil Tel (11) 3872 3322 Fax (11) 3872 7476
Internet: http://www.editoraagora.com.br e-mail: agora@editoraagora.com.br

cole aqui